BAJA EL ÁCIDO

Baja el ácido

La sorprendente nueva ciencia
del ácido úrico: la clave para
perder peso, controlar la glucosa y
alcanzar una salud extraordinaria

Incluye la Dieta keto LUV™

Doctor David Perlmutter

con Kristin Loberg

Traducción: Laura Paz

Grijalbovital

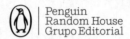

Baja el ácido
*La sorprendente nueva ciencia del ácido úrico: la clave para perder peso,
controlar la glucosa y alcanzar una salud extraordinaria*

Título original: *Drop Acid. The Surprising New Science of Acid Uric—The Key to Losing Weight,
Controlling Blood Sugar, and Achieving Extraordinary Health*

Primera edición: septiembre, 2022

D. R. © 2022, David Perlmutter
Esta edición se publicó por acuerdo con Little, Brown and Company,
New York, New York, USA. Todos los derechos reservados.

D. R. © 2022, derechos de edición mundiales en lengua castellana:
Penguin Random House Grupo Editorial, S. A. de C. V.
Blvd. Miguel de Cervantes Saavedra núm. 301, 1er piso,
colonia Granada, alcaldía Miguel Hidalgo, C. P. 11520,
Ciudad de México

penguinlibros.com

D. R. © 2022, Laura Paz Abasolo, por la traducción

ISBN: 978-607-381-994-7

Impreso en México – *Printed in Mexico*

Este libro está dedicado a la cantidad cada vez mayor de personas que buscan desesperadamente comprender las verdaderas causas subyacentes de sus problemas metabólicos.

Y al doctor Richard Johnson, cuya cuidadosa y compasiva investigación sobre el ácido úrico durante los últimos 20 años nos dio herramientas nuevas y poderosas, destinadas a resolver tales retos para la salud. Estoy profundamente agradecido por su guía en la creación de este libro.

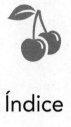

Índice

SEGUNDA PARTE
Vuelta en U. El plan de acción LUV

La salud perfecta vale más que el oro;
un cuerpo sano antes que la riqueza.

Introducción

La prueba del ácido

Desde ahora estás empoderado.
Tom Wolfe, *Ponche de ácido lisérgico*

Si estás aquí buscando una secuela del clásico de la contracultura de los años sesenta de Tom Wolfe sobre aventuras con el uso de drogas psicodélicas, estás en el lugar equivocado. El ácido del que hablamos en este libro es de un tipo por completo distinto, uno que tiene todo que ver con estar en control de tu salud y sentirte empoderado para disfrutar una vida plena, larga y vibrante, con un cuerpo en forma y una mente aguda hasta el último momento. Quizá nunca hayas escuchado hablar del *ácido úrico* o hayas pensado seriamente en este compuesto metabólico fuera, tal vez, de su papel en la gota y los cálculos renales. Si es el caso, no es culpa tuya, porque ése ha sido el mensaje durante años. Prepárate: le daré al término *ácido* un nuevo significado por completo. Tu cuerpo y tu cerebro te lo agradecerán.

En el otoño de 2020, mientras la pandemia de covid-19 seguía azotando al mundo, yo estaba corriendo afuera, escuchando uno de mis podcasts favoritos: *The Drive*, del doctor Peter Attia.[1] Siempre hago mucho mientras corro; es tanto ejercicio para mi mente como para mi cuerpo y mi cerebro. En aquel día en particular, el invitado del doctor Attia tuvo un profundo impacto en mí. El doctor Richard "Rick" Johnson, profesor de nefrología de la Universidad de Colorado, básicamente estaba dando una cátedra de ácido úrico, revelando la impactante conexión entre este metabolito tan subestimado y poco conocido, y la salud metabólica en general, además de sus propios efectos biológicos en cascada, los cuales pueden influir casi en todas las condiciones y los padecimientos que te puedas imaginar. El ácido úrico a menudo se describe como un "producto de desecho" del metabolismo, inerte e inofensivo, que se suele excretar por la orina (y en las heces, aunque en menor cantidad). Se descarta como un subproducto incidental y trivial de nuestra biología normal, pero es todo menos insignificante o indigno de atención. Se encuentra en el centro de los mecanismos reguladores involucrados en nuestros procesos metabólicos más básicos, y son estos procesos los que, cuando se desequilibran, terminan manifestándose como los peores problemas de salud de nuestro tiempo, desde obesidad y resistencia a la insulina, hasta diabetes, elevación de lípidos en sangre, hipertensión, enfermedad cardiovascular e incluso deterioro cognitivo y demencia.

Al día siguiente volví a escuchar el podcast. El mensaje y la información que lo respaldaban eran tan convincentes que de inmediato empecé a tomar notas y hacer mi propia investigación en la literatura científica. Ahí es donde entré en lo desconocido, aunque ilustrativo y satisfactorio. El doctor Johnson es uno de los muchos científicos en el mundo que indaga en el papel del ácido úrico en nuestra vida, sobre todo en vista de las dietas modernas atestadas de ingredientes que estimulan el ácido úrico. Mi propia inmersión me llevó a proponer una simple pregunta con una respuesta reveladora:

P: ¿Qué tienen en común la obesidad, la resistencia a la insulina, la diabetes, la enfermedad de hígado graso no alcohólico, la hipertensión, la enfermedad coronaria, el infarto, los trastornos neurológicos que incluyen la enfermedad de Alzheimer y la muerte prematura?

R: Niveles elevados de ácido úrico.

Mi exploración de la ciencia del ácido úrico finalmente respondía muchas preguntas que se habían quedado en mi mente durante años. Sí, sabemos que el azúcar amenaza la salud pero, ¿cómo? ¿Por qué tantas personas se ciñen a dietas estrictas y aun así tienen problemas para controlar su peso y su glucosa, y terminan desarrollando enfermedades graves? ¿Por qué están subiendo los índices de presión alta, incluso en adolescentes y en personas que mantienen un peso ideal (increíblemente, 1 de cada 3 adultos tiene hipertensión y 1 de cada 10 jóvenes entre las edades de 12 y 19 años tiene la presión alta)?[2] ¿Cuál es la conexión entre los azúcares añadidos a casi 74% de los alimentos y bebidas que venden en los supermercados, y los índices cada vez mayores de enfermedades cronicodegenerativas, incluyendo las que roban a las personas sus facultades mentales?[3]

Estás a punto de descubrirlo.

Si has intentado todo para tener el control de tu salud, pero sigues sintiendo que no puedes alcanzar tus metas, creo que apreciarás lo que intento decir. Cuando descubras lo que aprendí en esta aventura, te sentirás inmediatamente empoderado. Este libro, en parte viaje personal y en parte informe de investigación médica, es la culminación de mi labor. No quiero que pasen décadas para que la ciencia que pide atención a gritos desde la literatura llegue a todos en los consultorios de sus médicos (como suele suceder, a un ritmo de casi 20 años). Me tomé muy en serio este nuevo conocimiento y ajusté mis propios hábitos para asegurarme de conservar niveles de ácido úrico dentro de un rango saludable. No es tan difícil y será sumamente beneficioso para tu vitalidad y longevidad. En una analogía adecuada, piensa en la historia del tabaquismo y las enfermedades incluso de fumadores pasivos. Hasta que suficientes personas demostraron de manera convincente el vínculo entre el tabaco y el cáncer, tolerábamos el hábito. Incluso a quienes nunca fumamos no nos preocupaba demasiado llenarnos los pulmones de humo en bares, restaurantes y aviones. Pero observa cómo percibimos el tabaquismo ahora.

Manejar los niveles de ácido úrico para alcanzar una salud radiante es una estrategia validada por la ciencia desde hace décadas. Sin embargo, sigue siendo un punto ciego en la medicina general actual. Estoy a punto de equiparte con un par de lentes nuevos para darte una perspectiva totalmente renovada de lo que significa tener —y alcanzar— una salud excelente.

Historia oculta

Hace más de un siglo el médico escocés Alexander Haig hizo sonar las alarmas sobre la conexión entre las cifras de ácido úrico en el cuerpo y condiciones tan diversas como la migraña, la depresión, la epilepsia, la diabetes, la obesidad, la enfermedad hepática, la presión alta, la cardiopatía, el infarto, el cáncer, la demencia y el reumatismo. Sus revolucionarios hallazgos, los cuales culminaron en un libro publicado en 1892 y cuya cuarta edición en 1898 obtuvo una reseña en el *Journal of the American Medical Association*, no llegaron muy lejos durante el siguiente siglo.[4] Aunque proféticos, sus descubrimientos eran demasiado vanguardistas para la época, así que el ácido úrico siguió descartándose como un producto inerte y de desecho del metabolismo celular, que en altas concentraciones podía provocar cálculos renales y una forma de artritis llamada gota. Pero para la mayoría de la gente que nunca desarrolló gota ni problemas renales, el ácido úrico se consideraba un compuesto biológico inocuo que no merecía ningún escrutinio.

Aunque la gota se ha descrito durante siglos, y desde tiempos de los antiguos egipcios, un monje dominico inglés de nombre Randolphus de Bocking usó por primera vez el término *gota* alrededor del año 1200 d. C. para describir la podagra (que literalmente quiere decir "trampa de pie" en griego).[5] La palabra *gota* proviene del vocablo latino *gutta*, que significa "una gota" (de líquido), y le debe su origen al humorismo, un antiguo sistema de medicina basado en el papel de los fluidos corporales, o humores, en el desarrollo de la enfermedad.[6] En este caso, la gota se definió como el "goteo" del material nocivo y causante de la enfermedad de la sangre hacia las articulaciones. Pero la relación entre la gota y otros padecimientos se conoce desde hace mucho tiempo. Galeno, un médico romano del siglo II, comentó la asociación entre la gota –que él describía como una enfermedad ocasionada por "el desenfreno y la intemperancia"– y las enfermedades cardiovasculares.[7]

En la gota, considerada una enfermedad metabólica, el exceso de ácido úrico erosiona los tejidos óseos y forma filosos cristales minerales (urato), parecidos a una aguja, en las articulaciones, produciendo inflamación y dolor, a veces severo. La gota es famosa por atacar el juanete del dedo gordo del pie. Desde reyes y reinas, hasta poetas, científicos y exploradores, la historia es hogar de varios enfermos de gota famosos, incluyendo Alejandro Magno, Carlomagno, Enrique VIII, Cristóbal Colón, Leonardo da Vinci, Issac Newton, John Milton, la reina Anna de Inglaterra, Benjamín Franklin y lord Alfred Tennyson. Si bien la gota es más común en los hombres, los índices se igualan un poco más después de que las mujeres entran en la menopausia.

Desde la década de 1960 hasta los años noventa la cantidad de pacientes de gota aumentó a más del doble en Estados Unidos, y ha seguido escalando, afectando a casi 10 millones de personas.[8] Es una de las enfermedades inflamatorias y de sistema inmunológico más comunes de nuestra era.[9] Y qué interesante que la prevalencia de la obesidad y el síndrome metabólico también se haya incrementado a la par de la gota. Ambos picos son paralelos al auge del consumo de los propios ingredientes que causan *hiperuricemia* (ácido úrico alto) y gota: alimentos y bebidas endulzados con azúcar, como refrescos y jugos de fruta (y sí, los tan amados jugos de naranja y manzana).

Pero, de nueva cuenta, esta conversación sobre ácido úrico no es sólo sobre gota. Se estima que 21% de la población de Estados Unidos vive con hiperuricemia, en riesgo de una horda de dificultades de salud.[10] Es básicamente uno de cada cinco individuos. Y la mayoría de estas personas lo desconoce porque no tiene gota ni problemas de riñón. (Aunque comúnmente se incluyen los niveles de ácido úrico en los análisis de sangre generales que varios nos hacemos como parte de una revisión anual, es seguro decir que los pacientes y sus médicos rara vez le prestan atención al resultado.) De hecho, existe un término que comentaré con más detalle, llamado *hiperuricemia asintomática* —niveles elevados de ácido úrico sin ningún síntoma adverso que lo demuestre. Es importante señalar que los *únicos* síntomas adversos incluidos en esta definición médica son la gota y los cálculos renales. Pero la hiperuricemia asintomática dista mucho de ser inofensiva o sólo una señal temprana de problemas renales o gota. Como verás pronto, mucho antes de que se desarrolle cualquier síntoma, la hiperuricemia asintomática bien podría estar fomentando una tormenta infinita e irreversible, avivando sutilmente los procesos biológicos que resultan en elevaciones de glucosa, presión sanguínea y colesterol malo, en un exceso de grasa corporal y una inflamación sistémica, la cual abre la puerta a una gran cantidad de condiciones cronicodegenerativas. En pocas palabras, la hiperuricemia *precede* a los padecimientos debilitantes que se vuelven difíciles de manejar una vez arraigados. Y es increíble, pero en nuestro pasado evolutivo distante, el ácido úrico elevado servía como mecanismo de supervivencia, como explicaré en breve.

En las últimas dos décadas nada más, los investigadores han retomado los descubrimientos del doctor Haig y confirmado que, de hecho, él ya había identificado lo que resultó ser un mecanismo central en muchos malestares prevenibles. La literatura médica actual estalla de tanta evidencia de que los niveles altos de ácido úrico son indicador de múltiples enfermedades, como diabetes tipo 2, sobrepeso, obesidad e hipertensión, por nombrar algunos. Es más, algunos clínicos ahora tratan en específico el ácido úrico elevado con medicamentos, como medida para controlar dichas condiciones. Pero como verás, tenemos la capacidad de reducir nuestros niveles de ácido úrico con unos cuantos ajustes sencillos y directos en el estilo de vida, casi siempre sin tener que recurrir a la intervención de medicamentos.

Desde hace años busco constantemente entre la mejor literatura médica del mundo para descubrir por qué siguen disparados nuestros índices de tales enfermedades. Claro, nuestra dieta y estilo de vida han cambiado, pero yo sentía que faltaba una pieza en el rompecabezas. Y lo que al final saltó de las páginas de las revistas más vanguardistas es evidencia innegable de que estas condiciones problemáticas son el producto final de la conexión entre las decisiones que tomamos sobre nuestro estilo de vida moderno y el ácido úrico. El ácido úrico es un jugador clave que necesitamos comprender. De la misma manera como aprendimos en el siglo XX que la proteína C reactiva nos habla de los niveles de inflamación sistémica del cuerpo, vinculados con muchas de las enfermedades que nos afligen hoy en día, en el siglo XXI estamos descubriendo que los niveles de ácido úrico a la larga se asocian con disfunción y enfermedad. Todos necesitamos mantener a raya nuestro peso, glucosa y presión, y lo mismo aplica para el ácido úrico. No se trata de un personaje menor e inútil en la historia de nuestra química corporal. Se trata del agresor causante de mala salud cuando no se maneja bien.

Desafortunadamente la mayoría de los médicos todavía no está al tanto de este nuevo conocimiento; conocimiento que nos dice, de acuerdo con un artículo científico emblemático, publicado por el Colegio Americano de Reumatología, que el ácido úrico elevado es responsable de 16% de la mortalidad por todas las causas y de un impactante 39% del total de enfermedades cardiovasculares.[11] (La mortalidad por todas las causas hace referencia a muerte por cualquier causa.) En una reseña contundente publicada en 2017, los investigadores escribieron: "Un ácido úrico en suero [nivel de ácido úrico en la sangre] elevado también es uno de los mejores predictores independientes de diabetes, y precede comúnmente el desarrollo tanto de la resistencia a la insulina como de la diabetes tipo 2, pues se descubrió que un cuarto de los casos de diabetes podía atribuirse a un nivel elevado de ácido úrico en suero, y se encontraron niveles altos de ácido úrico en suero asociados muy de cerca con la resistencia a la insulina y la diabetes mellitus tipo 2".[12] Dijeron además que "el ácido úrico en suero es un factor de riesgo fuerte e independiente para la diabetes en personas de mediana edad y mayores".[13] *Factor de riesgo independiente* es un término que escucharás repetidamente. Es una frase que los investigadores usan para definir cierta circunstancia o medida —en este caso el nivel de ácido úrico— que *por su cuenta* corresponde al daño o lesión del cuerpo. Como explicaré más adelante, una persona con un aumento en el nivel de ácido úrico que no tiene otro factor de riesgo para diabetes tipo 2 (por ejemplo, obesidad) de hecho puede desarrollar diabetes teniendo un peso sano por las furtivas travesuras del ácido úrico.

Sin lugar a duda, el coadyuvante más apabullante de la elevación de ácido úrico en el mundo moderno es el ingrediente más barato y más abundante que hay: la clase de azúcar que se describe como relativamente "segura" porque no eleva directamente la glucosa, la fructosa.[14] Y no estoy vilipendiando la fructosa de frutas frescas enteras. Estoy hablando de la fructosa refinada y ultraprocesada que llega a muchos de nuestros alimentos cotidianos, como los amados aderezos para ensalada, salsas, condimentos, panes, botanas, barritas energéticas, alimentos empacados, bebidas y otros alimentos que ni siquiera se te ocurriría pensar que tuvieran azúcar. Es probable que tengas una idea general de que el jarabe de maíz de alta fructosa no es bueno para ti, pero no te das cuenta de qué tan invasivo se ha vuelto este ingrediente y que podrías estar consumiendo demasiada fructosa al ingerir otras formas de azúcar. La ciencia que muestra la verdadera cara de la fructosa apenas se ha dilucidado en las revistas médicas de la última década más o menos, y no tiene nada que ver con lo que tu abuela conocía como fructosa. Aunque la prestigiosa revista médica *The Lancet* informó de la hiperuricemia inducida por fructosa en 1970,[15] apenas hemos llegado a comprender toda la gama de efectos adversos de la fructosa.

No es nuevo que las dietas ricas en azúcar estén vinculadas con toda clase de problemas de salud, pero lo que no se nos ha dicho es el *porqué* y el *cómo* del impacto devastador del azúcar en nuestro cuerpo, sobre todo relacionado con la fructosa de fuentes no naturales. Ahora comprendemos los mecanismos biológicos de la fructosa y su relación velada con el ácido úrico, ambas cuestiones útiles para explicar las causas de raíz de estas condiciones inextricables, y no se trata de una mera asociación endeble. De hecho, la evidencia de los estudios humanos y animales indica que la conexión entre azúcares alimentarios y obesidad es quizá promovida principalmente por los efectos metabólicos de la fructosa.[16] La forma en que el cuerpo lidia con la fructosa involucra el ácido úrico y favorece de manera directa el desarrollo de la obesidad.

El otro gran culpable que lleva a un aumento en los niveles de ácido úrico es una clase de químicos llamados *purinas*, las cuales se encuentran en todas las células vivas y contribuyen a una fisiología saludable pero, al igual que la grasa corporal, son problemáticas en exceso. Las purinas son compuestos orgánicos que las células usan para construir componentes básicos del ADN y el

ARN, y el ácido úrico se forma cuando las purinas se descomponen naturalmente en el cuerpo. Dado que las purinas —dos de ellas, la adenina y la guanina— proveen las columnas vertebrales, o nucleótidos, en la formación del ADN y el ARN, cualquier cosa relativa a la descomposición de tejido (celular) elevará los niveles de ácido úrico. Conforme las células dañadas, moribundas y muertas se degradan, las purinas se liberan y se convierten en ácido úrico durante el proceso. Las purinas también son constitutivas de otras biomoléculas importantes, como el gigante de la energía, el ATP (trifosfato de adenosina), y las coenzimas que necesitamos para las reacciones bioquímicas que sustentan la vida.

Las purinas son más comunes de lo que la gente imagina. Además de producirse de manera natural en el cuerpo durante la renovación celular, son abundantes en una amplia gama de alimentos, entre ellos ciertos productos del mar, carnes, panes multigrano, cerveza e incluso algunas leguminosas y verduras. Cuando el cuerpo procesa estas fuentes externas de purinas, el ácido úrico se sintetiza sobre todo en el hígado, el intestino y la pared celular interna de los vasos sanguíneos (lo que se llama *endotelio vascular*). Su prevalencia en lo que vemos como un ajuste adecuado, rico y fastuoso para los adinerados es por lo que la gota se ha considerado desde hace mucho como "la reina de las enfermedades y la enfermedad de los reyes".[17] Pero las purinas también acechan en muchos alimentos pregonados como saludables en dietas populares. Durante la última década, grandes estudios epidemiológicos han revelado una asociación entre el consumo de alimentos ricos en purinas y la concentración de ácido úrico en la sangre. Sin embargo, no hay que culpar a las verduras, porque, como veremos, a pesar del hecho de que ciertas verduras (por ejemplo, la coliflor, las espinacas y los hongos) pueden ser ricas en purinas, quizá no disparen un incremento en el ácido úrico.[18]

En el último medio siglo se han prescrito dietas bajas en purina para personas propensas a la gota o los cálculos renales, pero este protocolo alimentario cada vez se recomienda más a cualquiera que busque reducir el ácido úrico y controlar el metabolismo del cuerpo. Sólo porque no desarrolles gota ni cálculos renales, condiciones que tienen orígenes genéticos también, no implica que no sufras las consecuencias del ácido úrico elevado de manera crónica.[19] Lo que sabemos de este compuesto presente en todos, que navega a través de nosotros, ofrece claves vitales para desbloquear el misterio de la salud humana óptima.

Para la gente que ha seguido todas las dietas "aprobadas por un médico" con poco o ningún éxito, atender el ácido úrico llena un hueco enorme en la ecuación. Si no consideras el componente del ácido úrico, seguir una dieta baja en carbohidratos, vegana, cetogénica, paleo, pescetariana, libre de lectinas o incluso mediterránea podría no ser suficiente para ayudarte a perder de manera permanente el exceso de peso o incluso manejar fácilmente la glucosa y la presión sanguínea. Es más, esta nueva ciencia requiere una revisión de la forma como nos referimos al índice glucémico y consumimos ciertos alimentos supuestamente saludables. Las cifras de ácido úrico en general se pueden equilibrar 1) haciendo simples ajustes alimentarios, 2) teniendo un sueño de calidad y haciendo suficiente ejercicio, 3) minimizando el consumo de medicamentos que aumentan el ácido úrico, y 4) consumiendo joyas reductoras de ácido, como cerezas amargas, café, vitamina C y quercetina (las dos últimas se encuentran en varios alimentos y se pueden tomar como suplemento). Nutrir el microbioma también es vital para controlar el ácido úrico. Los estudios revelan correlaciones entre la elevación de ácido úrico y aumentos significativos en los tipos de bacterias malas en el intestino, asociadas con la inflamación.

Llamé dieta LUV (en inglés, *lower uric values*, valores úricos más bajos) al protocolo detallado en este libro, donde aprenderás cómo disminuir las cifras de ácido úrico y mantener niveles ideales una vez que los hayas alcanzado.

Mi investigación me enseñó cosas que nunca aprendí en mi educación médica hace décadas ni en todos mis años de experiencia desde entonces, trabajando como neurólogo que trata pacientes. Una razón importante por la que me volví médico en primera instancia fue mi propia curiosidad. La curiosidad tiene un papel clave en por qué hago lo que hago. Me gusta vivir a orillas del asombro, preguntándome continuamente: ¿por qué los pacientes desarrollan los problemas que desarrollan? Y una vez que desvelamos esos misterios, ¿cómo podemos modificar lo que hacemos como médicos para servir mejor a nuestros pacientes? Para mí jamás ha sido suficiente sólo tratar los síntomas de un problema, por ejemplo, usando un medicamento para disminuir la presión sanguínea o equilibrar la glucosa. Quiero comprender la raíz de esos problemas y tantos otros, luego atender las causas, no sólo las manifestaciones. Como me ha gustado decir desde hace años, en verdad me interesa enfocarme en el fuego, no en el humo nada más.

El nuevo referente de la salud

A pesar de la publicación del trabajo del doctor Haig hace más de un siglo, finalmente más o menos desde 2005 se empezó a ver el ácido úrico como algo más que un marcador de riesgo para la gota y los cálculos renales. Científicos de todo el mundo están confirmando estudio tras estudio que el ácido úrico influye en nuestra salud. En Japón, controlar el ácido úrico ya penetró en la práctica común de la medicina, lejos de un mero tratamiento para la gota. Yo he adquirido una inmensa cantidad de información sorprendente y crucial en mi búsqueda para comprender el papel del ácido úrico en nuestra vida. Por ejemplo, los niveles elevados de ácido úrico llevan directamente a un incremento en la reserva de grasa, y existe una razón para ello que data de millones de años, la cual más adelante comprenderás (y apreciarás). Nuestros ancestros primates necesitaban niveles altos de ácido úrico para poder construir reservas de grasa que aseguraran su supervivencia durante problemas medioambientales como escasez de agua y comida.

Pero todos sabemos que la escasez de comida no es una realidad moderna para la mayoría de la gente que vive en países desarrollados. En las siguientes páginas exploraré el concepto de que los humanos hemos adquirido mutaciones genéticas que nos hacen experimentar elevaciones en el ácido úrico que sobrepasan por mucho las de nuestros ancestros primates, los cuales no tenían dichas mutaciones genéticas. (Nuestros niveles de ácido úrico exceden los de otros mamíferos también.) Al volver a los primeros humanos cada vez más gordos y resistentes a la insulina, el ácido úrico apoyaba la vida. Examinaré cómo es que este poderoso mecanismo de supervivencia llevó a transmitir esos genes a futuras generaciones, dándonos la capacidad de perseverar y procrear. Veremos entonces cómo el medio ambiente y la evolución chocan hoy en día, cuando vivimos en un tiempo de abundancia calórica, y cómo tales mutaciones genéticas están demostrando ser tan devastadoras para nuestra salud. Es una historia fascinante que al final nos empodera para controlar nuestra sensibilidad a la insulina, presión, producción de grasa e incluso el tamaño de nuestra cintura y el riesgo de toda clase de enfermedades.

Cuando comenzó a surgir la investigación original sobre el papel del ácido úrico en enfermedades distintas a la gota y los cálculos renales, la medicina convencional, como era de esperarse, la descartó como una tontería. Ahora hemos llegado a un punto donde esta tesis ya alcanzó suficiente tracción y se explora a nivel mundial por su potencial para afectar los problemas más importantes de salud de nuestro tiempo, entre ellos, obesidad, diabetes, enfermedad cardiovascular, hipertensión y otras condiciones crónicas, inflamatorias y degenerativas. Es un mensaje que todos necesitamos escuchar para poder tener vidas más longevas, más sanas y en mejor estado físico, así como evitar condiciones devastadoras que son completamente prevenibles.

Autoevaluación: ¿cómo detectar la bomba U en tu vida?

¿No sabes cuáles son tus niveles de ácido úrico (AU)? Seguramente te has hecho análisis de rutina en el pasado y puedes hacer un análisis en casa, así como revisas tu glucosa, peso o temperatura. Incluso si tienes cierta idea de tus niveles de AU, que por supuesto se trata de una cifra dinámica que cambia a lo largo del día, es importante saber qué influye en su escala en general, desde lo que consumes, hasta los medicamentos que tomas, e incluso qué tan bien duermes y cuánto te mueves físicamente. Antes de adentrarnos en toda la deslumbrante ciencia detrás del papel del ácido úrico en tu vida, empecemos con un sencillo cuestionario que revelará qué hábitos podrían estarte dañando sigilosamente en estos momentos.

Responde a las siguientes afirmaciones con la mayor honestidad posible. No pienses en las conexiones con enfermedades implicadas en ellas, sólo responde con la verdad. En los siguientes capítulos empezarás a comprender por qué usé estas frases en particular y dónde te encuentras respecto a tus factores de riesgo. Toma en cuenta que, si te sientes entre un sí y un no, o si "a veces" o "muy poco" se sienten como tu respuesta instintiva, por ahora la respuesta es sí.

1. Tomo jugos de fruta (de cualquier clase).
2. Tomo bebidas azucaradas, como refresco, tés de sabores y bebidas isotónicas.
3. Como alimentos azucarados, incluyendo cereales, panes, fruta seca y dulces.

4. Uso xilitol como endulzante artificial o consumo productos que lo contienen.

5. Tomo diuréticos (también conocidos como pastillas de agua) o bajas dosis de aspirina.

6. Tomo cerveza y licor.

7. Tengo una tiroides hipoactiva.

8. Tomo medicamentos inmunosupresores (por ejemplo, ciclosporina) o un betabloqueador.

9. Tengo sobrepeso o soy obeso (índice de masa corporal igual o mayor que 30).

10. Me diagnosticaron presión alta.

11. Me encantan las carnes de animales de caza (por ejemplo, venado, ternera, alce, ciervo, búfalo).

12. Como vísceras, incluyendo hígado, riñón y mollejas.

13. Como carne roja (res, cordero, cerdo, jamón) tres o más veces a la semana.

14. Como muchos pescados y mariscos, tales como sardinas, anchoas, caballa, mejillones, callos de hacha, arenque y abadejo.

15. Como encurtidos o carnes procesadas, incluyendo tocino.

16. Tengo psoriasis o lesiones en las articulaciones.

17. Tengo un trastorno metabólico (por ejemplo, resistencia a la insulina, diabetes tipo 2).

18. Mi familia tiene una historia de gota o condiciones renales (por ejemplo, insuficiencia renal).

19. Duermo mal.

20. No hago ejercicio de manera activa ni con regularidad.

Entre más respuestas afirmativas hayas contado, mayor será el riesgo para tu salud. Pero no entres en pánico. Una vez que obtengas el conocimiento y las habilidades para replantear tus hábitos, pronto disminuirás dramáticamente ese riesgo.

Lo interesante es que una infección repentina, la deshidratación, el ejercicio excesivo, el ayuno y las dietas de choque también pueden elevar los niveles de ácido úrico en el cuerpo. Dejé estos factores de riesgo fuera del cuestionario porque suelen relacionarse con picos temporales de ácido úrico y no reflejan la causa principal de la mayoría de los problemas crónicos que tiene la gente con él. No obstante, exploraré estos factores, y para quien haya estado infectado con el virus que causa covid-19, atenderé su situación directamente en el primer capítulo, dado que quizá acarree riesgos desconocidos para su salud futura que requieran atención especial. Más adelante en el libro te enseñaré a comprender tus valores de AU y te ofreceré cifras ideales para redefinir por completo tu rango de referencia, la forma como los médicos determinan la diferencia entre normal y anormal.

Estar dentro del rango normal ya no es suficiente. Es tiempo de hablar sobre estar en el rango óptimo. Te lo mereces. También mereces saber cómo reconsiderar otros valores en tu ecuación de salud, incluida tu glucosa y tus niveles de A1c. Una prueba para esta última mide el promedio de glucosa en los tres meses anteriores (también conocida como el análisis de sangre de hemoglobina A1c, o HbA1c). Es una forma que se emplea comúnmente para diagnosticar prediabetes y diabetes. Pero el objetivo que tu médico podría recomendarte no es el mismo rango que yo prescribiré. Noticia de último minuto: la degeneración cerebral comienza con una hemoglobina A1c de 5.5%, algo que los médicos consideran un valor normal.[20] Incluso un nivel de glucosa en sangre de 105 mg/dl (miligramos por decilitro), que tu médico podría determinar como bueno, tiene una asociación significativa con el desarrollo de la demencia.[21] Sin importar qué problemas de salud te preocupan ahora, o con cuáles lidias actualmente, dos metas fundamentales que debes alcanzar son la salud metabólica y los niveles controlados de inflamación sistémica. Si no sabes a qué me refiero con estas metas, pronto lo descubrirás. Y controlar el ácido úrico te ayuda a encontrar tu camino hacia ellas. Es un portal hacia una salud vibrante.

Como este libro te mostrará, el ácido úrico está lejos de ser un subproducto o un producto inerte de desecho. Es tiempo de cambiar la narrativa dogmática sobre este compuesto, el cual dirige e instiga varias reacciones en el cuerpo. Con todo respeto para otros médicos, debo advertirte que tu doctor tal vez haya descartado un nivel anormalmente alto de ácido úrico en tus análisis de rutina si no tienes gota ni problemas renales. Quizá dijo: "No te preocupes por eso". No podría estar más equivocado. Es posible que se burle de la idea de que bajar el ácido úrico es una meta de salud importante. Recuerda, a la gente por lo general no le gusta aquello de lo que no sabe.

Como ya dije antes, podemos elegir vivir nuestra vida, pase lo que pase, y esperar que la ciencia médica moderna nos dé un remedio para los males que inevitablemente desarrollaremos. Pero se trata de un modelo destinado al fracaso. Uno que sólo necesita mirar la enfermedad de Alzheimer, por ejemplo, para ver que no existe un tratamiento médico con algún mérito en absoluto. Tal tratamiento sería enormemente bienvenido, pero hoy por hoy tenemos la ciencia que claramente revela cómo tomar las decisiones correctas en el estilo de vida puede recorrer un gran camino hacia la *prevención* de esta condición incurable. Tratar los síntomas de la enfermedad —como bajar la presión sanguínea con medicamentos, reducir la glucosa con medicamentos, tomar medicinas diseñadas para ayudar al corazón a latir con más fuerza— no atiende las causas subyacentes del proceso patológico. De nueva cuenta, implica tratar el humo mientras se ignora el fuego. La meta de este libro es mantenerte sano. Se escribió para equiparte con una herramienta nueva, vanguardista, con una validación profunda, que pronto se volverá una pieza crucial entre los demás implementos de tu repertorio.

¿Listo? ¡Adelante!

Primera parte

Los fundamentos del ácido úrico

Si la idea de *no* poseer el secreto para obtener el control de tu salud —incluyendo tu peso— te enoja, prepárate para convertirte
en una persona feliz e informada.

Todos sabemos que nuestras decisiones nutricionales y otros factores, como el ejercicio, el sueño y la reducción del estrés, son fundamentales para el bienestar general. Pero a veces saber con exactitud
qué comer, *cómo* entrenar y lograr un sueño reparador, y las mejores formas de relajarte parece difícil cuando se te bombardea diario
con directivas de haz esto y no hagas aquello. Y cuando no sabemos
por qué tales metas importan, la motivación se tambalea. Es tiempo de aprender la diferencia oculta entre la salud y la enfermedad
dentro del contexto del ácido úrico. Es momento de obtener una
perspectiva radicalmente nueva que te mostrará el camino hacia la
vitalidad y una salud radiante. Hablé con expertos en este tema de
todas partes del mundo, devoré la literatura científica e hice toda
la tarea por ti. Como mencioné antes, al igual que muchas perlas
de sabiduría en la medicina, el conocimiento que nos ayuda a todos a disfrutar vidas mejores y más longevas muchas veces puede

quedar aislado por años dentro de la literatura médica, antes de entrar en los parámetros clínicos. El paso del laboratorio a la medicina clínica (es decir, el consultorio médico) tiene su propio marco de tiempo natural por una gran variedad de motivos. Por suerte, el ácido úrico al fin tiene su momento. Pregunta a las personas que estudian esta fascinante nueva área de investigación y te dirán que está en marcha una revolución.

En la primera parte me adentraré en las profundidades de la sorprendente y en verdad fascinante biología del ácido úrico. Involucra un poco de historia, un toque de ciencia y fisiología, y muchas notas LUV que pondrás en práctica en la segunda parte. Reducir el ácido úrico y manejar los niveles saludables no es tan difícil como podrías pensar. Y no requiere una renovación imposible de tu vida ni la eliminación de todo lo dulce y delicioso. Prometo emplear estrategias validadas para hacer que esto sea muy sencillo de comprender y fácil de ejecutar. Todo lo que necesitas es hacer ajustes sutiles a tus hábitos cotidianos. Pero antes de entrar en esos detalles, será útil tener un panorama completo, de 360 grados, de este compuesto químico con un impacto profundo en tu bienestar actual y futuro. Hacia el final de la primera parte apreciarás de otra manera tus procesos corporales, los cuales quieren operar de un modo tan óptimo como sea posible.

Tienes el poder de proteger a tu cuerpo del daño prematuro, prevenir el deterioro de tus facultades mentales y hasta de influir en la forma como se comporta tu código genético gracias a la magia de la *epigenética*, un tema que exploraremos.

Algunos puntos curiosos para llamar tu atención desde el inicio:

- El ácido úrico sólo proviene de tres fuentes: la fructosa, el alcohol y las purinas (moléculas orgánicas que se encuentran en el ADN y el ARN, también presentes en alimentos, algunas bebidas y los propios tejidos corporales).

- El ácido úrico promueve la producción de grasa, desde engrosar tu cintura hasta llenar tu hígado con grasa peligrosa, incluso si no tienes sobrepeso ni eres obeso.
- Los niveles altos de ácido úrico se relacionan fuertemente con tener sobrepeso y estar obeso, así como con el riesgo de problemas cardiovasculares e hipertensión, deterioro cognitivo, lípidos anormales en sangre y muerte por *cualquier causa.*

No sé tú, pero en lo que a mí respecta, reducir el riesgo de muerte por cualquier causa es una prioridad. Y si eso implica prestar atención a los niveles de ácido úrico además de otros factores que contribuyen a la longevidad, entonces voy con todo. Acompáñame.

Capítulo 1

U definido

La conexión oculta que vincula nuestros padecimientos modernos, desde la diabetes hasta la demencia

> *Pero el ácido úrico no sólo afecta de esta manera el pulso, sino que éste a su vez afecta de cierto modo la circulación y el funcionamiento de varios órganos importantes, a tal grado que deja poco margen de duda sobre la existencia real de la causa y el efecto del que he estado hablando.*
>
> ALEXANDER HAIG, *Uric Acid as a Factor in the Causation of Disease*

Cuando piensas en las leyes de la naturaleza que todos hemos terminado por aceptar y bajo las que vivimos en concordancia, como los efectos de la gravedad, los principios del tiempo y el espacio, e incluso la importancia de la comida y el agua para la supervivencia humana, es probable que pienses en algunos viejos filósofos cuyos legados se conservan hoy en día en pinturas y bustos en museos. Aun si nunca has estudiado física, química o medicina, quizá te vengan algunos nombres a la mente: Hipócrates, Aristóteles, Platón, Newton y tal vez el médico griego Galeno, quien, antes de la caída del Imperio romano, fue el primero en describir la sangre en nuestras arterias y nervios craneales.

En antecedentes más recientes tuvimos al gran Louis Pasteur, quien nos introdujo al mundo de los microorganismos; a Edwar Jenner, creador de la primera vacuna funcional; a Ignaz Semmelweis, que nos enseñó la importancia de lavarnos las manos, sobre todo en escenarios de sanidad; Albert Einstein, con su teoría de la relatividad, y sir William Osler, que revolucionó la práctica de la medicina en el siglo XX, enseñando a los médicos la importancia del aprendizaje clínico, en lugar de recurrir exclusivamente a libros de texto. Pero es posible que no hayas escuchado del médico escocés del siglo XIX que mencioné hace algunas páginas, de nombre Alexander Haig.

Al igual que otros doctores que han hecho descubrimientos en el campo de la medicina, el doctor Haig primero experimentó consigo mismo. Documentó mejorías tremendas en su salud después de seguir una dieta diseñada para disminuir su nivel de ácido úrico. A finales de la década de 1800 eliminó la carne con la intención de calmar las migrañas que había sufrido por años, y funcionó. La carne, como en breve sabrás, contiene ingredientes que elevan los niveles de ácido úrico en el cuerpo (purinas; ve el cuadro de la página 38 para detalles). Luego sugirió que el exceso de ácido úrico no sólo podía causar dolores de cabeza y migrañas, sino depresión y epilepsia. Llegó a la conclusión de que una vasta gama de enfermedades comunes se relaciona con el ácido úrico alto, tales como la enfermedad cardiovascular, cáncer, demencia, gota, hipertensión e infarto. Haig, de hecho, tiene el crédito de ser uno de los primeros médicos en vincular un exceso de ácido úrico con la hipertensión, al explorar minuciosamente la relación entre este ácido y la presión y el flujo sanguíneo. En su texto pionero de 1892, *Uric Acid as a Factor in the Causation of Disease*, escribió:

Si mis premisas son buenas y mis deducciones son correctas, y si el ácido úrico realmente influye en la circulación hasta el grado que he llegado a considerar, por consiguiente el ácido úrico realmente domina la función, nutrición y estructura del cuerpo humano a un grado insospechado hasta entonces en nuestra filosofía, y en lugar de afectar la estructura de algunos tejidos fibrosos insignificantes en comparación, donde el ácido se encuentra después de la muerte, en realidad podría dirigir el desarrollo, la historia de vida, el deterioro final y la disolución de cada tejido, desde los centros de alimentación más importantes y las glándulas más activas, hasta la matriz de las uñas y la estructura de la piel y el cabello.[1]

Aunque hubo siete ediciones del libro del doctor Haig y se tradujo a varios idiomas, y aun cuando consultó con pacientes de todo el mundo, de lugares tan distantes como India y China, su labor apenas se comentó durante el siglo XX. Ahora, en el siglo XXI, la evidencia que sustenta el papel del ácido úrico en los problemas de salud de la sociedad occidental se ha vuelto demasiado abundante para seguir siendo ignorada. Era tiempo de reconsiderar esta "señal de alarma fisiológica", como la llama el doctor Richard Johnson.[2]

LAS PURINAS Y EL ÁCIDO ÚRICO: ¿CUÁL ES LA CONEXIÓN?

Las purinas son sustancias orgánicas naturales que se encuentran en el cuerpo, donde realizan funciones importantes y ayudan a formar el material genético central de éste, tanto el ADN como el ARN. Las purinas, de hecho, pertenecen a una familia de moléculas que contienen nitrógeno, llamadas bases nitrogenadas; ayudan a construir ciertos pares de bases de nucleótidos (columnas vertebrales) en el ADN y el ARN. Imagina la típica imagen de la estructura helicoidal, torcida y escalonada del ADN: sus peldaños incluyen moléculas de purina. Esto significa que, cuando se descompone el material genético, se liberan purinas.

Las purinas son en verdad los componentes básicos de la vida: junto con las pirimidinas, también bases nitrogenadas, las purinas ayudan a construir el material genético de todo organismo vivo. También realizan papeles importantes cuando se conectan con ciertas células a través de receptores especiales en dichas células, iniciando repercusiones de largo alcance: afectan el flujo sanguíneo, la función cardiaca, las respuestas inflamatoria e inmunológica, la experiencia del dolor, la función digestiva y la absorción de nutrientes. Algunas purinas incluso actúan como neurotransmisores y antioxidantes.

Alrededor de dos tercios de las purinas en el cuerpo son *endógenas*: se producen de manera natural en el cuerpo y se encuentran dentro de las células. Las células de tu cuerpo están en un estado perpetuo de muerte y renovación, y las purinas endógenas de células dañadas, muriendo o muertas, se deben procesar. Las purinas también se encuentran en muchos alimentos, como el hígado, ciertos pescados y mariscos, carnes y alcohol. Se trata de purinas *exógenas* que entran al cuerpo por medio de la alimentación y se metabolizan como parte del proceso digestivo. Así que la *reserva de purinas* total en el cuerpo es una combinación tanto de purinas endógenas como exógenas, y cuando éstas se procesan en el cuerpo, el producto final de su metabolismo es ácido úrico. Las purinas mismas no son necesariamente dañinas, pero si la cantidad de purinas se vuelve excesiva y el cuerpo ya no puede mantener el paso de su procesamiento, se acumula demasiado ácido úrico en el torrente sanguíneo. La mayor parte del exceso de ácido úrico producido se disuelve en la sangre, pasa a través de los riñones y abandona el cuerpo en la orina. Pero muchas cosas pueden impedir la eliminación adecuada del ácido, el cual se puede acumular hasta alcanzar niveles elevados en la sangre y provocar efectos adversos en el metabolismo con un efecto dominó a lo largo de todo el cuerpo y el cerebro.

El interruptor de la grasa

Llegar a la raíz de la presión alta y la cardiopatía —fuerzas motoras en la mortandad— ha sido un esfuerzo desconcertante durante décadas entre científicos de todo el mundo. Un estudio innovador que comenzó a mediados del siglo pasado y que continúa en la actualidad ha generado nuevas perspectivas, llevando a un repaso del ácido úrico en la medicina moderna. Deja que me explique.

Uno de los estudios más valorados y respetados que se ha hecho en Estados Unidos, el famoso Estudio Framingham del Corazón, sumó muchísima información a nuestro entendimiento de ciertos factores de riesgo para enfermedades, en particular para el asesino líder: la cardiopatía.[3] Comenzó en 1948, con el reclutamiento de 5 209 hombres y mujeres entre las edades de 30 y 62 años, del pueblo de Framingham, Massachusetts, de los cuales ninguno había sufrido todavía un ataque cardiaco o infarto, ni tenía siquiera síntomas de enfermedad cardiovascular. Desde entonces, el estudio añadió varias generaciones provenientes del grupo original, lo que ha permitido que los científicos monitoreen con cuidado estas poblaciones y recaben pistas de las condiciones fisiológicas dentro del contexto de la miríada de factores: edad, sexo, problemas psicosociales, características físicas y patrones genéticos. Aunque originalmente estuvo enfocado en cardiopatías, el estudio ha aportado oportunidades extraordinarias y francamente irresistibles para examinar los procesos de otras enfermedades, como la diabetes y la demencia.

En 1999 los autores del estudio informaron que el ácido úrico elevado no era causa de cardiopatía por sí solo, argumentando en cambio que la presión alta elevaba el riesgo de la enfermedad y casualmente subía los niveles de ácido úrico al mismo tiempo.[4] Esta conclusión, sin embargo, no le cayó muy bien al doctor Rick Johnson, porque los investigadores no habían probado su hipótesis en animales de laboratorio. Era una conclusión incompleta. Johnson, entonces en el Colegio de Medicina de la Universidad de Florida, había estado estudiando las causas subyacentes de la obesidad, la diabetes, la hipertensión y la enfermedad renal durante décadas, y había escrito cientos de artículos de investigación sobre sus hallazgos.[5] Dirigió su propio estudio para ver si elevar los niveles de ácido úrico con un nuevo medicamento podía elevar la presión también o afectar la función renal.[6] Sólo unos cuantos años antes él había demostrado que lesiones sutiles en los riñones de las ratas podían provocar presión alta, un hallazgo que los dejó a él y a sus colegas atónitos.[7] El experimento los llevó a realizar una serie de estudios posteriores, los cuales revelaron que los niveles elevados de ácido úrico en ratas provocaba presión alta de dos maneras.[8]

Primero, el ácido úrico elevado activa una cascada de reacciones bioquímicas llamada colectivamente *estrés oxidativo*, el cual constriñe los vasos sanguíneos. En respuesta, la presión sanguínea sube mientras el corazón se ve forzado a bombear con más fuerza para circular sangre. Pero disminuir el ácido úrico revierte este efecto. Segundo, cuando hay un excedente subyacente de ácido úrico se puede dar una lesión y una inflamación duraderas en los riñones, lo que los vuelve menos capaces de hacer su labor y excretar la sal. Dicha retención de sal contribuye aún más a elevar la presión, ya que esa sal de más en el torrente sanguíneo jala agua hacia tus vasos, incrementando la cantidad (volumen) total de sangre en su interior. Y con más sangre fluyendo a través de los vasos, la presión en su interior aumenta, así como pasa en una manguera de jardín cuando se abre totalmente.

Cuando Johnson y su equipo hicieron estudios con humanos para ver si respondían de manera similar a los niveles elevados de ácido úrico, midió el ácido en adolescentes obesos con un diagnóstico reciente de hipertensión.[9] Para su sorpresa, un total de 90% de ellos tenía ácido úrico elevado. Su equipo y él prosiguieron entonces a tratar a 30 de los pacientes con *alopurinol*, un medicamento que reduce el ácido úrico al bloquear una enzima en el cuerpo necesaria para producirlo. Es importante mencionar que este medicamento restauró la presión sanguínea a un rango normal en 85% de los adolescentes sólo con disminuir su ácido úrico. Este revelador estudio aterrizó en el prestigioso *Journal of the American Medical Association* en 2008, y desde entonces otros investigadores en el mundo han replicado los resultados numerosas veces, incluyendo estudios enfocados en adultos. De hecho, estudios hechos en adultos con hiperuricemia asintomática mostraron que administrar alopurinol para reducir el ácido úrico mejora muchos factores involucrados en el funcionamiento cardiovascular y cerebral, desde la presión sanguínea y los lípidos en sangre, hasta los marcadores inflamatorios.[10] Pero tomaría tiempo para que los científicos elucidaran por completo las conexiones de causa y efecto en estos hallazgos ilustrativos, tiempo para que se dieran cuenta y se pusieran al día con toda la evidencia acumulada sobre el ácido úrico.[11]

Una pregunta provocativa que Johnson quería responder: ¿qué pasa primero, la obesidad o la presión alta? Se preguntaba si el ácido úrico podría ser el precursor no sólo de la presión alta, sino de la obesidad misma. Más adelante pensó en la evolución y el concepto de "la supervivencia del más gordo": estamos codificados, como otros primates, para guardar grasa cuando las calorías son abundantes, en preparación para tiempos de carencia alimentaria. Somos muy eficientes para reservar energía cuando la comida es vasta. También estamos programados para volvernos resistentes a la insulina bajo ciertas circunstancias con el propósito de salvar la preciada glucosa en la sangre para el cerebro, para que pueda continuar siendo por completo funcional y espabilado; un mecanismo de supervivencia que nos permite encontrar comida y agua. Johnson llamó a esta programación especial "el interruptor de la grasa" y llegó al grado de explicar que resulta de una serie de mutaciones genéticas que se dieron hace millones de años en nuestros grandes ancestros primates, antes del surgimiento del *Homo sapiens*. Como verás en el siguiente capítulo, en el corazón de esta biología en el reino animal se encuentra una enzima llamada *uricasa*, la cual convierte el ácido úrico en otras sustancias que los riñones pueden excretar más fácilmente. La uricasa se encuentra en casi todas las especies de pescados y anfibios, algunos otros mamíferos e incluso bacterias, pero no en aves, la mayoría de los reptiles ni en los mamíferos de la familia hominoidea, la cual incluye a nuestros ancestros fósiles, los primates antropoides, y nosotros.

¿Qué le pasó exactamente a nuestra uricasa? ¿La Madre Naturaleza cometió un terrible error? No. A lo largo de la evolución, y por el bien de su propia supervivencia, nuestros ancestros primates desactivaron los genes necesarios para crear uricasa, volviéndolos "seudogenes", o la versión biológica de archivos de computadora dañados.[12] En pocas palabras, los genes con el código de la uricasa desarrollaron mutaciones que impidieron a nuestros ancestros lejanos, y a nosotros mismos, crear la enzima en absoluto. Para desarrollar el interruptor de la grasa, tuvimos que incrementar nuestros niveles de ácido úrico desactivando los distintos genes que contenían las instrucciones para producir uricasa. Menos uricasa es igual a más ácido úrico, lo que permite que se encienda el interruptor de la grasa.

Fue una arriesgada concesión evolutiva: cortar la función de los genes de uricasa para permitir una reserva de energía más eficiente, menos riesgo de inanición y finalmente mejores posibilidades de supervivencia. Nuestros genes extintos de uricasa son la razón de que nuestra sangre contenga de 3 a 10 veces más ácido úrico que el de otros mamíferos, lo que nos predispone a ciertas condiciones de salud. De hecho, simplemente no hemos evolucionado la fisiología para manejar las múltiples calorías que tenemos disponibles todo el año. La fructosa es ofensiva en particular porque, como verás más adelante, ha demostrado ser muy eficaz en encender ese interruptor y hacer que el cuerpo almacene grasa y eleve tanto la glucosa como la presión, directamente por medio de las acciones del ácido úrico. En breve, la fructosa genera ácido úrico mientras el cuerpo la metaboliza, y sin la uricasa para descomponer todo ese ácido úrico de una manera sencilla, el interruptor de la grasa se queda en "encendido" y esa fructosa se convierte en grasa. La fisiología "de fruta a grasa" salvó a los antiguos primates de morir durante los largos inviernos sin fruta. Pero las circunstancias han cambiado, aunque nuestra genética —y, por ende, nuestra fisiología— no.

Para empeorar las cosas, la acumulación de ácido úrico amplifica los efectos de la fructosa. Es un doble golpe. Los investigadores han mostrado que ratones alimentados con dietas de alta fructosa comían más y se movían menos que ratones con una dieta más saludable.[13] Los ratones también acumularon más grasa; este incremento en el peso corporal también se da en parte porque la fructosa silencia la hormona leptina, la cual necesitamos para que nos indique dejar de comer. Incluso el consumo moderado de fructosa puede tener efectos monumentales en la salud hepática, el metabolismo de grasas, la resistencia a la insulina y el comportamiento alimentario.[14] Más adelante describiré toda esta bioquímica con más detalle, pero por ahora ten presente que, si bien podemos estar genéticamente condenados a ser gordos en un mundo de calorías en abundancia, podemos elegir conscientemente esas calorías, y no todas son iguales. También podemos decidir cómo sacar ventaja del personal de apoyo preferido del cuerpo: sueño, ejercicio y ventanas de alimentación.

En el título de un artículo de 2016 un grupo de investigadores de Turquía y Japón lo dijeron de una forma terminante: "Él ácido úrico en el síndrome metabólico: de un observador inocente a un jugador determinante", donde sostuvieron que el ácido úrico oficialmente quedaba "incriminado en una serie de estados de enfermedades crónicas, como hipertensión, síndrome metabólico, diabetes, enfermedad de hígado graso no alcohólico y enfermedad renal crónica".[15] Su conclusión es muy ilustrativa: "Si bien el ácido úrico alguna vez no fue más que la conversación de sobremesa de quienes sufrían gota o cálculos renales, ahora se evalúa como un potencial director en la sinfonía mundial de obesidad, diabetes y enfermedad cardiorrenal". (La enfermedad cardiorrenal hace referencia a un espectro de trastornos que involucran el corazón y los riñones.) Yo subrayaría *director* porque dice mucho.

En un estudio más amplio realizado en Japón en 2020, el cual siguió a más de medio millón de personas de entre 40 y 74 años a lo largo de siete años, los investigadores observaron la asociación entre el ácido úrico en la sangre y la mortalidad cardiovascular y por cualquier causa.[16] Descubrieron que "un incremento significativo en la tasa de riesgo de mortandad por cualquier causa se apreciaba con niveles de ácido úrico en suero ≥ 7 mg/dl en hombres y ≥ 5 mg/dl en mujeres. Se observó una tendencia similar para la mortalidad cardiovascular". El estudio reveló que incluso un *ligero* aumento en los niveles sanguíneos de ácido úrico era un factor de riesgo independiente de muerte para hombres y mujeres. Es más, los valores límite de ácido úrico para la mortalidad podrían ser diferentes para hombres que para mujeres. Sé que no los he mencionado todavía, pero como preludio de información posterior en el libro, te diré que es preferible mantener tu nivel de ácido úrico en no menos de 5.5 mg/dl, seas hombre, mujer o niño. Esta recomendación es una meta más rigurosa de lo que consideran normal los lineamientos médicos establecidos, pero recuerda que buscamos algo óptimo, un estándar más elevado. Aunque los hombres suelen tener niveles de ácido úrico superiores a los de las mujeres (y asumen un riesgo general mayor de hiperuricemia y gota), eso no quiere decir que sea imposible mantener un nivel inferior a 5.5 mg/dl. Tal vez quiera decir que algunos hombres tendrán que esforzarse más por reducir su ácido que las mujeres; razón de más para seguir este programa.

No podemos olvidar el trascendental estudio que resalté brevemente en la introducción, el cual descubrió, en un periodo de ocho años, un aumento de 16% en el riesgo de muerte por cualquier causa entre personas con ácido úrico elevado, así como un incremento de casi 40% en el riesgo de muerte por enfermedad cardiovascular y un aumento de 35% en el riesgo de muerte por infarto isquémico, causado por una arteria bloqueada que abastece de sangre al cerebro.[17] Además, los investigadores descubrieron un efecto de bola de nieve: un aumento de entre 8 y 13% del riesgo de muerte con cada miligramo por decilitro de ácido úrico en la sangre por encima de 7 mg/dl. No se trató de un estudio pequeño, ya que involucró a más de 40 000 hombres y casi 50 000 mujeres, de 35 años de edad y mayores, a quienes siguieron durante esos años. Lo que me parece realmente impresionante es que la investigación ahora muestra que el riesgo de muerte por tener ácido úrico elevado es mayor de lo que sería ¡aun si tuvieras un antecedente de cardiopatía isquémica! Otra cosa que me impactó en mi inmersión en estas investigaciones es que podrías no tener presión alta, podrías no ser obeso ni diabético ni fumador, pero tener el ácido úrico alto —*aun si es mínimo*— aumenta tu riesgo de muerte prematura.

Una buena pregunta: ¿por qué no hemos escuchado esto antes? Bueno, históricamente, como ya dije, sólo escuchamos sobre el ácido úrico elevado en el contexto de la gota y los cálculos renales. Pero ahora estamos documentando finalmente al asesino silencioso: hiperuricemia asintomática. Los niveles de ácido úrico en un espectro alto hacen daño al cuerpo, pero no sabes que está sucediendo porque no experimentas síntomas ni sufres de gota ni de problemas renales. Sin embargo, la hiperuricemia asintomática puede *predecir* el desarrollo de presión alta, obesidad, diabetes, enfermedad renal crónica y enfermedad de hígado graso no alcohólico o EHGNA. Esta última, resulta ser uno de los padecimientos hepáticos crónicos más comunes, y se ha llamado un "promotor emergente de la hipertensión".[18] La prevalencia de EHGNA se ha duplicado en los últimos 20 años, de 24 a 42% en los países occidentales, y de 5 a 30% en los países orientales.[19] De nueva cuenta, el ácido úrico tiene un papel prominente, pues aumenta directamente la producción de grasa en las células del hígado, lo que conduce a la EHGNA.

Es habitual ver hígados grasos en alcohólicos, cuyo sobreconsumo promueve una cantidad excesiva de grasa en el hígado, pero muchas personas que no beben mucho alcohol o nada *en absoluto*, pueden acabar con el mismo problema gracias al mismo proceso: la alteración del metabolismo corporal causa la acumulación de grasa en el hígado, debilitando su función y conduciendo hacia una potencial fibrosis y cirrosis irreversible. Las bien conocidas causas principales de EHGNA son obesidad, diabetes, lípidos anormales en sangre (dislipidemia) y resistencia a la insulina. La presión alta y el ácido úrico alto también están implicados, y nuevas investigaciones revelan que, contrario a lo que se creía antes, no necesitas tener sobrepeso o ser obeso para desarrollar EHGNA.[20] Muchas personas van por ahí hoy en día con un peso ideal, pero tienen demasiada grasa en el hígado y se dirigen directamente hacia un fallo. De hecho, algunos médicos han desacelerado la progresión de la EHGNA con sólo disminuir los niveles de ácido úrico a partir de medicamentos y estrategias de estilo de vida.[21] Esto dice muchísimo.

Una de las fuerzas subyacentes que conectan todas estas condiciones es la inflamación. El ácido úrico alto y la inflamación sistémica elevada van de la mano, ya que el ácido úrico alto amplifica y aviva la inflamación.[22] Muchas personas recibieron el aviso de que la inflamación crónica es una causa fundamental de serios problemas de salud y de muerte: se le asocia con cardiopatía isquémica, cáncer, diabetes, enfermedad de Alzheimer y prácticamente casi todas las enfermedades crónicas que puedas imaginar. Nadie debate ahora este hecho, pero hasta hace poco no podíamos concebir una conexión entre golpearte un dedo del pie (y experimentar un enrojecimiento y una inflamación agudos, las señales claras y obvias de la inflamación) y desarrollar enfermedad de Alzheimer (cuyo mecanismo central es una inflamación invisible e imperceptible). No quiere decir que golpearte el dedo del pie provoque Alzheimer, sino que ambos problemas comparten el mismo fenómeno subyacente: la inflamación. De la misma manera, la cardiopatía y el cáncer son dos enfermedades distintas con un único denominador común: la inflamación.

El 23 de febrero de 2004 la portada de la revista *Time* mostró la silueta de un humano al parecer en llamas, con el atrevido titular: "El asesino secreto".[23] El reportaje trataba de un "sorprendente vínculo entre la inflamación y los ataques cardiacos, el cáncer, el Alzheimer y otras enfermedades".[24] El concepto era una mera "teoría" en ese entonces, con evidencia en su mayoría "circunstancial", pero que "se veía bastante bien", mientras los médicos empezaban a notar mejoras dramáticas por todas partes cuando los pacientes con diversas condiciones se beneficiaban del uso de medicamentos antiinflamatorios.[25] En retrospectiva, es impresionante ver cómo hace menos de 20 años apenas empezábamos a comprender una de las causas fundamentales de las enfermedades crónicas. También es increíble pensar que las mismas estrategias inflamatorias que nuestro cuerpo ha empleado durante milenios para defenderse de invasores microbianos y ayudar a sanar heridas abiertas se salga de nuestro control y nos deje crónicamente inflamados, como si, desde una perspectiva evolutiva, nos hubiéramos vuelto víctimas de nuestro propio éxito. En lugar de un mecanismo inmunológico de defensa, transitorio y útil, la inflamación se ha vuelto persistente y dañina, lo que, como consecuencia última, impide que lleguemos a una edad avanzada.

Me encanta tomar prestada la analogía que mi buen amigo y colega el doctor David Ludwig, investigador de nutrición, médico y profesor de la Escuela de Medicina de Harvard, usa para describir las hogueras internas: "Imagina tallar el interior de tu antebrazo con lija. En breve, el área estará enrojecida, hinchada y sensible, los sellos distintivos de la inflamación aguda. Ahora imagina que este proceso inflamatorio se da durante muchos años en el interior de tu cuerpo, afectando todos los órganos vitales como resultado de una mala dieta, el estrés, la privación del sueño, la falta de ejercicio suficiente y otras exposiciones. La inflamación crónica tal vez no sea dolorosa de inmediato, pero apoya en silencio a los grandes asesinos de nuestra era".[26] Ahora debemos incluir el ácido úrico como una parte importante de la historia, otra de las formas en que nos hemos vuelto víctimas de nuestro propio éxito desde un punto de vista evolutivo. Ya se están realizando estudios que trazan elevaciones paralelas en los niveles de ácido úrico y la inflamación crónica, muchas veces medida por la cantidad de proteína C reactiva en la sangre.

Es posible que ya sepas que la proteína C reactiva (PCR) es un marcador común de inflamación en el cuerpo, analizado de manera sencilla a través de un análisis de sangre. Los niveles ideales son 3 mg/l (miligramos por litro) o menores; elevaciones por encima de ese rango se vinculan con toda clase de males. Muchos factores se asocian con el aumento de la PCR, incluyendo sobrepeso, diabetes, hipertensión, tabaquismo, tratamiento de reemplazo de estrógeno, colesterol alto y también algunas predisposiciones genéticas. La PCR alta es un denominador común en la disfunción física y la enfermedad, y está asociada con un amplio espectro de condiciones inflamatorias, como artritis reumatoide, cardiopatía isquémica, degeneración macular relacionada con la edad, enfermedad de Parkinson, infarto hemorrágico y diabetes tipo 2. En mi mundo, la PCR elevada es un factor de riesgo inmenso para daño cerebral, deterioro cognitivo, depresión y demencias, e incluso enfermedad de Alzheimer. Y ahora sabemos que los niveles de ácido úrico y PCR comparten una relación: el ácido úrico alto tiene una correlación directa con la presencia de PCR elevada, así como otros químicos inflamatorios (citocinas). Por ejemplo, en un estudio que involucró un esfuerzo en conjunto entre investigadores italianos y el Instituto Nacional de la Vejez de los Institutos Nacionales de Salud, los aumentos en el ácido úrico predijeron directamente los aumentos de la PCR en un periodo de tres años entre un grupo considerable de hombres y mujeres entre las edades de 21 y 98 años.[27]

En otro estudio bastante alarmante que intentaba determinar la conexión entre el ácido úrico y los químicos inflamatorios, incluyendo la PCR, un equipo de investigadores alemanes descubrió que el ácido úrico elevado en un grupo de más de 1 000 pacientes de alto riesgo entre las edades de 30 y 70 años, todos con cardiopatía isquémica estable, era un mejor predictor de eventos adversos de cardiopatía isquémica (CI) en el futuro, en lugar de la PCR o la IL-6 (interleucina-6), otro marcador de inflamación en el cuerpo.[28] En sus conclusiones indicaron que la relación entre el ácido úrico elevado y un aumento en el riesgo de eventos futuros de CI era "estadísticamente significativo", aun cuando se ajustaran otros factores de riesgo. Y sugerían que el ácido úrico elevado *por sí solo* podía provocar estos episodios adversos, una conexión que no se había visto entre los marcadores de la inflamación y los eventos de CI. El hallazgo más perturbador de este estudio es que muestra un riesgo incremental para los eventos de CI por elevaciones de ácido úrico aun dentro del rango normal.

Vale la pena reiterarlo: el incremento en el riesgo fue claramente evidente en niveles considerados normales. Otros estudios han confirmado estos hallazgos, mostrando que los niveles de ácido úrico reflejan los niveles de inflamación sistémica y, de hecho, pueden servir no sólo como un marcador sustituto para la inflamación, sino como *amplificador* de ella. Lo que significa que los niveles de ácido úrico van directamente de la mano con cada malestar dentro del campo inflamatorio. Es lo que coloca al ácido úrico alto en el corazón de cualquier conversación sobre el riesgo de enfermedades.

La lección es clara; el ácido úrico que no se controla podría anunciar el fin. Debería añadir que no se trata sólo de adultos y personas mayores que asumen equívocamente que lucharán con condiciones crónicas derivadas de la edad y el desgaste natural del cuerpo. El mensaje tiene implicaciones importantes para niños también, quienes reciben cada vez más diagnósticos de problemas que antes se veían en adultos nada más: resistencia a la insulina, diabetes (los casos de diabetes tipo 2 se han más que duplicado entre los niños durante la pandemia de coronavirus), hipertensión, obesidad, EHGNA, señales tempranas de cardiopatía y sí, ácido úrico elevado.[29] Ya quedó establecido en la literatura médica, por medio de grandes estudios que trascienden más de una década, que las elevaciones de ácido úrico en la infancia tienen un papel clave en —y, de hecho, pueden predecir— el desarrollo de presión alta y enfermedad renal en la edad adulta.[30] Claramente, las manifestaciones de enfermedad comienzan en la juventud nada más con hiperuricemia, que en gran parte pasa desapercibida. Y, lo que es curioso, los niveles de ácido úrico en la saliva de los adolescentes pueden incluso predecir su acumulación de grasa corporal más adelante en la vida.[31] Esto podría significar que tenemos una nueva forma no invasiva de detectar cambios tempranos en la fisiología adolescente, los cuales podrían derivar en resultados indeseables respecto a su peso y su metabolismo.

LO BUENO Y LO MALO: CONOCE TUS CIFRAS

Cuando lleguemos a las instrucciones del programa en la segunda parte del libro, te recomiendo analizar tu nivel de ácido úrico a primera hora de la mañana, antes de comer o hacer ejercicio, y cuando menos semanalmente. Medir tu ácido úrico te abre una ventana hacia la salud y el funcionamiento de tu metabolismo, que tiene todo que ver con tu salud en general y tu riesgo de deterioro. El ácido úrico tiende a incrementarse durante el sueño, y llega a su punto máximo alrededor de las 5:00 a. m., que es curiosamente más o menos la hora del día en que más se dan los ataques cardiacos.

Aunado a ello, te invito a analizar tu glucosa con regularidad, de preferencia con un monitor continuo de glucosa para que sepas exactamente dónde estás en cualquier momento y cómo tus decisiones cotidianas afectan tu biología. Puedes registrar cómo tu cuerpo responde a la comida, a los horarios de comida, al ejercicio, el estrés y el sueño en tiempo real. La combinación de analizar rutinariamente tu ácido úrico y tu glucosa en sangre se encuentra entre las estrategias más poderosas para manejar tu salud y saber cuándo tomar acción a través de intervenciones como reducir tu consumo de ciertos alimentos y calcular el momento ideal para hacer ejercicio con la idea de perfeccionar tu metabolismo. Sin embargo, el autoanálisis no es un requerimiento de la dieta LUV. Si sigues el programa, incluso sin hacer análisis, confío en que experimentarás cambios positivos que te mantendrán fuerte y progresando hacia una salud óptima. Pero llegado el momento, ¡sería bueno que revisaras tus cifras!

Ácido úrico: De tu metabolismo a tu inmunidad

Durante años los médicos han sabido que la gente obesa y la gente con cardiopatías y niveles no saludables de lípidos en sangre tienen niveles mayores de ácido úrico que sus contrapartes delgadas y en forma con niveles normales de lípidos. Pero no prestaron demasiada atención a esos niveles de ácido úrico ni se dieron cuenta de que estos niveles tenían un papel relevante en la conexión entre obesidad y lípidos en sangre… hasta ahora.

La prevalencia de la obesidad y las enfermedades relacionadas con la obesidad en Estados Unidos y el mundo aumenta rápidamente: un impactante 73.6% de la población de Estados Unidos mayores a 20 años se considera con sobrepeso u obesa.[32] Es casi tres de cada cuatro adultos. Nada más en la categoría de obesidad, 42.5% de los adultos mayores de 20 años son obesos.[33] Y, como mencionaron científicos en un artículo de 2019, publicado en el *International Journal of Obesity*, se estima que la mitad de los adultos en Estados Unidos se clasifique como obeso en 2030.[34] Es abrumador. Incluso más que el hecho de que la diabetes, la condición más vinculada con la obesidad, ahora aqueje a poco más de 10% de la población de Estados Unidos. Y los niños no se salvan: más de 20% de los adolescentes entre las edades de 12 y 19 años y los niños entre las edades de 6 y 11 son obesos.[35] En el grupo de dos a cinco años, el porcentaje de niños obesos oscila justo encima de 13 por ciento.[36]

La obesidad es una de las múltiples enfermedades metabólicas que entran bajo el término *síndrome metabólico* (también llamado síndrome X o MetS), el cual presenta la mayor amenaza a la salud pública en el siglo XXI. Para ser claro, el síndrome metabólico se refiere a un cúmulo de condiciones que incrementa el riesgo de cardiopatía, infarto, diabetes, apnea del sueño, enfermedad hepática y renal, cáncer y enfermedad de Alzheimer. También aumenta inmensamente el riesgo de morir de una infección como covid-19 (ve el cuadro de la página 56) o por lo menos el riesgo de sufrir síntomas a largo plazo que no cedan después de eliminar la infección aguda.

El síndrome metabólico reúne cinco características principales. Sólo necesitas marcar tres de las casillas abajo para recibir el diagnóstico:

☐ Presión sanguínea alta
☐ Glucosa elevada
☐ Exceso de grasa corporal alrededor de la cintura (más de 102 cm en hombres y 89 cm en mujeres)
☐ Triglicéridos elevados en sangre (un tipo de lípido en la sangre)
☐ Niveles anormales de colesterol (en especial, HDL bajo, o colesterol "bueno" bajo)

La mayoría de las características del síndrome metabólico no son tan obvias a menos que las estés buscando. Muchos expertos en medicina dicen que el síndrome metabólico podría ser la condición más seria y más común *de la que nunca hayas oído*. Y, sin embargo, los casos van en aumento. Se sabe que la condición afecta a casi 35% de los adultos, un porcentaje que sube a cerca de 50 entre personas de mínimo 60 años.[37] Aunque el síndrome metabólico es menos común entre personas de peso normal que entre personas obesas o con sobrepeso, sí ocurre en este primer grupo. Como indicaron en 2020 los Centros para el Control de Enfermedades de Estados Unidos (CDC), a consecuencia de un estudio realizado por investigadores de la Universidad de Nueva York, las personas con un peso normal que tienen síndrome metabólico tienen 70% más riesgo de morir que la gente sin la condición.[38] Además, se descubrió que la tasa de mortandad era todavía más alta en el grupo de gente con peso normal y síndrome metabólico, comparada con la gente en el grupo con sobrepeso u obesidad sin el síndrome. Los autores del estudio señalaron la importancia de encontrar a las personas con síndrome metabólico que desafíen el estereotipo del sobrepeso o la obesidad. Cuando tienes un peso normal, pero puedes marcar tres de las casillas, entonces hay mucho que está sucediéndote tras bambalinas, y eso seguramente involucra al ácido úrico, sobre todo en su papel de crear y guardar grasa. De hecho, crear y guardar grasa es tan fundamental para todos los componentes del síndrome metabólico, que los investigadores ahora buscan darle un nuevo nombre: "condición de reserva de grasa".[39]

Muchas personas no creen que las enfermedades metabólicas sean tan dañinas o que puedan influir tan enormemente en el riesgo de contraer enfermedades muy dispares, incluyendo infecciones mortales. Después de todo, se piensa que la gente con glucosa elevada, hipertensión y colesterol alto puede manejar y controlar sus condiciones con medicamentos y estrategias de estilo de vida. Pero los trastornos metabólicos son plagas. Elevan significativamente el riesgo no sólo de desarrollar diabetes, cardiopatía y enfermedad renal crónica, sino de desarrollar muchas enfermedades degenerativas más tarde en la vida, incluyendo demencias y enfermedad de Alzheimer. Es más, como ya he escrito extensamente en el pasado, la diabetes y la enfermedad cerebral son las enfermedades más perniciosas y costosas de Estados Unidos, pero se pueden prevenir en gran medida y se encuentran vinculadas de una manera única: tener diabetes tipo 2 por lo menos duplica el riesgo de Alzheimer y puede hasta *cuadruplicar* el riesgo de una persona vulnerable.[40] En específico, desarrollar diabetes tipo 2 antes de cumplir 60 años duplica el riesgo de demencia, y por cada cinco años que una persona vive con diabetes, su riesgo de demencia aumenta 24%.[41] Las investigaciones también muestran que el camino hacia un serio deterioro cognitivo por el consumo de demasiados alimentos azucarados ni siquiera tiene que estar involucrado con la diabetes.[42] En otras palabras, entre más alta sea la glucosa, más rápido se dará el deterioro cognitivo, sin importar que la persona sea diabética o no. Esta relación, como verás, también es cierta para el ácido úrico: entre más alto sea el nivel de ácido úrico, más rápido se dará el deterioro cognitivo, incluso en ausencia de gota o enfermedad renal. Los científicos ya han documentado una correlación directa entre el ácido úrico elevado y la reducción del cerebro con manifestación de deterioro cognitivo. (¡Hasta ahí quedó la hiperuricemia "asintomática"!) Es más, verás cómo "el metabolismo cerebral de la fructosa" ahora se considera un precursor potencial grave de la enfermedad de Alzheimer.[43] La forma como la fructosa se comporta en el cerebro, y cómo se metaboliza, puede ser nociva para la dinámica energética del cerebro y, en últimas circunstancias, para su salud y su funcionalidad.

UNA NOTA SOBRE EL COVID-19

La conexión entre el riesgo de morir por una infección como el covid-19 y tener disfunción metabólica quizá no parezca obvia al principio, pero es profunda y está relacionada con la premisa entera de este libro. Para entender el vínculo esquivo, no busques más allá del índice de mortandad alto entre personas con síndrome metabólico que padecen covid-19. Hacia mediados de enero de 2021 los investigadores ya habían declarado el síndrome metabólico un vaticinio impactante de resultados patológicos severos en pacientes con covid-19.[44] La cantidad es sorprendente: pacientes con síndrome metabólico tienen un incremento de 40% de mortalidad por cualquier causa, un incremento de 68% en la necesidad de servicios de cuidado crítico y un incremento de 90% en la necesidad de ventilación mecánica, comparado con pacientes sin síndrome metabólico. Y estudios sobre la relación entre el ácido úrico y el covid-19 empiezan a aparecer en la literatura, mostrando que las personas admitidas a un hospital con la infección y niveles altos de ácido úrico son 2.6 veces más propensas a terminar en la unidad de cuidados intensivos con un ventilador, o a morir, que los pacientes con niveles normales.[45]

No es de extrañar que ya se hubieran sentado las bases para una catástrofe de salud cuando el covid-19 se fue de paseo por todo el mundo en barcos, aviones, trenes y automóviles.

Todavía hay mucho que desconocemos acerca de este virus y sus efectos a largo plazo en personas expuestas a él. En mi campo, los médicos e investigadores están intentando descubrir frenéticamente qué clase de complicaciones a largo plazo tiene la infección de covid-19 sobre la función cerebral y el riesgo de neurodegeneración, incluyendo enfermedad de Alzheimer.

El covid-19 es, al principio, una infección respiratoria, pero sabemos que también es una enfermedad vascular inflamatoria con efectos extensos que rebotan por todo el cuerpo, provocando un daño a casi todos los tejidos, incluyendo el sistema cardiovascular y neurológico. Cuando se volvió evidente que el virus provocaba déficits neurológicos, desde algunos menores, como pérdida temporal del sentido del gusto y del olfato, hasta problemas más serios, como infarto, convulsiones y delirio —sin mencionar trastornos psiquiátricos, como ansiedad y depresión—, la gente abrió los ojos ante el hecho de que no se trata de una mala gripa. Por el cálculo de un estudio amplio, un tercio de los pacientes diagnosticados con covid-19 experimenta una enfermedad psiquiátrica o neurológica a los seis meses.[46] Eso coloca al covid-19 en su propia cajita.

Una vez que ceda esta pandemia seguiremos viviendo una repercusión prolongada en la que decenas de millones de personas que fueron infectadas puedan seguir presentando síntomas relacionados con covid indefinidamente; los llamados pacientes con sintomatología persistente. Los dos precursores principales del covid-19 a largo plazo parecen ser el daño a órganos y vasos sanguíneos, así como la sobrerreacción inmunológica. Que una persona tenga sintomatología persistente probablemente sea resultado de una interacción compleja entre factores genéticos, epigenéticos y medioambientales. Mi esperanza es que los patrones en la creciente información nos ayuden a predecir mejor quién es más propenso a padecer una enfermedad prolongada y aprender cómo tratar mejor a esas personas. Ya están apareciendo por todo el país programas de recuperación a largo plazo, tal es el caso del Hospital Mount Sinai en la ciudad de Nueva York, donde se estableció una clínica poscovid. Si te encuentras entre los pacientes con sintomatología persistente, te recomiendo participar en alguno de estos programas y permanecer tan cerca como sea posible de los nuevos tratamientos.

Quizá no tengamos mucho control sobre los factores que pueden amenazar la regulación inmunológica, como el cáncer y la quimioterapia, pero cuando se trata de problemas como diabetes, cardiopatía isquémica y obesidad, nuestras decisiones de estilo de vida resultan tener una gran influencia. La obesidad se encuentra entre las condiciones más comunes que separan a la gente que sufre inmensamente o muere por covid-19 de quienes no. En un estudio publicado en *Obesity Reviews*, los investigadores de diversas universidades y el Banco Mundial realizaron un metaanálisis de 75 estudios que observaban la relación entre la obesidad y el espectro de eventos de covid-19, desde el riesgo de contraerlo hasta la muerte como consecuencia.[47] Los hallazgos de este informe dicen mucho. Al comparar personas obesas con no obesas, se asoció la obesidad con 46% más riesgo de ser positivo para covid, 113% más riesgo de hospitalización, 74% más riesgo de ser admitido a la UCI y 48% más riesgo de muerte por el virus. Los autores dejaron claro que, mecánicamente, una de las principales razones de estas cifras relacionadas con la obesidad se centra en la alteración de la función inmunológica, y sostuvieron que "los impedimentos inmunológicos para personas con obesidad demuestran la convergencia de riesgos de enfermedades crónicas e infecciosas. Exponen a una gran porción de la población mundial con el estatus de sobrepeso/obesidad a un riesgo más elevado de infecciones pulmonares virales, como el covid-19".

Aguardamos esperanzados el desarrollo de la inmunidad colectiva, así como más protocolos de tratamiento eficaces para el impacto que tiene el virus en quien lo contrae. Pero es importante abrazar el hecho de que no somos impotentes en lo referente al riesgo de infección y sus consecuencias. Nuestras decisiones de estilo de vida, como la dieta, el sueño, el ejercicio y lidiar con el estrés, influyen en nuestra capacidad inmunológica y bien podrían negarle al coronavirus la oportunidad de tomar ventaja adicional sobre nosotros y extenderse todavía más.

Otra forma de ver la pandemia es apreciar la oportunidad que nos da de volvernos más conscientes y proactivos en nuestra vida diaria, en busca de la salud óptima. Y como este libro muestra, si los niveles de ácido úrico, como una señal en el camino, nos pueden ayudar a predecir retos futuros para la salud, más vale que les prestemos atención. Es mejor si abrimos los ojos ante esta nueva perspectiva y estrategia a nuestra disposición.

Una relación escabrosa

La relación entre el ácido úrico y el síndrome metabólico se encuentra entre las áreas de estudio más populares hoy en día, y la fructosa es el enemigo público número uno por su papel en la alimentación de los niveles cada vez más altos de ácido úrico y en agravar el síndrome metabólico. En un vasto metaanálisis, realizado cuidadosamente a partir de 15 estudios internacionales, un equipo de investigadores iraníes mostró que el consumo de fructosa en alimentos industrializados, como las bebidas endulzadas, es una de las principales causas de síndrome metabólico en adultos sanos en otros aspectos.[48] Aunque los investigadores no observaron el ácido úrico en específico, sabemos que es un producto prominente derivado del metabolismo de la fructosa, y varios otros estudios han establecido un papel causal para el ácido úrico en el síndrome metabólico inducido por fructosa, tanto que la hiperuricemia ya se considera un "nuevo marcador para el síndrome metabólico".[49]

Los principales puntos de estos hallazgos recientes demuestran que ya no podemos ignorar el ácido úrico ni descartar este metabolito como un testigo inocente. El ácido úrico se debe priorizar junto a otros biomarcadores como la glucosa, el peso corporal, la presión sanguínea y el LDL (la clase mala de colesterol). No obstante, iré todavía más lejos en concordancia con muchos investigadores que declaran ahora el ácido úrico como un *factor contribuidor causal* de la elevación de dichas medidas.[50] Se trata de la tesis central de *Baja el ácido*; vas a aprender cómo el ácido úrico empeora los propios biomarcadores en que han estado enfocados los proveedores de salud durante décadas. Y es precisamente por lo que se ha demostrado de manera concluyente que el ácido úrico alto precede y *predice* el desarrollo de muchas enfermedades cardiometabólicas y renales.[51]

> El ácido úrico es uno de los biomarcadores de salud comúnmente medidos, junto con la glucosa, el peso corporal, la presión, los triglicéridos y el índice de colesterol bueno a malo.

Las conexiones subyacentes entre todas estas condiciones desde un punto de vista biológico —y dentro del contexto del ácido úrico— son complejas, pero te las iré dando a lo largo del libro en pequeños bocados que puedas digerir con facilidad. Y es cierto, es increíblemente interesante desde muchos aspectos. Por ejemplo, una de las explicaciones para la relación entre el ácido úrico elevado y la resistencia a la insulina, un factor básico de la diabetes tipo 2 y la obesidad, parece ser el daño a la pared de los vasos sanguíneos, el endotelio.[52] Así es como funciona.

Primero, es útil saber que el *óxido de nitrógeno* (NO) se produce de manera natural en tu cuerpo, y es importante para muchas facetas de tu salud. Quizá su función más vital es la vasodilatación, es decir, que relaja los músculos internos de los vasos sanguíneos, haciendo que se expandan y aumenten la circulación. Como tal, el NO se considera una de las moléculas reguladoras del sistema cardiovascular más poderosas. Pero también es importante para el funcionamiento de la insulina porque otro papel importante de los vasos sanguíneos es facilitar el movimiento de la insulina a través del torrente sanguíneo hacia las células, sobre todo las células musculares, donde permite que la glucosa entre y produzca glucógeno (la forma de reserva de la glucosa).[53]

El ácido úrico perjudica la actividad del NO de dos maneras: *1)* al comprometer su producción, y *2)* al poner en riesgo la forma como hace su trabajo.[54] Así que, si hay una carencia de NO y un impedimento para su forma de funcionar, tanto el desempeño de la insulina como la salud cardiovascular en general quedarán comprometidos. Que es por lo que una deficiencia de NO y una funcionalidad alterada de NO se asocian con cardiopatía, diabetes y hasta disfunción eréctil (ve el cuadro en la página 62). Los científicos que estudian los efectos del NO en el cuerpo llevan mucho tiempo documentando el hecho de que reducir los niveles de NO es un mecanismo para inducir la resistencia a la insulina. Cuando experimentan con roedores deficientes de NO, estos presentan las características del síndrome metabólico. Y la razón biológica para ello es que hasta cierto punto hay un obstáculo, erigido entre la insulina y la glucosa. Se supone que la insulina debe estimular la absorción de glucosa en los músculos esqueléticos incrementando el flujo de sangre en estos tejidos a través de una secuencia que depende del óxido de nitrógeno. Así pues, sin NO suficiente, la insulina no puede hacer su trabajo: la correspondencia, o actividad, entre la insulina y la glucosa queda alterada. La pérdida de óxido de nitrógeno también provoca hipertensión y una pérdida de elasticidad vascular, relacionada con la capacidad de los vasos sanguíneos de responder adecuadamente a los cambios de presión sanguínea.

La conexión entre el ácido úrico y el óxido de nitrógeno

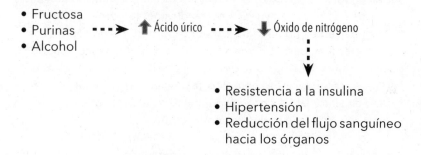

Permíteme mencionar un estudio más que muestra la impresionante diferencia, en términos del ácido úrico, entre la gente recién diagnosticada con diabetes tipo 2 y sus contrapartes sanas.[55] Involucró personas entre las edades de 40 y 65, en quienes los investigadores midieron la glucosa en ayuno, la insulina, la A1c y el ácido úrico, consiguiendo cifras en general más elevadas para las personas con diabetes tipo 2. Estudios como éste y muchos otros exponen la forma en que el ácido úrico elevado induce la diabetes. Existen unos cuantos caminos: uno es la simple activación de la inflamación promovida por la elevación del ácido úrico, lo que causa resistencia a la insulina. Y el ácido úrico es un generador poderoso, como ya mencioné, del estrés oxidativo —lo que daña los tejidos y el ADN— y reduce el funcionamiento del óxido de nitrógeno (provocando entonces un daño en la función endotelial), incitando aún más la inflamación. El efecto inflamatorio final por sí mismo podría lesionar las células del páncreas y hasta provocar problemas con la expresión del *gen de la insulina*, creando una disminución en la secreción de insulina. Una vez que se altera el sistema insulina-señalización, los problemas metabólicos se avecinan.

EDUCACIÓN SEXUAL: ÁCIDO ÚRICO Y LA DISFUNCIÓN ERÉCTIL, ¿CUÁL ES LA RELACIÓN?

Aunque soy neurólogo, como ya escribí con anterioridad, he tratado una buena cantidad de hombres que padecen disfunción sexual, son impotentes o tienen algún nivel de disfunción eréctil. Muchos de ellos se ayudan con medicamentos como el Viagra. Tales pacientes no llegaron conmigo por una disfunción eréctil en específico, pero fue una cuestión que se mencionó cuando les pregunté sobre la parte de su vida que debía atender además de sus preocupaciones neurológicas. Sin embargo, si hubiera estado en sintonía con la conexión que tiene el ácido úrico, podría haber añadido ese tema a la conversación.

La disfunción eréctil, o DE, se asocia desde hace mucho con problemas de vasos sanguíneos y cardiopatías. La condición es un marcador de disfunción vascular y se correlaciona fuertemente con cardiopatía isquémica. Los hombres que tienen antecedentes familiares de condiciones cardiacas, como hipertensión y enfermedades de vasos sanguíneos pequeños, se encuentran en un alto riesgo de DE, y ahora el ácido úrico elevado *por sí solo* es un factor de riesgo independiente también, incluso si no hay hipertensión.[56] ¿Cómo es posible?

Sabemos que el ácido úrico daña el interior del recubrimiento de los vasos sanguíneos, el endotelio, mediante la inflamación y el estrés oxidativo. Esto reduce la actividad del óxido de nitrógeno, necesario para la función eréctil. De hecho, los medicamentos para la DE, como Viagra y Cialis, pueden funcionar aumentando el óxido de nitrógeno. En varios estudios recientes se han asociado los niveles altos de ácido úrico con 36% de más riesgo de padecer DE. El sobreconsumo de refresco está implicado en la "progresión lenta y asintomática de la DE", lo que eventualmente resulta en una manifestación total.[57] Así que, para los hombres que no están preocupados por presión sanguínea alta, diabetes ni obesidad, pero sí tienen inquietudes respecto a su salud sexual, es posible que estos hallazgos les digan mucho.

Si no comprendiste tanta ciencia, quédate tranquilo porque pronto lo harás. También aprenderás cómo este proceso biológico vital se relaciona con problemas tan dispares como una tiroides hipoactiva y una disfunción inmunológica. Dada la experiencia con el covid-19, todos hemos cobrado más conciencia sobre la inmunidad. Buscamos los secretos para construir resiliencia inmunológica, incluyendo la resiliencia contra las enfermedades autoinmunes, y esta búsqueda definitivamente involucra un entendimiento del ácido úrico.[58] Incluso hay un proceso en el cuerpo llamado autofagia, el cual tiene un papel principal en tu inmunidad y en tu longevidad.

La autofagia (que literalmente significa "autocomer" en griego) es una forma de limpieza celular que permite a las células actuar de una manera juvenil. Fundamentalmente, es como el cuerpo elimina o recicla partes peligrosas y dañadas de las células, entre ellos patógenos y las problemáticas "células zombis" muertas. En el proceso, el sistema inmunológico recibe un estímulo, lo cual puede tener un efecto en el riesgo de desarrollar cáncer, cardiopatía, enfermedades autoinmunes y trastornos neurológicos. Y éste es el punto crucial: el ácido úrico suprime la autofagia y disminuye la capacidad antiinflamatoria de las células. Dicho de otra manera, el ácido úrico no permite que tus células despejen desechos peligrosos y calmen las reacciones inflamatorias.

El toque dulce: El punto medio del U

En astrobiología, un campo de la astronomía que estudia la vida en la tierra y más allá, la frase "la zona Ricitos de Oro" alude al rango de distancias entre la órbita de un planeta y su estrella, en la que la temperatura del planeta es ideal para generar agua líquida. (Desde luego, la frase puede aplicarse a muchas disciplinas para describir un fenómeno que sólo sucede dentro de ciertas restricciones "perfectas".) La zona Ricitos de Oro es el lugar donde un planeta puede albergar vida porque sus temperaturas siguen siendo estables "en medio", no demasiado calientes ni demasiado frías. La Tierra es un excelente ejemplo de un planeta en la zona Ricitos de Oro. Los biólogos médicos muchas veces toman prestado el término para describir las cantidades ideales de las cosas que el cuerpo necesita para tener efectos promotores de la salud. Haz demasiado o muy poco ejercicio, y el resultado puede ser nocivo. Lo mismo pasa con dormir mucho o muy poco, comer demasiado o casi nada, tener glucosa peligrosamente alta o baja, y tomar una dosis excesiva o insuficiente de un medicamento. Tú me entiendes. Obviamente, la terminología se basa en el cuento "Ricitos de Oro y los tres osos", en el cual Ricitos de Oro prueba sopa de tres tazones diferentes y se da cuenta de que prefiere el que no está demasiado caliente ni demasiado frío, sino perfecto.

Cuando se trata del ácido úrico, es vital encontrar la zona Ricitos de Oro.[59] Aunque en la actualidad es muy raro sufrir de un nivel peligrosamente bajo de ácido úrico, debo señalar que existen algunas cuestiones de salud que podrían asociarse con el tiempo con una cifra en extremo baja de ácido úrico (definida como menos de 2.5 mg/dl para los hombres y 1.5 mg/dl para las mujeres), e incluyen un riesgo *potencialmente* mayor de ciertos trastornos neurológicos, cardiopatías, cáncer y una enfermedad renal muy inusual, llamada síndrome de Fanconi. Pero estas asociaciones no se han validado por completo y otros factores podrían estar en juego sin tener algo que ver con el ácido úrico bajo. Aun cuando tal vez escuches que el ácido úrico es un antioxidante y, por ende, tiene beneficios, es el perfecto personaje doble cara: quizá tenga algunas propiedades antioxidantes en el plasma afuera de las células, pero en su interior es un agresor prooxidante. Con toda honestidad, no me preocupa que la gente tenga niveles persistentemente bajos de ácido úrico, nada más porque no se trata de la mayoría de la gente. Sí, ambos extremos de grasa corporal son peligrosos, pero las personas con obesidad y sobrepeso superan por mucho la cantidad de personas con bajo peso. Lo mismo pasa con los extremos del ácido úrico. La gente que vive con ácido úrico bajo de manera crónica probablemente tiene bases genéticas para esa condición, y son anomalías, el caso de uno en varios millones.

Otra forma de pensar sobre la zona ideal es imaginar una letra U: no quieres estar en los extremos, con ácido úrico al tope en los bordes de la U. Quieres ese hermoso punto medio. Y por supuesto, yo te mostraré cómo lograrlo.

El dramático aumento en los niveles de ácido úrico desde mediados de la década de 1970 tiene claros orígenes en los que profundizaré en breve. No tengo duda de que nuestros cambios alimentarios son responsables en gran medida. Nuestro ADN no ha evolucionado lo suficientemente rápido para manejar la carga calórica actual, sobre todo la fuerza oscura de la fructosa en nuestras comidas diarias. Te dejará boquiabierto conocer la ciencia detrás de la fructosa y qué tan predominante es en nuestra vida. De hecho, pruébalo tú mismo: pasa un día tomando nota de todas las fuentes de fructosa en tus alimentos y bebidas. Lee las etiquetas. Pregunta en los lugares donde compras tus productos. No es nada extraño que estemos documentando niveles cada vez más altos de ácido úrico, así como un aumento en la prevalencia de condiciones degenerativas en todos los segmentos de la sociedad.

Las leyes de la naturaleza que gobiernan y regulan cada aspecto de nuestra fisiología llevan milenios escritas en nuestro código para la vida. Parte de esa codificación nos ha llevado a la precaria situación en la que estamos hoy. Demos un salto al pasado.

Capítulo 2

La supervivencia del más gordo
Cómo los primates prehistóricos
nos codificaron con el gen de la gordura

*Nada en la biología tiene sentido más que
bajo la luz de la evolución.*

Theodosius Dobzhansky

Sue no era un dinosaurio feliz.* Todos sabemos que los T. rex
estaban entre los reptiles gigantes más feroces y más famosos que
rondaban por el planeta hace unos 66 o 68 millones de años. Eran
animales carnívoros, y el canibalismo no era algo ajeno a ellos. Al
igual que otros T. rex, Sue tenía extremidades superiores cortas y
probablemente también muy mal genio, y quizá era un poco más
nerviosa y temperamental que sus compañeros dinosaurios. Tenía
un buen motivo para ser muy gruñona, ya que los estudios de

---

* Sue, un esqueleto de tiranosaurio, se desenterró en 1990, en Dakota del Sur.
La historia de su descubrimiento y subsecuente adquisición es dramática por
sí sola, e incluye el encarcelamiento de un traficante de fósiles, la incautación
del FBI y las tropas de la Guardia Nacional, y una subasta en la que se vendió
por $8.3 millones de dólares, Sue Hendrickson, por quien se nombró al
dinosaurio, la encontró sobresaliendo de un montículo. Se ha convertido
en uno de los esqueletos de tiranosaurio más grandes y más completos
preservados en el mundo. Ahora reside en toda su fosilizada gloria en el
Museo Field de Historia Natural de Chicago.

sus huesos (bien podría haber sido un macho, pues no conocemos su sexo) dieron un extraordinario diagnóstico: gota.[1] Aun cuando los reptiles de hoy carecen de uricasa, es posible que esta condición no fuera común entre dinosaurios (y tiranosaurios en particular), pero sí presenta la cuestión de por qué este malestar data de tanto tiempo atrás.

Si bien nunca podremos dar un salto cuántico ni espiar a Sue y a su presa cretácea, los astrofísicos nos dicen que quizá podamos viajar hacia el futuro en algún momento. No puedo evitar preguntarme: ¿cómo se ve el humano del futuro? ¿Qué tanto podremos extender los límites de la longevidad? ¿A dónde nos llevará nuestro genoma? Obviamente no tengo las respuestas, pero si la historia nos dice algo, es que debemos aprender a respetar nuestro genoma, tanto sus poderes como sus debilidades. De hecho, es la lección más importante de todas. Por desgracia, hemos llegado a un momento crítico de nuestra evolución, el cual demanda que prestemos especial atención a esta lección si queremos continuar como especie y prosperar. Muchos de nosotros no respetamos nuestro genoma y tenemos bastantes enfermedades crónicas para demostrarlo. La desconexión entre nuestro genoma, establecido hace largo tiempo, y nuestro medio ambiente en el siglo XXI es lo que los científicos llaman una *disparidad evolucionaria / medioambiental*. Déjame explicarlo.

A pesar de los portentos y las maravillas tecnológicas de la modernidad seguimos teniendo un genoma de cazador-recolector. Es "ahorrador" en cuanto que está programado para engordarnos durante los momentos de abundancia. El genetista James Neel de la Universidad de Michigan propuso por primera vez la hipótesis del gen ahorrador en 1962 para ayudar a explicar por qué la diabetes tipo 2 tiene una base genética tan fuerte y deriva en los efectos negativos favorecidos por la selección natural (el título de su artículo científico lo dice todo: "Diabetes mellitus: ¿un genotipo 'ahorrador' que se volvió perjudicial por el progreso?").[2]

Se preguntaba por qué la evolución apoyaría un gen que causaba síntomas debilitantes, incluso durante los principales años reproductores, desde ceguera y cardiopatía, hasta fallo renal y muerte prematura. Eso no parece, al menos en la superficie, ser un buen augurio para el futuro de la especie. También se preguntaba qué cambios en el medio ambiente eran responsables por el incremento en los casos de diabetes tipo 2. Pues, de acuerdo con su teoría, ahora establecida, los genes que predisponen a las personas a la diabetes —genes ahorradores— fueron históricamente ventajosos. Son lo que encendió el interruptor de la grasa para ayudarnos a engordar rápidamente cuando había comida disponible, ya que los largos periodos de escasez eran una parte inevitable de la vida. Pero una vez que la sociedad moderna transformó nuestro acceso a la comida, los genes ahorradores, si bien seguían activos, ya no eran necesarios, esencialmente preparándonos para una hambruna que en estos días nunca se materializa.

La evolución humana tiene su propio marco de tiempo. Todavía no sabemos cómo acelerarla. Toma entre 40 000 y 70 000 años que haya cambios significativos en nuestro genoma humano colectivo, cambios que podrían incorporar alteraciones drásticas en nuestra dieta. Nuestros genes ahorradores innatos no están entrenados para ignorar la instrucción de guardar grasa. La mayor parte del genoma que nos define como humanos incluye genes elegidos durante la era paleolítica en África, un periodo que duró desde hace más o menos tres millones de años hasta hace unos 11 000, cuando se arraigó la revolución agrícola. (Estas cifras son un punto móvil: los arqueólogos continúan encontrando pistas en la cronología de nuestra evolución. La revolución agrícola se dio hace 10 o 12 000 años, así que 11 000 años se acerca bastante para efectos de lo que quiero decir.) Y 11 000 años comprende aproximadamente 366 generaciones humanas, las cuales a su vez abarcan sólo 0.5% de la historia del género *Homo*. Además, la Revolución Industrial y la era moderna, las cuales marcan el inicio del estilo de vida occidental, comprenden sólo siete y cuatro generaciones humanas, respectivamente. Este periodo de unos cuantos cientos de años quedó marcado por cambios rápidos y radicales en el estilo de vida y la alimentación, los cuales continúan, y causaron modificaciones sin precedentes en los hábitos de las personas, hábitos que llevaron a un aumento natural de los niveles de ácido úrico. La Revolución Industrial introdujo el uso extenso de aceites vegetales refinados, granos refinados y azúcar refinado, mientras que la era moderna nos dio la industria de la comida chatarra.

Nuestros hábitos alimentarios dieron un giro para mal particularmente devastador entre 1970 y 1990, cuando el consumo de jarabe de maíz de alta fructosa se infló a más de 1000%, un incremento que excedía por mucho los cambios en el consumo de cualquier otro ingrediente o grupo alimentario. Esta oleada corre a la par del aumento en obesidad y otras condiciones agravadas por el ácido úrico alto. En Estados Unidos, hoy en día, los productos lácteos, los cereales (sobre todo en su forma refinada), los azúcares refinados, los aceites vegetales refinados y el alcohol suman poco más de 72% del total de energía consumida a diario.[3] Estos tipos de alimentos contribuirían poca o ninguna energía a la dieta homínida preagrícola común. De hecho, la industria alimentaria que nos provee alimentos procesados ¡sólo ha existido un mísero 0.005% del tiempo que los humanos llevamos en este planeta! Todavía no nos hemos adaptado genéticamente para prosperar ante nuestra dieta y estilo de vida occidentales.

Si bien algunos de nosotros queremos creer que estamos sobrecargados con genes que promueven la generación y retención de grasa, lo que a su vez dificulta perder peso y mantener un peso adecuado, lo cierto es que *todos* cargamos genes ahorradores que encienden el interruptor de la grasa. Es parte de nuestra constitución humana, y durante casi toda nuestra existencia en este planeta nos ha mantenido con vida. Pero la disparidad evolutiva entre nuestra fisiología antigua y la dieta y el estilo de vida occidentales es la base de muchos padecimientos llamados "de civilización", incluyendo cardiopatía isquémica, obesidad, hipertensión, diabetes tipo 2, cánceres celulares, enfermedades autoinmunes y osteoporosis, raros o virtualmente ausentes entre los cazadores-recolectores y otras poblaciones no occidentalizadas (más al respecto en los siguientes párrafos).[4] Más adelante veremos los efectos cascada del estilo de vida moderno, desde avivar el fuego de la inflamación, hasta cambiar nuestro microbioma, el cual está relacionado con el metabolismo y la inmunidad. Incluso tenemos nueva evidencia de que los cambios adversos en el microbioma intestinal se relacionan directamente con el metabolismo de ácido úrico y las consecuencias de su acumulación en el cuerpo, aun en la ausencia de gota o problemas renales.

La idea de que el *Homo sapiens* se adapta mejor a un ambiente ancestral está reforzada por información que muestra que los cazadores-recolectores que viven hoy en día, así como otras poblaciones mínimamente afectadas por los hábitos modernos exhiben marcadores de salud superiores, mejor composición corporal y condición, comparados con las poblaciones industrializadas cuya dieta es rica en azúcares refinados y grasas no saludables.[5] Estos marcadores incluyen:

- Presión sanguínea saludablemente baja.
- Falta de asociación entre la presión sanguínea y la edad (una asociación común para el resto de nosotros).
- Excelente sensibilidad a la insulina, incluso entre individuos de mediana edad y mayores.
- Concentraciones menores de insulina en ayuno.
- Niveles menores de leptina en ayuno (las cuales controlan las señales de hambre).
- Menor índice de masa corporal.
- Menor proporción de cintura a altura (es decir, menos grasa abdominal).

- Menos medidas de pliegues de piel en tríceps (otro marcador de la grasa corporal).
- Mejor consumo máximo de oxígeno, o VO_2 max (un marcador de funcionalidad cardiopulmonar).
- Mejor agudeza visual.
- Mejores marcadores de salud ósea e índices bajos de fractura.

Así que, a diferencia de estas poblaciones no occidentalizadas, estamos intentando forzar a nuestro cuerpo a hablar un idioma que no ha aprendido; el deseo de operar en un mundo nuevo 2.0 con tecnología 1.0 está trabajando en nuestra contra. Y eso no quiere decir que nuestro genoma sea estúpido o primitivo. Es una maquinaria impresionante que puede hacer mucho por nosotros cuando aprendemos a usarla.

Había una vez...

Nuestra historia comienza hace 15 o 17 millones de años, durante la era miocena temprana o media, cuando el mundo se veía un poco distinto de como se ve hoy. Dos de los ecosistemas principales —los bosques de kelp y las praderas— apenas comenzaban a proliferar aquí en la Tierra mientras los continentes continuaban moviéndose hacia sus posiciones actuales. La Antártida quedó aislada, el Monte Everest se elevaba alto en Asia del Este conforme crecieron las montañas en el oeste de Norteamérica y Europa, y las placas africana y arábiga se unieron a la asiática, cerrando el paso del mar que antes separaba África y Asia. Los animales del mioceno eran bastante modernos, pues mamíferos y aves estaban muy establecidos, y surgieron y se diversificaron los primates. Los primeros primates evolucionaron de un ancestro común, los monos, probablemente en África oriental, alrededor de 26 millones de años atrás.[6] Esos primates caminaban en cuatro patas y, al igual que los monos, vivían en árboles, pero tenían cuerpos grandes, sin cola, y cráneos y cerebros más grandes. Era cuando África estaba llena de bosques de caducifolias y selvas tropicales, algo parecido a un paraíso, donde los primates comían principalmente fruta.[7]

Pero la Tierra pasaría por una disminución progresiva de la temperatura durante esta época, y se desplomaría hace 14 millones de años aproximadamente. Esto llevó a una glaciación que sirvió para formar el puente entre África y Europa. Como todos aprendimos en las clases de ciencia en la preparatoria, esto facilitó la migración de nuestros lejanos ancestros primates a Europa y Asia. El enfriamiento siguió y en algún punto se volvió una presión medioambiental poderosa, que favoreció la supervivencia entre quienes podían soportar periodos considerables de escasez calórica. Este proceso de "eliminación" fue lento; aconteció a lo largo de varios millones de años, puliendo la genética de los animales en el camino. Un cierto grupo de primates superó los retos y se convirtió en nuestro ancestro. Migraron finalmente de vuelta a África, plantando las semillas para los futuros humanos.

¿Su secreto para sobrevivir? Tenían una habilidad única para generar altos niveles de grasa corporal, así como conservar y guardar esa grasa, creando una reserva de energía calórica durante largos episodios de inseguridad alimentaria.[8] Como tal, se trató de la supervivencia del más gordo. Ahora bien, eso no implica que fueran forzosamente obesos o tuvieran sobrepeso, sino que habían desarrollado una predisposición genética a reservar calorías "por si acaso" con tal de sobrevivir con un peso normal y aferrarse a toda la energía extra que pudieran. Entre las mutaciones que se dieron para equipar a nuestros ancestros con esta capacidad de supervivencia surgida de los genes se encontraban tres que prácticamente eliminaban el gen para codificar una enzima uricasa funcional.[9] Como ya dije en el capítulo anterior, la uricasa es la enzima que descompone el ácido úrico. Es una enzima del hígado que convierte el ácido úrico en alantoína, la cual se excreta con mayor facilidad a través de los riñones dadas sus características de solubilidad en agua. Debo reiterar que las mutaciones que desactivaron los genes de uricasa nos sirvieron de maneras ventajosas hace millones de años, pero también nos quitaron algo: la capacidad de eliminar el ácido úrico del cuerpo e impedir los efectos secundarios resultantes de un exceso de la sustancia circulando por el torrente sanguíneo.

Para los humanos modernos, estas mutaciones están echando a perder la búsqueda del bienestar físico. Y por bienestar me refiero a todas las clases de bienestar, desde un peso sano y otros marcadores físicos, hasta la ausencia de enfermedad y trastornos metabólicos. Como tal, somos evolutivamente incompatibles con nuestro ambiente de hoy. Tomó quizá 50 millones de años que nuestros genes de uricasa mutaran a lo largo de varias iteraciones y alcanzaran el estado actual del genoma, pero todavía no tenemos el beneficio de otros 50 millones de años de evolución para forzar nuevas mutaciones y subsanar nuestro ambiente moderno.

La mutación de la uricasa: antes y ahora

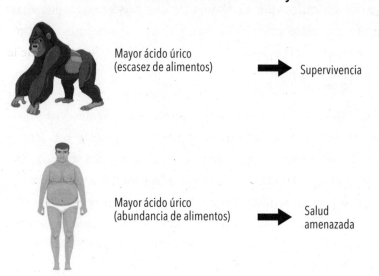

Mayor ácido úrico
(escasez de alimentos)   ➡ Supervivencia

Mayor ácido úrico
(abundancia de alimentos)   ➡ Salud
amenazada

La disparidad entre nuestro ambiente y nuestra evolución, que también es la premisa central del llamado movimiento paleo, me ha interesado casi toda la vida. De hecho, el 26 de marzo de 1971, cuando tenía 16 años, se publicó la siguiente carta en el *Miami Herald* como la "carta del día". Fue mi primera publicación.

Para el editor:

Después de pasar tres días y dos noches en las carreras de autos de Sebring, me preguntaba: "¿Podemos adaptarnos a este ambiente del futuro?".

Quizá nuestro cuerpo esté más acostumbrado al lozano suelo del bosque o a la suave arena de la playa donde los antiguos humanos vivieron largo tiempo.

No creo que dos semanas en las montañas o un sábado en la playa sea suficiente para mantener contento a este cuerpo, el cual evolucionó bajo condiciones menos extenuantes.

Tal vez el humano cambiará rápidamente en los siguientes siglos para adaptarse a las latas de cerveza, el cemento y el ruido ensordecedor. Cada una de nuestras generaciones está contribuyendo a la evolución de pulmones resistentes a la contaminación. Pero ¿qué hay de la gente de hoy, que sólo tiene la vieja maquinaria?

En las décadas posteriores a esta publicación hemos visto qué sucede cuando los humanos no se pueden adaptar lo suficientemente rápido para empatar ese eterno deseo que tenemos de "latas de cerveza, cemento y ruido ensordecedor". Estamos gordos, somos adictos al sedentarismo y a estar en interiores, y a sufrir los efectos adversos del estilo de vida moderno, ruidoso y en su mayoría urbano, que agrava nuestros niveles de estrés y entorpece nuestros hábitos de sueño.

TODAVÍA ESTAMOS ESCRIBIENDO LA HISTORIA DE NUESTRO ORIGEN

Nuestra comprensión de la historia del origen humano y nuestra evolución es una labor en curso. Gran parte de la historia ha cambiado desde que aprendí sobre los humanos primitivos en mi propia educación formal. Lo que no nos dimos cuenta sino hasta el siglo XXI, cuando se descubrió nueva evidencia fósil, fue que hubo por lo menos dos migraciones fuera de África, si no más, tan pronto como una serie de puentes de tierra comenzó a conectar África con Europa y Asia (Eurasia) hace unos 21 millones de años. Lo que quiere decir que las presiones para modificar los genes primarios para la enzima uricasa pudieron ocurrir fuera de África, sobre todo ya que la evidencia fósil sugiere que ciertos primates europeos viajaron a Asia y se volvieron los ancestros de gibones y orangutanes, mientras que otros volvieron a África y evolucionaron en los primates y humanos africanos. Hace siete millones de años ya no quedaban primates en Europa.

El defecto de la uricasa benefició a nuestros ancestros no sólo porque acolchó sus huesos con la grasa que tanto necesitaban para sobrevivir, sino porque el incremento en la presión sanguínea que ocurrió con la elevación del ácido úrico los ayudó todavía más a soportar periodos de deshidratación y escasez de sal. La sal, como es probable que sepas, puede llevar a la elevación de la presión sanguínea porque impide que los riñones eliminen agua del cuerpo de manera eficiente.* La sal es la forma como la naturaleza nos ayuda a conservar esa preciada agua. Pero cuando

---

* Considera que las palabras *sal* y *sodio* muchas veces se emplean alternativamente; sin embargo, en realidad el *sodio* hace referencia a un mineral, uno de los dos elementos químicos presentes en la sal, o cloruro de sodio, que es el compuesto en forma de cristales que esparcimos sobre los alimentos y añadimos a las recetas. Si dejamos de lado la semántica, no importa si hablamos de sodio o sal de mesa, porque ambos son lo mismo para la finalidad de este libro. El sodio es el ingrediente en la sal que tiene efectos en el cuerpo.

hay sequía, y no hay sal que nos ayude, el cuerpo necesita otra forma de sobrevivir.[10]

Nuestros ancestros convertían el azúcar de la fruta en grasa y, por medio de las acciones del ácido úrico, aumentaban simultáneamente la presión sanguínea para mantenerla normal (no demasiado baja). De hecho, el metabolismo de la fructosa también promueve la producción de *vasopresina*, la propia hormona que el cuerpo emplea para estimular la presión sanguínea y ayudar a los riñones a retener agua. Como se resumió bien en el *Journal of Internal Medicine*, en 2020: "Así, una de las funciones principales de la fructosa es retener líquidos estimulando la vasopresina, la cual reduce la pérdida de agua a través de los riñones a la par que estimula la producción de grasa y glicógeno como fuente de agua metabólica".[11] Es más, consumir fructosa también puede incrementar la sed, lo que actúa como un mecanismo más para estimular un incremento en el preciado contenido de líquidos.

Podrás ver hacia dónde me dirijo con este tren de pensamiento. No hay escasez de fructosa, sobre todo de la clase refinada, ni de sal en nuestro sustento diario. Pero nos faltan los genes de uricasa para mantenernos delgados y en forma en un mundo de abundancia. La plétora de calorías ricas en azúcar y sal en nuestra alimentación a lo largo del último siglo es la razón en particular de que los investigadores hayan registrado un aumento dramático en trastornos relacionados con la hiperuricemia, desde gota hasta condiciones cardiometabólicas que nos predisponen a otros problemas, como cáncer y demencia. Y el culpable alimentario número uno que grita desde la literatura científica es la fructosa.[12] La fructosa pudo haber sido el boleto hacia el bienestar hace eones, pero es la licencia para matar del cuerpo cuando su consumo está fuera de control.

De la fructosa al bienestar

Mientras que es bien conocido que consumir demasiada azúcar de cualquier clase nos puede engordar, ya que esas calorías extra se empacan en el tejido adiposo (graso), lo que no todo mundo comprende es el hecho de que el exceso de fructosa es particularmente dañino por su impacto en nuestras mitocondrias, los pequeños organelos en nuestras células que generan energía química en la forma de ATP (trifosfato de adenosina). Demasiada fructosa entorpece la producción de energía en las mitocondrias, y sólo esto puede provocar un resguardo de energía. Traducción: más grasa.

La fructosa es el endulzante de la naturaleza, se encuentra exclusivamente en la fruta y la miel de abeja; es el carbohidrato natural más dulce de todos, lo que probablemente explica por qué nos encanta tanto (y por qué los científicos pueden atribuir la prevalencia de la diabetes a nuestro romance con el azúcar).[13] Sin embargo, la mayoría de la fructosa que consumimos no es en la forma natural del azúcar en las frutas enteras. Una persona común consume un promedio de 17 cucharaditas (71.14 g) de azúcar añadida todos los días. (El término *azúcar añadida* se refiere a cualquier azúcar que se agrega a los alimentos y las bebidas durante su preparación o procesamiento que de lo contrario no tendrían esos alimentos o bebidas. El azúcar añadido puede provenir de sacarosa, dextrosa, azúcar de mesa, jarabe, miel de abeja y jugos de verduras o frutas concentrados.) Se traduce a más o menos 29 *kilogramos* de azúcar añadida al año por persona, de la cual gran parte viene en forma de fructosa altamente procesada, derivada del jarabe de maíz de alta fructosa.[14] El jarabe de maíz de alta fructosa, el cual encontramos en nuestros refrescos, jugos y muchos alimentos procesados tremendamente deliciosos, es además otra combinación de moléculas dominadas por la fructosa: alrededor de 55% fructosa, 42% glucosa y 3% otros carbohidratos. Uso la palabra *alrededor* porque algunos estudios han demostrado que el jarabe de maíz de alta fructosa puede contener mucha más fructosa que otras fórmulas; una preparación de jarabe de maíz de alta fructosa presenta 90% de fructosa (aunque no verás el porcentaje desglosado en la etiqueta).[15]

El jarabe de maíz de alta fructosa, o JMAF, cobró fama a finales de la década de 1970, cuando el precio del azúcar regular era alto, mientras que los precios del maíz eran bajos debido a los subsidios del gobierno de Estados Unidos (el JMAF se suele hacer del almidón de maíz genéticamente modificado). Alabado al principio como un "caso histórico de innovación", ha sido un caso histórico de ruina de la salud desde entonces.[16] Más tarde nos adentraremos en la biología de la fructosa con más detalle, así como en su relación con los niveles de ácido úrico, pero quiero prepararte desde ahora para esa parte del libro.

La fructosa muchas veces se promociona como el azúcar "seguro" o "más seguro" porque tiene el índice glucémico más bajo de todos los azúcares naturales, lo que implica que no dispara un pico directo de glucosa con la liberación reflexiva de insulina del páncreas. A diferencia de otros azúcares que entran de inmediato en la circulación y elevan los niveles de glucosa, la fructosa se maneja exclusivamente en el hígado. Si se combina con otras formas de azúcar, como sucede en el jarabe de maíz de alta fructosa, la glucosa termina en la circulación general y eleva los niveles de azúcar en la sangre, mientras que la fructosa se metaboliza en el hígado. Aunque la fructosa no tenga un efecto inmediato en los niveles de glucosa y de insulina, no te confundas: sus peligrosos efectos a largo plazo sobre estas cifras y tantos otros marcadores de salud metabólica son graves.[17]

Los hechos que comentaré en el siguiente capítulo están bien documentados: consumir fructosa se asocia con la tolerancia alterada a la glucosa, la resistencia a la insulina, lípidos en sangre elevados e hipertensión. Y ya que la fructosa no dispara la producción de insulina y leptina, dos hormonas clave para regular nuestro metabolismo, las dietas que contienen grandes cantidades de fructosa promueven la obesidad y sus repercusiones metabólicas. De hecho, nuestro consumo de fructosa cada vez está más implicado en el desarrollo de la epidemia de obesidad, y la fructosa está encabezando la lista de culpables, dejando atrás otras formas de azúcar.

Un vistazo a las zonas geográficas donde la tasa de obesidad es alta te dará una imagen vívida de la disparidad evolutiva de la era moderna. Y no son los lugares que podrías pensar. Los humanos más obesos y con sobrepeso del planeta viven en la Polinesia, una región inmensa conformada por más de 1 000 islas dispersas en la parte central y sur del océano Pacífico. Las revistas de viaje pueden publicitar este destino exótico como el paraíso del vacacionista, pero es el epicentro de las personas que viven con hipertensión, obesidad y diabetes.[18] Los polinesios también tienen una prevalencia inusualmente alta a la hiperuricemia y la gota. En ningún otro lugar del mundo es más impactante la disparidad evolutiva.

De acuerdo con la Organización Mundial de la Salud, más de la mitad de los residentes de las Islas Cook, por ejemplo, es obesa; los porcentajes de obesidad varían entre 35 y más de 50 a lo largo de las islas polinesias.[19] Y la diabetes es rampante: 47% de los habitantes de las Islas Marshall está diagnosticado. De acuerdo con el profesor Jonathan Shaw, del Instituto Baker para el Corazón y la Diabetes, en Australia, "se trata de una población con una predisposición genética y, cuando queda expuesta al estilo de vida occidental, el resultado es un alto índice de diabetes [...] Sin duda es ocasionado por la alta tasa de obesidad".[20] Y casi un cuarto de los polinesios tiene hiperuricemia hoy en día.

Históricamente, los polinesios son un grupo resistente que soportó largos viajes por mar. Pero en general tienen esos mismos genes ahorradores que les permitían sobrevivir migraciones en altamar, pero les dificulta vivir en el siglo XXI, cuando tienen acceso a comida barata, altamente calórica, procesada y rica en azúcar. Curiosamente, en los países de la Polinesia, como Fiji, donde existe una mezcla étnica (sólo poco más de la mitad de la población es indígena y casi todo el resto es de origen indio), el índice de obesidad es significativamente menor, en 36.4%. Un total de 40% de la población polinesia de casi 10 millones de personas tiene un diagnóstico de enfermedad no transmisible —por ejemplo, diabetes, cardiopatía e hipertensión—, lo que puede vincularse tanto con el caos crónico de la glucosa como con el ácido úrico elevado. De hecho, estas enfermedades por sí solas suman tres cuartas partes de todas las muertes en la zona, y entre 40 y 60% del total de gastos sanitarios.[21]

La preocupación por la salud de los isleños del Pacífico comenzó hace décadas. En 1960, médicos de lo que entonces se llamaba el Hospital Reina Isabel para Enfermedades Reumáticas, en Nueva Zelanda, comenzó a publicar artículos sobre el fuerte incremento en enfermedades metabólicas y niveles altos de ácido úrico entre el pueblo maorí del país.[22] Cuando los occidentales se toparon por primera vez con el pueblo maorí de Nueva Zelanda, prácticamente no había rastro de gota ni de obesidad siquiera entre la población nativa, incluso en un tiempo en que la gota prevalecía mucho en áreas del norte de Europa. No obstante, hacia mediados del siglo XX la gota hizo su aparición entre muchos de los habitantes de la cuenca del Pacífico. Un estudio de 1975 señaló que "la mitad de la población polinesia de Nueva Zelanda, Rarotonga, Puka Puka y las Islas Tokelau demostraron ser hiperuricémicos bajo estándares aceptados en Europa y Norteamérica, y la tasa de gota derivada llegaba a 10.2% entre los hombres maorí de 20 años y más". Los investigadores comentaron: "La tendencia hacia la hiperuricemia y la gota, por un lado, y hacia la obesidad, la diabetes mellitus, la hipertensión y los trastornos vasculares degenerativos asociados, por el otro, los cuales se manifiestan aparte en ciertos isleños del Pacífico polinesio, se presentan juntos en los pueblos maorí y samoano, lo que implica un problema conjunto de considerable importancia para la salud pública".[23]

Más recientemente, científicos de la Universidad de California en San Francisco, la Universidad del Sur de California y la Universidad de Pittsburgh documentaron la misma inquietud entre los nativos de Hawái con ancestros polinesios, cuyo riesgo de obesidad, diabetes tipo 2, enfermedades cardiovasculares y varios cánceres comunes es mucho mayor que para los europeo-americanos y los asiático-americanos que viven en las islas hawaianas.[24] Y la razón de ello es la misma: genes ahorradores fuertes que predisponen a la gente a tener ácido úrico elevado y sus efectos dominó frente al estilo de vida occidental abundante en calorías. Después de estudiar el ADN de 4000 nativos hawaianos este consorcio de epidemiólogos determinó que, por cada 10% de incremento en la cantidad de ADN que indicaba una herencia genética polinesia, había 8.6% más de riesgo de diabetes y 11% más de riesgo de fallo cardiaco. Como observó la doctora Verónica Hackethal, escribiendo para Medscape Medical News, "3000 años de migraciones a través del océano en la Polinesia pudieron haber aportado una ventaja selectiva para que una variante genética favoreciera la obesidad".[25] Y claro está, nos da una explicación sólida de por qué esta población tiene tal prevalencia de hiperuricemia.

Además de predisposiciones contundentes de los genes ahorradores a la hiperuricemia y la gota entre este singular grupo de personas, se han descubierto otras variantes genéticas que suman todavía más a la predisposición. Por ejemplo, las protecciones evolutivas contra la malaria, infección transmitida por mosquitos, pudieron haber llevado a cambios genéticos hace miles de años que ahora predisponen a las poblaciones a más hiperuricemia y gota. (Desde luego, el urato monosódico, formado a partir del ácido úrico, dispara una respuesta inflamatoria muy fuerte. Durante el proceso patológico causado por el parásito de la malaria, se libera urato.) En otras palabras, los niveles elevados de ácido úrico pudieron "ser seleccionados" por cambios evolutivos para aumentar la tasa de supervivencia de los humanos con esta variante en su composición genética que habitaban regiones donde la malaria era endémica.[26] De nueva cuenta, se trata de ajustes que se hacen bajo la presión de sobrevivir.

Los fundamentos genéticos de la obesidad y otros trastornos metabólicos no suelen comentarse en la medicina, o por lo menos se minimizan. En la mayoría de las personas obesas, por ejemplo, no se puede identificar ninguna causa genética, y tampoco se han encontrado muchos genes directamente relacionados con la obesidad. En estudios que han identificado partes de nuestro genoma asociado con la obesidad, su contribución total a la variación del IMC (índice de masa corporal) y del peso corporal se estima en menos de 2%, lo que sugiere que las influencias medioambientales son más importantes que los factores genéticos. Sí existen las condiciones excepcionales para la obesidad promovidas por la genética, como el síndrome Prader-Willi. No sólo involucra alteraciones hormonales que retrasan la pubertad y provocan hambre insaciable y constante, sino que conlleva problemas conductuales, discapacidad intelectual y corta estatura.

Si dejamos de lado las condiciones altamente inusuales como el síndrome Prader-Willi, el cambio dramático en las tendencias de salud entre los isleños del Pacífico en el último medio siglo demuestran que las variantes genéticas pueden abrir camino hacia problemas metabólicos de ninguna manera relacionados con un "defecto" genético. Se trata de un mecanismo de supervivencia establecido hace mucho, el cual se enfrentó al estilo de vida de los siglos XX y XXI con consecuencias desastrosas. Cuando los científicos sondearon más esta tendencia perturbadora, descubrieron que, para los polinesios, estar afectados por genes ahorradores dominantes y dietas modernas abundantes en purinas y fructosa es similar a un "genocidio alimentario".[27]

La *hiperuricemia del Pacífico* ahora es un término estándar en la literatura médica. Y creo que es seguro decir que todos sufrimos ahora de hiperuricemia del Pacífico hasta cierto grado. La literatura médica señala a los isleños del Pacífico y a los caucásicos como los pueblos más susceptibles a la hiperuricemia y la gota. Incluso si no tienes ancestros de las islas del Pacífico, es probable que poseas los genes adecuados para un recolector, no para un glotón. Y tus niveles de ácido úrico pueden ayudarte a contar la historia. Ahora, esto no quiere decir que el ácido úrico alto causa obesidad por sí solo, pero es una parte importante en un cuadro metabólico intrincado que se debe tomar en cuenta. Abajo encontrarás una gráfica adaptada de estudios recientes, que muestra los paralelos entre los niveles elevados de ácido úrico y el incremento del IMC y de la circunferencia de la cintura.[28]

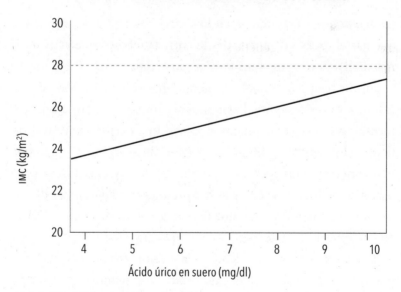

Cómo se relaciona el ácido úrico con el IMC

Adaptado de Nurshad Ali *et al.*, *PLOS ONE*, 1° de noviembre, 2018.

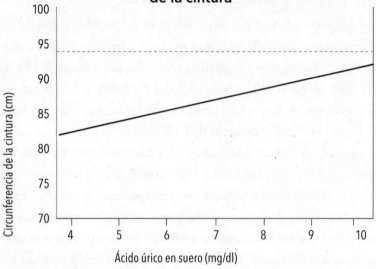

Cómo se relaciona el ácido úrico con la circunferencia de la cintura

Adaptado de Nurshad Ali *et al.*, *PLOS ONE*, 1° de noviembre, 2018.

Guardar grasa *vs.* quemar grasa

La mayoría nos sentimos atraídos hacia cosas que nos ayudan a quemar el exceso de grasa, desde entrenamientos que activan el metabolismo y los tiempos ideales para comer, hasta simplemente dormir bien por la noche (y si no sabes cómo el sueño quema calorías, ya verás cuando lleguemos al capítulo 5). Pero probablemente no es del conocimiento general que existen mecanismos dentro de nuestra fisiología para determinar de un momento a otro si necesitamos generar y guardar grasa, o quemarla, es decir, usarla como fuente de energía. Importantes investigaciones de los últimos años han revelado que tenemos el control sobre la forma en que nuestro metabolismo lidia con la grasa.

El estudio del metabolismo de la grasa podría llenar un libro por sí solo, pero aquí quiero destacar unos cuantos aspectos de la fisiología humana que son centrales para el tema a tratar. En particular, vamos a guiarnos por una molécula en el cuerpo de la quizá nunca hayas escuchado: AMPK, abreviatura de "proteína quinasa activada por monofosfato de adenosina". Esta joya no sólo representa un papel al determinar si guardamos o quemamos grasa, sino que también influye mucho en cómo envejecemos. Lo escuchaste bien: la AMPK actúa como la navaja suiza del cuerpo. Es una herramienta multipropósito que nos ayuda a ejecutar tareas importantes, tareas que nos pueden llevar a volvernos viejos y gordos, o permanecer jóvenes y delgados.

Los biólogos consideran la AMPK una enzima antienvejecimiento que, cuando se activa, promueve y ayuda a la limpieza celular del cuerpo, así como su equilibrio energético, ya sea que estés quemando o guardando grasa. No quiero ahondar demasiado en el tema, pero la AMPK, cuando se activa, básicamente le dice a tu cuerpo que "la caza es buena", es decir, que la comida es abundante y, por ende, no hay necesidad de generar y acumular grasa, ni de incrementar la producción de glucosa. Tu metabolismo cambia de guardar grasa a quemarla, creando una máquina delgada y optimizada para cazar. Y cuando la comida es abundante, la AMPK ayuda al cuerpo a reducir su producción de glucosa. La metformina, el popular medicamento para la diabetes, se aprovecha por completo de este mecanismo al estimular directamente la AMPK, bajando los niveles de glucosa. Esta activación explica por qué las personas que la toman —o que estimulan la AMPK al hacer ejercicio o tomar berberina— muchas veces experimentan el "efecto secundario" de reservas reducidas de grasa abdominal.

Como leerás más adelante en el libro, diversas estrategias pueden ayudar a activar la AMPK sin la necesidad de recurrir a medicamentos; en especial, ciertos alimentos y suplementos, el ejercicio e incluso el ayuno intermitente (también llamado ventanas de alimentación restringida). Y mientras que, por supuesto, es deseable seguir fortaleciendo la actividad de la AMPK, lo que no quieres es activar demasiado a su gemela malvada, la AMPD2, abreviatura de desaminasa de monofosfato de adenosina 2. También es una enzima, pero tiene un efecto opuesto: reduce la quema de grasa y aumenta su reserva. Básicamente, la forma como nuestro cuerpo se ocupa de la grasa está regulada por ambas enzimas y, hasta un grado relevante, el ácido úrico es el que determina cuál se activa. Los niveles altos de ácido úrico impulsan la activación de la AMPD2 y reducen o silencian la AMPK.

En un estudio de 2015 realizado con animales que hibernan y desarrollan hígados grasos cuando están activos durante el verano, y que cambian hacia una modalidad de quema de grasa durante los inviernos que pasan dormidos, los investigadores descubrieron que la acumulación de grasa en las células del hígado podía atribuirse a la activación de la AMPD2 y la reducción de la actividad de la AMPK.[29] Los animales que hibernan alternan entre activar la AMPD2 para almacenar grasa cuando se preparan para la hibernación y activar la AMPK para quemar grasa cuando están dormidos. Y el ácido úrico es el que provoca ese cambio.

En un estudio similar los mismos investigadores descubrieron que, cuando las ratas recibían sacarosa, una fuente de fructosa, los animales desarrollaban hígado graso, como era de esperarse.[30] Pero si se activaba la AMPK al darles a las ratas metformina, no se daba la acumulación de grasa en el hígado. De nueva cuenta, el ácido úrico determina qué secuencia se sigue, ya sea para producir grasa o para quemarla. En específico, cuando el cuerpo descompone las purinas y la fructosa, la AMP (monofosfato de adenosina) se encuentra entre las múltiples moléculas producidas en una larga cadena de reacciones, y ésta enciende la producción de ácido úrico, el producto final de este metabolismo. La producción de AMP implica que se está consumiendo energía, y este sistema le dice a nuestro cuerpo que necesitamos conservar energía para generar y guardar grasa. Así es como el ambiente (la carencia de comida) dirige la orquesta. Y, como reveló por primera vez este estudio en particular, el ácido úrico al final de esa secuencia biológica inhibe directamente la AMPK mientras que enciende la AMPD2.

El estudio señala además que la fructosa es particularmente culpable de promover los actos de la AMPD2.

En el siguiente capítulo llevaremos este conocimiento un paso más allá mientras te muestro cómo y por qué la fructosa es tan dañina. Por ahora, ten en mente que el consumo de fructosa y el nivel de ácido úrico resultante tienen todo que ver con que tu cuerpo active la AMPK o la AMPD2. El nivel de ácido úrico actúa como una clase de señal de tránsito en una intersección importante, diciéndole a tu cuerpo que acumule o queme grasa. De manera muy literal, nuestro control sobre el metabolismo empieza y termina con nuestra comprensión del ácido úrico. Ya que el ácido úrico tiene un papel principal en determinar si empacamos kilos para el invierno que viene, debemos aprender a controlar nuestras cifras y al fin alcanzar muchas de nuestras metas de salud.

Compartir el planeta: El ácido úrico y la salud intestinal

Durante milenios los humanos y otras criaturas vivas han compartido más que una evolución única a partir de los antepasados prehistóricos. También hemos coevolucionado con colonias de microbios que hora conforman el colectivo de nuestro microbioma. En mi libro *Alimenta tu cerebro* cubrí a profundidad la ciencia referente al microbioma, y te invito a que lo leas y aprendas más al respecto. El programa LUV está diseñado para cultivar un microbioma sano, y también está vinculado con controlar el ácido úrico. Pero antes de que nos adentremos en esa conexión, quiero presentar un poco de información básica sobre tu microbioma.

Las bacterias intestinales son clave para nuestra supervivencia. Existen en lo que llamamos un microbioma intestinal y desempeñan un papel en muchas funciones fisiológicas: fabrican neurotransmisores y vitaminas que no podríamos producir de otra manera, promueven el funcionamiento gastrointestinal normal, proveen protección de infecciones, regulan el metabolismo y la absorción de alimento, y ayudan a controlar la glucosa. Incluso intervienen en si tenemos sobrepeso o estamos delgados, si nos sentimos hambrientos o saciados. Tu microbioma es un conjunto, el cual engloba microbios que viven en muchas partes dentro y sobre tu cuerpo (piensa en la piel), que es exclusivo tuyo. Aunque sí existen patrones en los microbiomas de las personas que viven en ambientes similares, los microbiomas individuales son como huellas dactilares personales: no hay dos iguales.

Dado que la salud de tu microbioma es un factor para la función de tu sistema inmunológico y tus niveles de inflamación, esas bacterias bien podrían ser un factor en tu riesgo de desarrollar enfermedades tan diversas como depresión, obesidad, trastornos intestinales, diabetes, esclerosis múltiple, asma, autismo, enfermedad de Alzheimer, enfermedad de Parkinson e incluso cáncer. Las bacterias también ayudan a controlar la permeabilidad del intestino, la integridad de tu pared intestinal, la cual actúa como salvaguarda entre tú y el mundo exterior, lleno de potenciales amenazas para la salud. Una ruptura en la pared intestinal (llamado intestino permeable) permite que toxinas de los alimentos y otros patógenos pasen hacia el torrente sanguíneo, disparando una respuesta inmunológica agresiva y muchas veces prolongada. Los componentes de bacterias como los lipopolisacáridos, o LPS, también pueden pasar a través de un intestino permeable y encender la inflamación. Varias cepas de bacterias intestinales buenas necesitan de los LPS por protección y para mantener su estructura, pero los LPS no deberían cruzar hacia el torrente sanguíneo; se trata de una endotoxina nociva (los LPS se emplean tradicionalmente en los experimentos de laboratorio para crear una inflamación instantánea en animales, incluyendo humanos). De hecho, medir los LPS en la sangre es una forma de detectar el intestino permeable, porque no se supone que estén ahí. En mi campo, ahora se considera que los LPS tienen un papel central en las enfermedades neurodegenerativas. Y sorpresa: el ácido úrico está conectado con la salud intestinal y si los LPS terminan o no en tu torrente sanguíneo.

Cualquier vulneración de la pared intestinal afecta la salud y el funcionamiento no sólo del intestino, sino de otros órganos y tejidos, incluyendo el sistema esquelético, la piel, los riñones, el páncreas, el hígado y el cerebro. ¿Qué papel tiene el ácido úrico en esto? Resulta que los intestinos excretan en gran medida el ácido úrico del cuerpo. Como tal, nuestros intestinos están expuestos al ácido úrico, y las elevaciones pueden alterar la composición de las bacterias intestinales, favoreciendo las cepas proinflamatorias. Las elevaciones también promueven el deterioro de la pared intestinal, pavimentando aún más el camino hacia la inflamación sistémica. No es de extrañar que los investigadores ahora documenten una fuerte asociación entre la hiperuricemia, la disfunción de la barrera intestinal y los trastornos inmunológicos.[31]

En estudios innovadores que aprovechan el poder de la tecnología CRISPR, la cual permite a los científicos "editar" el ADN de ratones para que tengan niveles anormalmente altos de ácido úrico, los ratones suelen desarrollar microbiomas enfermos, con bacterias proinflamatorias dominantes y claras señales de una pared intestinal comprometida. La relación entre el ácido úrico elevado y los cambios en las bacterias intestinales es tan profunda, que los investigadores ahora realizan trasplantes de microbios fecales (TMF) en escenarios de investigación para ver si podría constituir un tratamiento para la gota aguda y recurrente. Los trasplantes de microbios fecales involucran tomar una muestra del microbioma de un donador físicamente sano a través de sus heces y dárselo a un paciente enfermo después de filtrarlo. Hasta ahora, los experimentos en humanos han revelado que los TMF llevan a una reducción significativa del ácido úrico inmediatamente después del tratamiento, y disminuyen la frecuencia y la duración de los ataques agudos de gota. Es curioso que después del tratamiento de TMF, las medidas de la endotoxina LPS disminuyeron.

Lo que me intriga todavía más es que los estudios se refieran a las bacterias nocivas relacionadas con el ácido úrico elevado como "bacterias de gota". En una de las primeras exploraciones de su clase, los investigadores identificaron 17 bacterias asociadas con la gota y pudieron predecir diagnósticos de gota con cerca de 90% de precisión sólo con observar las bacterias intestinales.[32] Y no es de sorprender que hayan descubierto que las bacterias en los intestinos de pacientes de gota fueran muy similares a las de personas con diabetes tipo 2 y otras características del síndrome metabólico.

Todas esas condiciones tienen similitudes subyacentes, y el ácido úrico es una hebra fuerte en el tapete de nuestra biología que ya no podemos descuidar. Entre más pronto bajemos el ácido a niveles saludables y apoyemos la fortaleza y la función de nuestro microbioma intestinal, más rápido nos abriremos paso hacia una mejor salud. Te ayudaré a hacerlo en la segunda parte. Por ahora, vayamos a un encuentro más íntimo y personal con el azúcar que por tanto tiempo ha mantenido una "agenda oculta".

Capítulo 3

La falacia de la fructosa
Cómo el ácido úrico amplifica la amenaza

*Quien sea descuidado con la verdad en cuestiones
menores no es de confianza en asuntos mayores.*
ALBERT EINSTEIN

Cuando Joanna cumplió 50 años, se regaló una visita a un spa médico equipado con tecnología de punta y médicos *in situ* especializados en ayudar a personas a crear planes personalizados para optimizar su salud y, al parecer, su longevidad. Después de años de luchar para mantener el control de condiciones molestas, entre ellas presión alta, prediabetes y 27 kilogramos de sobrepeso, había llegado a un punto donde se dijo a sí misma: "Ya es suficiente". Ninguno de sus médicos de cabecera le aportaba ningún consejo útil fuera del mismo de siempre: "Sólo fíjate en lo que comes y trata de hacer más ejercicio". Y nadie nunca siquiera habló del síndrome metabólico con ella, una condición que seguramente sufría, pero no le habían diagnosticado oficialmente.

A pesar de que su médico general la instó a probar fármacos para manejar su glucosa y su hipertensión, Joanna se resistía a tomar medicamentos, esperando alcanzar su meta por medio de cambios en el estilo de vida. Pero sin importar qué intentara, desde dietas populares hasta campamentos de entrenamiento torturantes, nada servía. Hasta que conoció a un médico visionario en el spa, quien la diagnosticó con síndrome metabólico y le hizo una simple pregunta: "¿Cuánta fructosa consumes?"

Joanna no sabía cómo responder eso. Su mente de inmediato se fue hacia la fruta, de la cual admitió que quizá no comía lo suficiente. Luego pensó en su amor por el refresco y otras bebidas endulzadas hechas con jarabe de maíz de alta fructosa. Las bebidas azucaradas eran la debilidad principal en su alimentación, que en general era bastante buena. Cuando el doctor hizo algunos análisis básicos para corroborar su sospecha —que podía marcar por lo menos tres de las cinco casillas de la lista de síntomas del síndrome metabólico (página 53)—, descubrió que cumplía con los cinco criterios de la condición. Incluso sus lípidos en sangre, tanto los niveles de triglicéridos como de colesterol, indicaban problemas inquietantes sobre su metabolismo. En un giro crucial, también notó que su nivel de ácido úrico era alto. Además, los análisis revelaron que su tiroides era hipoactiva, lo que después supo que podía haber exacerbado el ácido úrico elevado. Dado que las hormonas tiroideas ayudan a regular la función renal y el metabolismo, cuando hay un desequilibrio en estas hormonas, el ácido úrico no se excreta adecuadamente a través de los riñones y se acumula en la sangre. La cifra de proteína C reactiva de Joanna, una medida de inflamación sistémica, era también anormalmente alta.

Luego tuvo una larga conversación con el médico sobre ácido úrico y su conexión con muchas cuestiones metabólicas que a su vez influyen en condiciones tan diversas como cardiopatía, demencia, obesidad y cáncer. No se había enterado de la relación tan cercana entre el ácido úrico y el síndrome metabólico, y estaba ansiosa por aprender más. En el centro de la conversación se encontraba un impactante enfoque en la relación secreta entre la fructosa y el ácido úrico. Joanna sabía que la fructosa no era ningún angelito de la salud ni ganaba premios por ser saludable, y como muchas otras personas asumía que podía consumirla con moderación. Pero lo que este doctor le compartió volteó de cabeza mucho de lo que ella sabía. Pronto se dio cuenta de que no tenía idea de lo que en verdad era la fructosa y hasta qué grado estaba arruinando su salud. Fue como si Joanna estuviera escuchando una novela policiaca del asesino oculto de su cuerpo. Así como desconocía la inesperada relación entre el ácido úrico y el síndrome metabólico, jamás había escuchado del papel conspiratorio del ácido úrico en los efectos dañinos de la fructosa. Joanna escuchó atenta cada palabra del médico, y después de seguir su sencillo protocolo para disminuir su ácido úrico y equilibrar su glucosa, su salud se transformó en cuestión de meses.

Mi esperanza es que tu salud también se transforme, ya que el programa que explicaré en la segunda parte reproduce el que siguió Joanna para mejorar sus malestares y finalmente llevar un control de su peso. Sin embargo, antes de entrar en esos detalles, necesitamos cubrir algunas clases más de ciencia, empezando con el enemigo público número uno: la fructosa. La historia del vínculo entre la glucosa y el ácido úrico elevado es todo menos dulce.

Noticias falsas sobre la fructosa

Quizá te acuerdes de haber visto encantadores anuncios a principios de la década de 2010, pagados por la Asociación de Refinadores de Maíz, que promovían la seguridad del jarabe de maíz de alta fructosa. La campaña publicitaria fue un intento por detener el marcado descenso en el consumo de JMAF y frenar la percepción negativa que se había formado en la mente de muchos de los consumidores. En un comercial de televisión que realmente agitó el avispero, un padre caminaba con su hija a través de un maizal y decía que estaba más tranquilo ahora que los expertos decían que el jarabe de maíz de alta fructosa era lo mismo que el azúcar de caña. "Tu cuerpo no los diferencia —decía—. El azúcar es azúcar."[1]

Eso no le sentó nada bien a la Cooperativa Azucarera del Oeste y otros procesadores de azúcar, quienes demandaron a la Asociación de Refinadores de Maíz, la empresa Archer Daniels Midland y la corporación Cargill por falsa publicidad, entre otras denuncias. (Archer Daniels Midland y Cargill son corporaciones globales de alimentos que procesan, entre muchas otras cosas, maíz para el JMAF.) Pidieron 1.5 mil millones de dólares por daños, lo que provocó que los refinadores contrademandaran por 530 millones. La principal queja de los refinadores de maíz era que los procesadores de azúcar estaban difundiendo información equivocada sobre el JMAF. El 3 de noviembre de 2015 comenzó un juicio con jurado.[2]

La guerra entre los azucareros y los refinadores de maíz es feroz como ninguna, con miles de millones de dólares en juego. La demanda reveló qué tan desagradable es la rivalidad competitiva en la industria multimillonaria de los endulzantes y el extremo al que cada lado es capaz de llegar para ganar presencia en el mercado vendiendo sus productos dulces. Sacó a la luz cientos de páginas secretas de correos electrónicos corporativos y documentos estratégicos, donde se exponía por completo el cabildeo, la presión, la decepción, la difamación y el alarmismo que se da tras bambalinas. Durante años antes del juicio los refinadores de maíz hicieron todo lo posible por cambiar la narrativa creciente en su contra, llegando al grado de pedirle a la Administración de Alimentos y Medicamentos (FDA, por sus siglas en inglés) que les dejara llamar al JMAF "azúcar de maíz" para que sonara más natural. La FDA bloqueó su intento en 2012.

En un intento de apagar las inquietudes de que consumir JMAF lleva a consecuencias de salud peores que consumir azúcar de mesa refinada, la Asociación de Refinadores de Maíz gastó alrededor de 10 millones de dólares a lo largo de cuatro años para ayudar a financiar investigaciones dirigidas por el doctor James M. Rippe, un cardiólogo de Massachusetts que sacó una serie de estudios retando la aseveración de que hubiera alguna consecuencia de salud en particular asociada con el endulzante a base de maíz.[3] El doctor Rippe también recibió un atractivo anticipo de 41 000 dólares al mes de parte del grupo comercial para enviar artículos de opinión a periódicos locales con regularidad, en los que decía que el jarabe de maíz de alta fructosa no era más peligroso que el azúcar. Si te suena un poco indecoroso, me parece que es más siniestro que eso.

Si bien no es inusual el apoyo corporativo para las investigaciones sobre productos, cuando se trata de ingredientes y productos que afectan de manera significativa la salud de la gente creo que las reglas deberían ser diferentes. ¿Por qué, por ejemplo, escucharías a un científico pagado por la industria del tabaco decirte que fumar con moderación es totalmente seguro? No lo harías. Es absurdo. Pero sucede con mucha frecuencia en el mundo turbio y autopromotor de la industria de alimentos y bebidas, en la que todas las empresas se están disputando tu dinero. Las compañías también se dan de codazos por la atención de conglomerados de alimentos que necesitan endulzantes para preparar sus propios productos. Tampoco ayuda que los estudios donde se afirma que la relación entre los endulzantes (azúcares añadidos) y el aumento de peso y la diabetes es débil, en general están financiados por la industria del azúcar y la industria de las bebidas.[4]

Diez días después de haber iniciado el juicio del azúcar *versus* el jarabe de maíz de alta fructosa se negoció una tregua y ambas partes llegaron a un acuerdo confidencial. Curiosamente, la declaración conjunta sobre el acuerdo fue neutral sobre cuál es "más sano", si el azúcar o el JMAF. Cada bando simplemente prometió fomentar el "consumo sano y seguro de sus productos".[5]

Sacarosa *vs.* fructosa: ¿cuál es la diferencia?

Si te hicieran un examen sobre la ciencia del azúcar en el cuerpo, sospecho que te equivocarías en muchas preguntas. El azúcar en los alimentos procesados puede disfrazarse con una larga lista de nombres (por ejemplo, jugo de caña evaporado, sólidos de jugo de caña, cristales de jugo de caña y más), y te daré un acordeón con todos ellos en la segunda parte. Por ahora, enfoquémonos principalmente en la fructosa, porque difiere de otros tipos de azúcar y tiene una relación íntima con el ácido úrico.

La glucosa y la fructosa puras, los *mono*sacáridos, son las formas más simples de azúcar, mientras que la sacarosa —la cosa blanca granulada que también conocemos como azúcar de mesa— es una combinación de glucosa y fructosa, que se convierte así en un *di*sacárido (dos moléculas unidas). Después de ingerirla, la sacarosa se degrada en el intestino delgado por la enzima sacarasa, la cual libera fructosa y glucosa, que entonces se absorben.

Como ya mencioné antes, la fructosa se encuentra de manera natural en la fruta y la miel de abeja, así como en el agave y en muchas verduras, incluyendo el brócoli, las alcachofas, los espárragos y el okra. Pero rara vez tenemos una sobredosis de fructosa pura por fuentes naturales; los alimentos enteros, sin procesar, sólo contienen fructosa en pequeñas cantidades, y esa fructosa se absorbe lentamente ante la presencia de fibra. Así que, en términos generales, consumir estos alimentos no incrementa los niveles de ácido úrico. Es más, muchas frutas contienen nutrientes y otras moléculas que contrarrestan o compensan las elevaciones potenciales de ácido úrico, como potasio, flavonoles, fibra y vitamina C (ascorbato), y esta última incluso tiene el poder de bajar el ácido úrico mientras estimula su excreción. Beber fructosa líquida en la forma de jugo de fruta o de otras bebidas endulzadas con fructosa no es lo mismo que comer, digamos, una dosis equivalente de esa fructosa de verduras y frutas enteras, ricas en fibra. Y cuando te tomas de un trago una bebida que tiene fructosa, probablemente estás bebiendo demasiada en un periodo corto de tiempo. Esto promueve efectos metabólicos dramáticos que no quieres experimentar. No necesariamente los sentirás de inmediato, pero como dicen, el cuerpo lleva la cuenta.

En la primera década del siglo XX una persona promedio comía alrededor de 15 gramos de fructosa al día (el equivalente de una pieza entera de fruta o una taza de moras azules); hemos casi cuadruplicado ese consumo hoy por encima de 55 gramos, la mayoría de fuentes no naturales, sobre todo, jarabe de maíz de alta fructosa.[6] Sí, que quede claro: a pesar del marketing, no hay nada natural en el JMAF. Nuestro consumo de fructosa en promedio suma más de 13 cucharaditas al día y constituye casi 10% de nuestro consumo de energía diario.[7] Es uno de los ingredientes principales en los refrescos, los bizcochos, los postres y varios alimentos procesados. El azúcar en la gran mayoría de los refrescos es por lo menos 58% de fructosa, y el azúcar en los tres refrescos más populares (Coca-Cola, Sprite y Pepsi) puede contener hasta 65% de fructosa.[8] Como explicaré en breve, la fructosa envía un mensaje urgente a tu cuerpo a través del metabolito ácido úrico: "¡¡¡Crea y guarda toda la grasa que puedas!!!" No me extraña que los osos se atasquen de alimentos repletos de fructosa cuando se preparan para la hibernación. Necesitan crear tanta grasa como sea posible para poder sobrevivir el invierno y llegar a la siguiente primavera.

Aunque los cálculos sí varían y puede ser difícil estimar definitivamente las cifras reales, el consenso actual es que una persona común consume 94 gramos de endulzantes añadidos al día, cuatro veces el límite sugerido por los lineamientos establecidos por la Oficina de Prevención de Enfermedades y Promoción de la Salud (ODPHP, por sus siglas en inglés), parte del Departamento de Salud y Servicios Humanos de Estados Unidos.[9] Sin embargo, no hay necesidad de añadir azúcares y no existe ningún beneficio nutricional que se derive de su uso. Es más, los lineamientos están muy desactualizados. Junto con las recomendaciones de la ODPHP, las que ofrecen organizaciones como la Asociación Americana del Corazón y la Asociación Americana de la Diabetes se quedaron muy atrás en las investigaciones. Y no conozco a ningún médico experto que diga que todos tenemos una relación sana con el azúcar.

Va a tomar tiempo para que la tormenta de información científica que está demostrando los males ocasionados por las bebidas endulzadas cambie los lineamientos de salud en la medicina moderna. Y la parte que tiene el ácido úrico en esta historia probablemente eludirá el radar de la mayoría de los doctores durante más tiempo. En un amplio metaanálisis de más de 154 000 personas, el cual se comentó en el *British Medical Journal* en 2019, pero que nunca llegó a los grandes medios, los investigadores demostraron una poderosa relación entre el consumo de bebidas azucaradas, el ácido úrico elevado y la gota.[10] Las personas que tomaban más bebidas azucaradas eran más de dos veces propensas a experimentar gota que las que tomaban la menor cantidad de bebidas azucaradas. Y el consumo de jugo de fruta también incrementa el riesgo de gota. Es importante señalar que no hubo asociación entre el consumo de frutas enteras y la gota. Esto será un factor a considerar en mis recomendaciones alimentarias más adelante.

Aunque las bebidas endulzadas y los jugos de fruta son los principales culpables de la sobredosis de fructosa, la gente que sólo toma agua también puede llenarse de fructosa a través de salsas, aderezos, mermeladas, jaleas, botanas, helados, galletas, cereales, dulces, yogurts endulzados, sopas, panes comerciales (por ejemplo, panquecitos, galletas, bizcochos y pasteles), y muchos otros alimentos procesados. Encuentra el camino, sobre todo a través de esas salsas y condimentos, hacia la comida rápida, como hamburguesas, sándwiches de pollo y pizza. Incluso se añade a la aspirina para que el medicamento amargo sepa mejor. Como dije, el JMAF está en todas partes.

> "Es muy sencillo, en este país subsidiamos el jarabe de maíz de alta fructosa, pero no las zanahorias."
>
> MICHAEL POLLAN,
> *El dilema del omnívoro*

Contrario a lo que te diga la industria del maíz, la fructosa y la glucosa no son hermanas con efectos biológicos iguales. La fructosa es más bien la gemela malvada de la glucosa: cuando comes glucosa, tu cuerpo la utiliza para producir energía; pero cuando comes fructosa, promueve cambios en el cuerpo que favorecen la reserva de energía en forma de grasa. En pocas palabras, la glucosa es el azúcar involucrado en la producción de energía; la fructosa es el azúcar involucrado en el resguardo de energía. Una vez que comprendas cómo se metaboliza la fructosa refinada en el cuerpo, verás que se trata de la peor azúcar. Y como estás a punto de descubrir, no es la "alternativa más segura" ante otros azúcares, a pesar de lo que hayan dicho las personas de más confianza (incluyendo médicos) de la industria alimentaria. La fructosa es el asesino oculto del siglo XXI, tanto como lo fueron el tabaco y la margarina en el siglo XX. Y el ácido úrico, su producto metabólico final, hace el trabajo sucio.

Aunque no se digiera ni se metabolice de la misma forma que otros azúcares, como describe mi colega el endocrinólogo Robert

Lustig, la fructosa es como "el alcohol sin el efecto".[11] Un especialista en trastornos hormonales pediátricos y experto líder en obesidad infantil, el doctor Lustig, también llama a la fructosa "un principal contribuidor de las enfermedades humanas", y saca paralelismos entre los efectos nocivos de la fructosa y las reverberaciones del alcohol en el cuerpo.

Cuando comparas el consumo excesivo de alcohol con la fructosa surgen muchas similitudes: ambos promueven los mismos efectos tóxicos dependientes de la dosis y provocan hipertensión, resistencia a la insulina, lípidos no saludables en la sangre y enfermedad de hígado graso. Al igual que el alcohol, la fructosa induce cambios en la capacidad de señalización de energía del sistema nervioso central a través de la estimulación directa de nuestra "secuencia hedónica" innata, así como la estimulación indirecta de nuestra "secuencia de hambre".

Déjame bajar un poco la velocidad. Primero, nuestra secuencia hedónica (del placer) se caracteriza por el impulso de comer para obtener placer cuando no necesitamos realmente la energía, por lo menos de manera fisiológica. Todos sabemos lo que es tener hambre hedónica, ver algo delicioso y de inmediato querer devorarlo por puro placer, aun cuando no sentimos hambre físicamente. De hecho, hay sistemas de recompensa en el cerebro establecidas para inducir sensaciones de gratificación después de pasar un bocado de un empalagoso pastel de chocolate. Y me imagino que ahora mismo probablemente estás pensando qué tan tentador podría ser ese exquisito pastel. Tal vez se te hizo agua la boca. Es tu cerebro hedónico intentando tomar el control. Por otra parte, la secuencia del hambre se caracteriza por los procesos que describí, donde sentimos la necesidad de comer porque nuestro cuerpo piensa que nos estamos muriendo de hambre, ¡cuando no es así!

La fructosa es particularmente engañosa en la secuencia de hambre porque desarma las señales de hambre y fracasa en hacernos sentir llenos. Como resultado, seguimos atascándonos de comida; sin duda un tipo de "alimentación inconsciente". En la presencia de la fructosa, el cuerpo entra en una modalidad de retención de grasa y hace todo lo posible para autopreservarse bajo la falsa creencia de que está famélico. Mientras tanto, la insulina no puede trabajar de manera eficaz, lo que afecta todavía más la empresa entera promoviendo la inflamación (más al respecto abajo). La combinación de activar ambas secuencias, la hedónica y la del hambre, resulta en un círculo vicioso de comer en exceso, y tú sabes lo que eso significa: aumento de peso, problemas con la presión sanguínea y la glucosa, y todos los efectos derivados que seguramente le seguirán.

La fuente más grande de fructosa comercial a nivel mundial no es la fruta ni la miel: es el azúcar de mesa derivado de la caña de azúcar y los betabeles. El azúcar de mesa se procesó por primera vez en Nueva Guinea y en el subcontinente indio; era un producto raro y caro que se introdujo en Europa a través de Venecia, Italia, y otros puertos comerciales durante la Edad Media. Los bioquímicos Richard O. Marshall y Earl R. Kooi introdujeron por vez primera el jarabe de maíz de alta fructosa que domina hoy en día en 1957, en la Estación de Experimentación Agrícola de la Universidad Estatal de Oklahoma, después de crear una enzima que reacomodó químicamente la composición de la glucosa en jarabe de maíz y la convirtió en fructosa.[12] Alrededor de una década después empezó a penetrar a un paso constante en nuestra dieta porque es más dulce y más barato de producir que el azúcar de mesa, y así reemplazó cada vez más a la sacarosa de mayor precio. Desde 1970, más o menos, los fabricantes empezaron a añadir jarabe de maíz de alta fructosa a sus productos, y en 1984 tanto Coca-Cola como Pepsi anunciaron que cambiarían la sacarosa de sus refrescos por JMAF.

Hacia finales de la década de 1970 el JMAF ya estaba en todas partes y era difícil de evadir. Su consumo en Estados Unidos pasó de cero en 1970 a unos impactantes 27 kilogramos por persona al año, en 2000, lo que representa la mitad de todo el consumo anual de azúcar de cada persona.[13] Los estudios epidemiológicos a largo plazo ahora muestran que el aumento concomitante de la obesidad y la diabetes desde los años 70 se puede vincular con el dramático auge en el consumo de JMAF.[14]

Durante esta progresividad meteórica en la ingesta de fructosa ha habido una disminución paralela en el consumo de grasas saludables después de que el Departamento de Agricultura de Estados Unidos, la Asociación Médica Americana y la Asociación Americana del Corazón desaconsejaran erróneamente cambiar el consumo de todas las grasas en favor de los carbohidratos. La locura baja en grasa que se adueñó del mundo alimentario en Occidente favoreció demasiados carbohidratos refinados y azucarados, en lugar de grasas y proteínas saludables. Claro está, esas grasas y proteínas saludables son lo que nos hace sentir satisfechos. Y como verás más adelante, ciertas grasas, como las omega-3, pueden contrarrestar o compensar algunos de los efectos negativos de consumir demasiada azúcar, concretamente la fructosa.

El porcentaje de grasa en las dietas de las personas ha caído de 40 a 30% en los últimos 25 años, mientras que el porcentaje de carbohidratos subió de 40 a 55%, todo lo cual coincide con la explosión de la epidemia de obesidad.[15] Notablemente, apenas hace poco comenzamos a comprender que una de las formas fundamentales en que la fructosa amenaza nuestra salud es a través de —sí, adivinaste— subir el ácido úrico. El ácido úrico es el eslabón perdido entre el consumo de fructosa y la enfermedad. Es lo que separa a la fructosa de todos los demás azúcares.

Ahora, mientras te acerco más a la comprensión del comportamiento de la fructosa en el cuerpo y su relación clandestina con el ácido úrico, podrías empezar a ver la glucosa como un héroe. Tampoco te compres eso. La glucosa tiene un papel en nuestra vida que se relaciona con la energía celular, pero su molécula también se debe manejar con mucha delicadeza. Al igual que muchas moléculas (y fármacos) en el cuerpo, puede ser un aliado o un veneno dependiendo de su cantidad, y debemos establecer una relación sana con ella y controlar sus niveles para obtener una salud óptima.

La incidencia de diabetes tipo 2 es 20% mayor en países con fácil acceso al JMAF que en países donde no es tan disponible.[16] Y para el año 2030, 7.7% de la población mundial será diabética.[17]

El metabolismo de la fructosa y la sobrecarga de ácido úrico

La bioquímica del metabolismo de la fructosa es compleja e involucra muchas moléculas con largos trabalenguas de nombre. Pero esto es lo que necesitas saber. Primero, la fructosa se absorbe desde el tracto gastrointestinal por medio de un mecanismo distinto al que procesa la glucosa. Como sabes, la glucosa estimula la liberación de insulina del páncreas, pero la fructosa no. Y este simple hecho es justamente lo que les ha dado licencia a las campañas de publicidad para afirmar que, como la fructosa no estimula una respuesta de insulina, se puede considerar un azúcar "más seguro". Sin embargo, al margen de lo que nos quiere hacer creer ese astuto marketing, los efectos del consumo elevado de fructosa son devastadores en lo referente a la insulina, y el ácido úrico tiene un papel protagónico en esa devastación.

En su estructura, la fructosa y la glucosa se ven casi idénticas, con la excepción de un par de enlaces químicos. Pero estas variaciones al parecer pequeñas hacen toda la diferencia del mundo. Cuando la enzima glucocinasa metaboliza la glucosa, el paso inicial en el proceso (fosforilación de la glucosa) se regula con cuidado, y las cifras de la molécula de energía más importante en el cuerpo —el trifosfato de adenosina (ATP)— se conservan firmemente en la célula. Éste no es el caso cuando se trata de la fructosa. Al consumir fructosa, se absorbe rápidamente hacia el torrente sanguíneo y se desvía hacia el hígado para su metabolismo. Dentro de las células hepáticas, la enzima fructoquinasa empieza a trabajar y a consumir ATP.

¿Te diste cuenta de ese último dato crucial? Ya que este proceso *usa* ATP, implica que el metabolismo de fructosa *agota* los recursos energéticos. En lugar de ayudar a generar la preciada energía, se la *roba*. Y consume ATP sin regulación, como si nadie estuviera en los controles. Si una célula ve demasiada fructosa, sus niveles de ATP pueden desplomarse 40 o 50%.[18] Mientras tanto, el efecto subsecuente del bandidaje de la fructosa no es sólo la disfunción mitocondrial, sino una rápida elevación del nivel de ácido úrico en el torrente sanguíneo. Al drenar la energía en las células, la fructosa provoca una señal de alarma que grita: "¡Nos estamos quedando sin energía!" Lo que inmediatamente obliga al cuerpo a cambiar de velocidad y entrar en la modalidad de conservación de energía: el metabolismo se desacelera para reducir el gasto de energía en reposo (es decir, quemas menos grasa), y cualquier caloría que entra seguramente se irá a la reserva (es decir, se añade a tu grasa).

Si miramos esta cascada más de cerca, agregaré que, mientras la fructosa circula a lo largo de varios pasos en su metabolismo, el ATP se convierte en la molécula que mencioné en el capítulo anterior AMP (monofosfato de adenosina), y por último genera ácido úrico como producto final en esta complicada cadena de eventos. Sobreviene un ciclo que se perpetúa a sí mismo (lo que técnicamente se llama *potenciación de la retroalimentación*) porque el alto nivel de ácido úrico estimula más la fructoquinasa.[19]

Como un vendedor de droga, el ácido úrico elevado mantiene la fructoquinasa en un estado activado, manteniendo el proceso entero, el cual entonces exacerba la merma de energía y la disfunción mitocondrial, fomenta la inflamación y el estrés oxidativo, eleva la presión sanguínea, aumenta la resistencia a la insulina y promueve la producción de grasa corporal, todas las cosas que te servirían si fueras un cazador-recolector en tiempos de escasez alimentaria.[20] Pero en el mundo en que nos encontramos, ¿quién lo necesita? Además, como señal de supervivencia, la fructosa dispara el hambre y la sed, empujándote todavía más a comer; pero al hacerlo, estás desviando esa energía potencial hacia su forma de acumulación más eficiente: la grasa.

Por lo general existen mecanismos fisiológicos en los que los productos finales de reacciones biológicas ayudan a apagar los procesos que amenazan con saturarse o que ya no son necesarios. Se denomina un sistema de retroalimentación negativa: los productos finales llegan a un punto máximo en volumen y ayudan a detener su creación. No sucede lo mismo con los productos metabólicos de la fructosa. La fructoquinasa no tiene sistema de retroalimentación negativa, sigue presionando el botón para crear ácido úrico. Por ende, el metabolismo continuo de la fructosa acaba con la energía y bombea ácido úrico dañino a nivel celular. Este sistema fuera de control pudo haber funcionado bien para nuestros ancestros en tiempos de carestía, y sigue funcionando para los mamíferos que van a migrar o hibernar, pero es la máxima paradoja moderna: nuestros mecanismos de supervivencia innatos nos están matando.

> El consumo de fructosa se conecta a fondo con nuestra programación de ADN: nuestros genes cargan la pistola y nuestro medio ambiente jala el gatillo.

Suceden muchas cosas en el hígado cuando la fructosa aparece para su metabolismo. Además de agotar la energía, provoca *lipogénesis*, un proceso que produce grasa en el hígado. Lo leíste bien: el metabolismo de la fructosa en el hígado lleva directamente a la producción de grasa, en particular la formación de triglicéridos, el tipo más común de grasa en el cuerpo. Cuando se encuentran en grandes concentraciones en la sangre, los triglicéridos son uno de los principales factores de riesgo de eventos cardiovasculares, como ataques cardiacos y cardiopatía isquémica. Desde hace mucho, los niveles elevados de triglicéridos se han etiquetado como un sello distintivo del consumo de carbohidratos en exceso, pero ahora sabemos qué carbohidrato es el principal agresor. En un artículo de revisión de 2017, "Chronic Fructose Ingestion as a Major Health Concern", la doctora Amy J. Bidwell, profesora de nutrición de la Universidad Estatal de Nueva York en Oswego, lo dijo claramente: "El aspecto más perjudicial de la fructosa es su capacidad de convertirse en ácidos grasos dentro de los hepatocitos [células del hígado]".[21]

Otra conclusión fundamental: la propia acumulación de grasa en las células del hígado provoca un caos por comprometer directamente la capacidad de la insulina de hacer su trabajo y guardar glucosa. Es más, la generación de ácido úrico por el metabolismo de fructosa también provoca estrés oxidativo en los islotes pancreáticos, pequeñas islas de células en el páncreas que producen insulina. Entonces, si bien es cierto que la fructosa no eleva directamente la insulina, al final incrementa la resistencia a la insulina por la puerta trasera del hígado con ayuda del ácido úrico. Es así como la fructosa —y el ácido úrico alto— está vinculada con el desarrollo de la diabetes y otros trastornos metabólicos. El ácido úrico no es meramente un subproducto, es un instigador de reacciones con efectos dañinos en el metabolismo y, a su vez, en el cuerpo entero.

Me parece vergonzoso que la fructosa se haya publicitado alguna vez como un azúcar bueno y seguro para los diabéticos bajo la idea equívoca de que no intervenía en el flujo de insulina ni elevaba la glucosa. Esta noción entra en conflicto directo con la ciencia. La fructosa actúa de manera furtiva por su comportamiento en el hígado. Su metabolismo particular, el cual culmina en la generación de niveles elevados de ácido úrico, resulta en una constelación de malas consecuencias: carencia de energía, producción de grasa y disfunciones del sistema insulínico del cuerpo. Todo esto termina por provocar inflamación sistémica y estrés oxidativo. Otro golpe biológico.

En uno de los estudios más reveladores que señalaron el problema con la fructosa en oposición a la glucosa, un grupo de científicos de un amplio conjunto de instituciones, entre ellas la Universidad de California en Berkeley, les dio a los voluntarios bebidas endulzadas con glucosa y endulzadas con fructosa que proveían 25% de sus calorías durante un periodo de 10 semanas.[22] Ambos grupos subieron de peso, pero el grupo de la fructosa tenía un nivel mucho mayor de tejido adiposo visceral (grasa abdominal). Sabemos que los niveles altos de grasa abdominal —la peor clase de grasa corporal que podemos tener en exceso— se correlaciona con un incremento en la inflamación, un incremento en la resistencia a la insulina y ciertas condiciones como la diabetes tipo 2, la enfermedad de Alzheimer y la cardiopatía isquémica. El estudio demostró que, de forma crucial, el grupo de fructosa experimentó una elevación tremenda de triglicéridos y más producción de grasa en sus células hepáticas, lo que se relaciona directamente con la resistencia a la insulina. Además, una variedad de marcadores de riesgo cardiovascular también subió en el grupo de la fructosa. En otro estudio similar, realizado para medir el efecto metabólico de 10 semanas de consumo de bebidas endulzadas con fructosa en las mujeres, los resultados fueron una copia: incrementos dramáticos de triglicéridos, incrementos dramáticos en los niveles de glucosa en ayuno y resistencia a la insulina comprometida.[23]

Dados los efectos promotores de grasa que tiene el ácido úrico como resultado directo del metabolismo de la fructosa, puedes ver ahora que no se trata de un testigo inocente.[24] Bien podría ser uno de los principales sospechosos, parado frente al cuerpo del delito, en estos eventos biológicos adversos. Para colmo de males, la descomposición de la fructosa en el hígado genera más que sólo ácido úrico alto y los componentes necesarios para la síntesis de triglicéridos, también genera los materiales estructurales para la producción de glucosa. En esencia, estimula la producción de glucosa en el hígado y, al hacerlo, abre la llave para liberar insulina del páncreas mientras esa glucosa se va hacia la circulación. Es un círculo vicioso, como puedes ver. Para vincularlo todo ve el diagrama siguiente.

Los efectos de la fructosa en el hígado

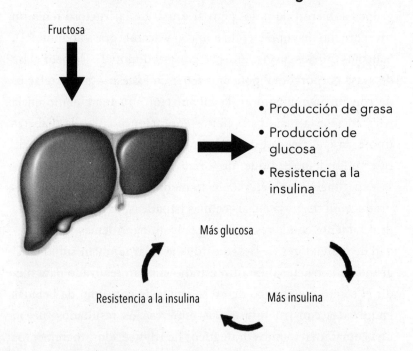

Fructosa

- Producción de grasa
- Producción de glucosa
- Resistencia a la insulina

Más glucosa

Resistencia a la insulina

Más insulina

Tales hallazgos han alarmado a los médicos en mi campo, quienes estudian los factores de riesgo de la enfermedad de Alzheimer, haciendo que reconsideren los efectos de la fructosa en el cerebro. Ellos llaman a la fructosa "una bomba de tiempo potencial" para el riesgo de demencia, y yo no podría estar más de acuerdo.[25] Y de nueva cuenta, las investigaciones han documentado la mano del ácido úrico en ese riesgo. Los científicos que han hecho sonar la alarma, con base en la Universidad de Cambridge y la Universidad de Londres, en Reino Unido, escribieron: "La asociación entre un alto consumo de fructosa y el incremento en el riesgo de deterioro cognitivo también podría estar mediado por la elevación de los niveles de AU [ácido úrico] en plasma provocados por una ingesta excesiva de fructosa". En su disruptivo artículo, el subtítulo "Fructosa y demencia: una potencial bomba de tiempo" causó revuelo en la comunidad médica.

Los autores del artículo continúan explicando que un nivel elevado de ácido úrico es clara evidencia de que hay mayor actividad de una enzima con efectos derivados adversos, incluido un incremento en los radicales libres y una disminución de la síntesis de óxido de nitrógeno (NO). Recordarás del capítulo anterior que el NO es esencial para la salud vascular. También es clave para la salud del cerebro, donde se involucra de manera directa en la transmisión de mensajes y la formación de recuerdos. Como explicaré a detalle en el siguiente capítulo, ya que la insulina requiere óxido de nitrógeno para estimular la absorción de glucosa en el cuerpo *y el cerebro*, la hiperuricemia inducida por la fructosa tiene tanto papeles directos como indirectos en el síndrome metabólico, un factor de riesgo enorme para la disfunción cerebral. Por tanto, tenemos un vínculo más entre los niveles de ácido úrico y el riesgo de deterioro cognitivo, una relación demostrada en abundantes estudios.

La fructosa secuestra la señal de hambre, manteniendo encendida la producción de ácido úrico

Una de las diferencias más malinterpretadas entre la glucosa y la fructosa es el efecto que tienen en el apetito. Y es aquí donde la fructosa de nueva cuenta toma la delantera como la más insidiosa. Las dos hormonas que rigen nuestras sensaciones de hambre y saciedad son la grelina y la leptina. En pocas palabras, la grelina ("Avanza") dispara el hambre, mientras que la leptina ("Detente") induce una sensación de saciedad. El estómago secreta grelina cuando está vacío; envía un mensaje a tu cerebro de que necesitas comer. Por el contrario, cuando tu estómago está repleto, las células adiposas liberan leptina para decirle a tu cerebro que deje de comer. En un trascendental estudio publicado en 2004, al cual he hecho referencia en numerosas ocasiones en el pasado, se demostró que personas con 18% menos leptina experimentaban un aumento de 28% de grelina, el cual se traduce en 24% de incremento del apetito, lo que promueve el consumo de alimentos densos en calorías, ricos en carbohidratos, sobre todo dulces, botanas saladas y alimentos almidonados.[26] El estudio, dirigido por investigadores de la Universidad de Chicago, estuvo entre los primeros en exhibir el poder del sueño en la regulación de nuestras hormonas del apetito, ya que estos cambios impactantes en la leptina y la grelina simplemente eran resultado de la privación del sueño: los participantes dormían cuatro horas cada noche y durante sólo dos noches consecutivas. Como verás más adelante, se trata de una de las razones por las que tener suficiente descanso es un componente importante de nuestro programa.

Sin duda, es ideal tener ambas hormonas equilibradas y en concordancia con las verdaderas necesidades energéticas de tu cuerpo para que no comas de menos ni de más. Ahora, aquí es donde entra la fructosa: a diferencia de la glucosa, a la cual responden estas hormonas, la fructosa reduce la leptina y entorpece la supresión de la grelina.[27] En otras palabras, la fructosa impide que llegues a tener una sensación de saciedad mientras consumes alimentos. El resultado: mayor apetito, comer más y un incremento en la resistencia a la leptina. Engañas a tu cuerpo para que piense que se encuentra en la secuencia de inanición. He escrito mucho sobre el tema, pero para los lectores que no estén familiarizados con la resistencia a la leptina, daré un resumen rápido.

La leptina y la insulina tienen mucho en común, aunque tienden a antagonizarse una a la otra. Ambas son moléculas proinflamatorias. La leptina es una citocina inflamatoria además de que tiene un papel muy importante en los procesos inflamatorios del cuerpo. Controla la creación de otras moléculas inflamatorias en el tejido adiposo a lo largo de tu cuerpo. Y ayuda a explicar por qué las personas obesas y con sobrepeso son susceptibles de tener problemas inflamatorios, incluyendo los que incrementan sustancialmente el riesgo de enfermedades cronicodegenerativas en cada parte del cuerpo, de la cabeza a los pies. Tanto la leptina como la insulina son las mandamases en la cadena de mando del cuerpo, así que los desequilibrios tienden a caer en picada y armar un caos en casi todos los sistemas del cuerpo, más allá de los controlados directamente por estas hormonas.

Es más, la leptina y la insulina reciben una influencia negativa por cosas similares, desde la privación del sueño hasta la sobrecarga de azúcar refinado. Entre más procesado sea el azúcar —la fructosa encabeza la lista negra—, más desajustados estarán los niveles sanos de insulina y leptina. Así como el continuo abuso de los sistemas de bombeo de insulina y equilibrio de glucosa en el cuerpo en algún momento conducirán a la resistencia a la insulina, el abuso continuo de la señalización de leptina hará lo mismo. Cuando el cuerpo está sobrecargado y abrumado por sustancias que provocan oleadas continuas de leptina, sus receptores dejarán de escuchar el mensaje: empiezan a apagarse y te vuelves resistente a la leptina. Dicho de otra manera, entregan el control y te quedas con un cuerpo vulnerable a la enfermedad y futuras disfunciones. Así que, incluso si tu leptina está elevada, no enviará una señal al cerebro de que estás lleno y puedes dejar de comer. Y si no puedes controlar tu apetito, entonces te encuentras en un riesgo mucho más grande de desarrollar síndrome metabólico, lo que te deja expuesto a otros trastornos.

Los estudios también han demostrado que tener los triglicéridos elevados —los cuales, como ya sabes, son señal de demasiada fructosa en la dieta— provoca resistencia a la leptina. De hecho, se ha documentado ampliamente la fuerte relación entre la fructosa y la resistencia a la leptina. Como indica un grupo de investigadores: "Dado que la insulina y la leptina, y posiblemente la grelina, funcionan como señales clave para el sistema nervioso central en la regulación a largo plazo del equilibrio energético, la disminución de leptina e insulina circulantes, y el aumento en las concentraciones de grelina [...] podrían llevar a un mayor consumo calórico y finalmente contribuir al aumento de peso y la obesidad durante el consumo crónico de dietas ricas en fructosa".[28]

En un estudio de 2018 que exploró dichas conexiones en animales de laboratorio, los investigadores documentaron efectos sorprendentes cuando forzaron a las ratas a generar fructosa en su cuerpo.[29] Pudieron hacerlo activando una conocida vía de la glucosa a la fructosa usando sal en la alimentación de los animales. El resultado: resistencia a la leptina y obesidad en las ratas. Meditémoslo un momento. Si los investigadores pudieron detonar la producción interna de fructosa usando una dieta con abundante sal, quiere decir que demasiada sal alimentaria podría finalmente contribuir a una horda de condiciones en las personas, desde hipertensión hasta hígado graso. En el capítulo 5 veremos cómo la sal tiene el potencial de disparar la producción de ácido úrico, provocando la conversión de glucosa en el cuerpo en su gemela malvada, la fructosa. Llámalo el intercambio del azúcar. Es parcialmente por lo que las dietas con abundante sal se asocian con obesidad y el desarrollo de la diabetes, entre otros padecimientos metabólicos. Es bastante claro y aterrador: más sal → más fructosa → peor resistencia a la leptina → comer de más y exceso de apetito → obesidad → resistencia a la insulina → hígado graso.

No es una cadena reactiva deseable.

Uno de los primeros estudios que demostró el papel del ácido úrico en el síndrome metabólico inducido por fructosa data del trabajo pionero realizado con ratas en 2005.[30] Fue cuando un consorcio de investigadores alimentó a un grupo de ratas con una dieta rica en fructosa, registraron los resultados fisiológicos y luego experimentaron con medicamentos para disminuir el ácido úrico en otro grupo de ratas. En los animales alimentados con fructosa sin medicamentos para controlar el ácido úrico, los resultados claramente mostraron los efectos que tuvo el ácido úrico en su desarrollo de las características principales de síndrome metabólico (insulina elevada, triglicéridos altos e hipertensión). Pero en el conjunto de ratas tratadas con un medicamento para controlar su ácido úrico, adivina qué: no hubo cambios cuantificables de esos marcadores metabólicos.

Estudios similares realizados con humanos para observar los efectos del consumo excesivo de fructosa en la presión sanguínea también señalan el papel protagónico del ácido úrico en propulsar alarmantes cambios adversos.[31] ¿Cómo sabemos que el ácido úrico tiene un papel prominente? Porque, cuando el ácido úrico queda bloqueado de manera artificial con un medicamento, los efectos de la fructosa en la presión sanguínea son mucho menores en comparación.

Efecto de bloquear el ácido úrico en hombres con una dieta rica en fructosa

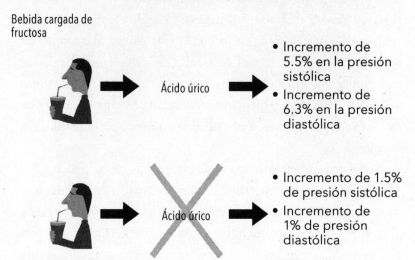

Bebida cargada de fructosa

Ácido úrico

- Incremento de 5.5% en la presión sistólica
- Incremento de 6.3% en la presión diastólica

Ácido úrico

- Incremento de 1.5% de presión sistólica
- Incremento de 1% de presión diastólica

La trama se complica con otro estudio realizado en 2017, el cual muestra que el JMAF afecta la señalización de dopamina en el cerebro.[32] Aunque ya sabemos por estudios con humanos y con animales que cualquier alteración en la señalización de dopamina puede llevar a una compulsión por comer y a la obesidad, el estudio documentó cómo el JMAF provoca desregulación metabólica y cambios en la señalización de dopamina *en la ausencia de obesidad*. Los autores advirtieron que una señalización reducida de dopamina por el JMAF podía promover una ingesta compulsiva, una adicción a la comida y, a la larga, obesidad. En otras palabras, al consumir JMAF incluso con un peso sano, estás cruzando las puertas que llevan al caos en tu metabolismo y en tu peso.

Hallazgos como estos me hacen pensar en otros trastornos relacionados con la dopamina, como el trastorno por déficit de atención e hiperactividad (TDAH), el cual afecta ya a por lo menos 10% de los niños en Estados Unidos entre las edades de 4 y 17 años.[33] Son alrededor de 5.4 millones de niños, y más de la mitad está tomando un medicamento para ello.[34] ¿Qué pasaría si redujeran su consumo de azúcar, sobre todo su ingesta de JMAF? ¿Extraña acaso que el incremento paralelo de obesidad y TDAH esté asociado con el consumo crónico de azúcar? Otro estudio, realizado por las escuelas de Medicina de Yale, Princeton, la Universidad de Florida y la Universidad de Colorado, conectaron aún más los puntos: una reducción en la actividad de la dopamina señala un incremento de ácido úrico.[35] El equipo de científicos sugirió que el ácido úrico puede disminuir la cantidad de receptores de dopamina, volviendo así menos eficaz a la dopamina. Descubrieron que los niños con TDAH tienen cifras de ácido úrico en sangre más altas que los niños sin TDAH. Aunque la conexión entre el consumo de azúcar y los problemas de comportamiento como el TDAH se han estado describiendo desde hace mucho en la literatura y se discuten ya de una manera anecdótica, hasta hace poco no conocíamos la relación entre la señalización de dopamina y los niveles de ácido úrico. Y aun cuando los investigadores documentaron un vínculo entre el ácido úrico elevado y los síntomas de hiperactividad en niños normales en otros sentidos desde 1989, claramente se necesitó mucho tiempo para que otros escucharan los murmullos y se siguiera explorando la investigación.[36]

Mi esperanza es que este conocimiento nos haga atender dichos trastornos, los cuales afectan cada vez más a nuestra juventud, por medio de medicina del estilo de vida, no fármacos. No es coincidencia que, si bien usualmente se discute el TDAH en referencia a los niños, casi 10 millones de adultos en Estados Unidos también lidian con esta condición. Para ellos, la solución bien podría ser la misma: menos azúcar. Estudios recientes dirigidos por los Institutos Nacionales de Salud también han registrado una elevación de ácido úrico entre personas con impulsividad, incluso manifestaciones leves de TDAH y condiciones extremas como trastorno bipolar.[37] Curiosamente, en un estudio experimental con ludópatas, las concentraciones de ácido úrico subían mientras los apostadores jugaban por dinero, pero no cuando jugaban con fichas ¡sin apostar![38]

> Un impactante 43% de los videos más populares que suben *influencers* entre las edades de 3 y 14 años promueven comida y bebida, y más de 90% de estos productos son comida chatarra no saludable, incluyendo comida rápida, dulces y refrescos.[39] La comida saludable o sin marca sólo aparece en un escaso 3% de los videos.

Respecto a los niños, quiero decir unas cuantas palabras sobre el consumo de fructosa y lo que estamos empezando a notar en adolescentes. Este grupo demográfico consume más fructosa que cualquier otro grupo etario, pero sólo en los últimos años se ha considerado para el estudio de factores de riesgo de enfermedades. Los resultados son preocupantes: así como en los adultos, se documentó que el consumo elevado de fructosa en niños se asocia con varios marcadores conocidos por incrementar el riesgo de enfermedad cardiovascular y diabetes tipo 2, y parece que estas relaciones giran en torno a la obesidad visceral o exceso de grasa abdominal.[40] No creo que sea sorpresa para nadie que estudio estas correlaciones dentro del contexto de los índices disparados de síndrome metabólico entre los jóvenes. Aunque nos gusta pensar que los adolescentes están a salvo de alguna manera, o protegidos de los estragos de una alimentación azucarada y deficiente, y que en algún momento "se les pasará" su afición por el azúcar (y perderán el sobrepeso resultante), creo que se trata de una forma gravemente ignorante de pensar. Los estamos encaminando hacia una horda de dificultades de salud en la edad adulta y programándolos para vivir con condiciones crónicas. Además, estas agresiones a edades tan tempranas sientan las bases para cáncer, demencias y muerte prematura.

Cambiemos la historia y veamos la identidad biológica del ácido úrico

Tengo experiencia personal con los esfuerzos que hace la industria azucarera por promover el azúcar como una amenaza menor para la salud de lo que en realidad es. En 2018 aparecí en varios programas de televisión de Estados Unidos para promover la reedición de *Cerebro de pan* cinco años después de su publicación original. En un programa mañanero popular que no voy a nombrar, empezaron a cuestionar mis palabras sustentadas con hechos sobre las amenazas que presenta el consumo de azúcar para la salud casi en el momento que empezó la conversación. Los productores llegaron al grado de obtener una declaración de la Asociación Azucarera: "Es mejor disfrutar el azúcar con moderación y décadas de investigación apoyan este dato". Yo mantuve mi postura, determinado a contradecir esta patente desinformación. Por reflejo hice referencia a lo absurdo que es creerle a la industria azucarera, así como no debimos creer en la industria del tabaco décadas atrás, cuando nos dijo que fumar era sano. Desafortunadamente los entrevistadores no entendieron el punto.

En 2021, junto con la doctora egresada de Stanford e investigadora Casey Means, coescribí una carta abierta para el recién inaugurado presidente Joe Biden en *MedPage Today*, un destino confiable en línea para personas de la industria médica y lectores que quieren seguir las noticias clínicas de publicaciones científicas. Se tituló "La amarga verdad de los lineamientos sobre el azúcar del USDA".[41] Señalamos el notorio desfase: "Las recomendaciones sobre azúcares añadidos en los lineamientos alimentarios del USDA de 2020-2025 —publicados bajo la administración de Trump— obedecen a la industria azucarera, la industria de alimentos procesados y el dinero. Estas recomendaciones hacen caso omiso de la ciencia y seguirán provocando un daño significativo a niños y adultos estadounidenses, con desafortunadas ramificaciones sanitarias y financieras en años venideros". Exhortamos al gobierno a reducir los lineamientos del Departamento de Agricultura sobre la cuota de azúcares añadidos a menos de 6% del total de calorías de su actual nivel de 10%, y darles a las personas la oportunidad de tener una buena salud.

Reducir el consumo de azúcar es esencial para mejorar la salud y la productividad de todas las personas. En especial señalamos a la fructosa en su forma de jarabe de maíz de alta fructosa, subsidiado por el Congreso con una suma de casi 500 000 millones de dólares. Escribimos: "Las dietas con abundante azúcar o la desregulación de la glucosa están asociadas con enfermedades mentales, menos cognición y aprendizaje, cardiopatía, enfermedad de Alzheimer, TDAH y suicidio", sin mencionar cáncer, infarto, infertilidad, enfermedades renales y hepáticas crónicas, disfunción eréctil y ceguera prevenible. Estas consecuencias contribuyen a un grado astronómicamente alto de sufrimiento humano y económico. Y el sufrimiento económico es multifacético, desde costos elevados de cuidados sanitarios, hasta repercusiones por la pérdida de productividad. La gente con diabetes tipo 2, por ejemplo, no sólo se encuentra en el camino hacia el fallo cerebral, sino que puede tener 44% menos productividad laboral.

Cuando publiqué otro artículo en mi página web sobre los peligros de la fructosa, haciendo la distinción entre la fructosa que se encuentra en frutas saludables y la clase refinada, no natural —a la par de destacar el ácido úrico—, fue muy rápida la respuesta de los lectores. La gente ha estado confundida sobre la fructosa durante mucho tiempo y casi nadie ha escuchado sobre la parte del ácido úrico en la historia. Apenas había empezado con esta conversación sobre el ácido úrico cuando ya entraban a raudales preguntas de todas partes del mundo buscando claridad, consejo y veracidad.

Mi misión al escribir este libro es ofrecerte la verdad sin tapujos, por inconveniente que sea, respaldada por la mejor ciencia imparcial. Para mí, se reduce a esto: olvídate de la publicidad y abraza lo que nuestros más respetados especialistas nos están diciendo. Dicen lo mismo una y otra y otra vez: el azúcar nos está matando lentamente. Y ahora la información sobre la fructosa, junto con la trama del ácido úrico, están reescribiendo toda la narrativa del azúcar. Esa narrativa contiene un capítulo sobre lo que implican los nuevos descubrimientos científicos para el cerebro. Vayamos allá ahora.

Capítulo 4

La bomba U en tu cerebro
El papel emergente del ácido úrico en el deterioro cerebral

> *En general, el cerebro humano es el objeto más complejo conocido en el universo… conocido, claro está, por sí mismo.*
>
> E. O. Wilson

El 7 de junio de 2021 la Administración de Alimentos y Medicamentos aprobó un nuevo fármaco llamado Aduhelm (aducanumab) para tratar la enfermedad de Alzheimer, y los medios ardieron con los titulares. Fue el primer nuevo tratamiento aprobado para Alzheimer en casi 20 años, diseñado para desacelerar la progresión de la pérdida de memoria y otros problemas cognitivos en personas con síntomas cognitivos leves, reduciendo los niveles de proteína beta-amiloide en el cerebro. Los millones de personas y familias que luchan por manejar la enfermedad se alegraron al ver renovadas sus esperanzas. El anuncio hizo que las acciones de un grupo selecto de empresas de biotecnología que cotizan en la bolsa y se encuentran trabajando en el trastorno neurodegenerativo empezaran una carrera desenfrenada. Los gigantes farmacéuticos que habían abandonado hacía mucho tiempo tratamientos similares bajo estudio revivieron sus programas de medicamentos para Alzheimer. Parecía que miles de millones de dólares estaban en juego cuando la industria farmacéutica y sus inversionistas le echaron el ojo a la siguiente clase de éxito farmacológico. Pero no todas las noticias eran positivas. La fanfarria inicial que uno esperaría cuando surge un prometedor nuevo medicamento para tratar una enfermedad tan devastadora y sin ninguna cura conocida rápidamente quedó superada por dudas y ataques ante la representación del medicamento como un salvavidas potencial. Es todo menos eso.

El Aduhelm, hecho por Biogen, fue rápida y severamente criticado por muchos científicos, neurólogos e incluso el propio comité asesor independiente de la FDA por apurar su aprobación con escasa evidencia convincente de que en realidad funcionara (tres de los expertos de la FDA renunciaron en cuestión de días). Los críticos también señalaron el alto costo del medicamento (56 000 dólares al año por cada paciente), el cual necesita aplicarse de forma intravenosa una vez al mes, además de que requiere que los pacientes se hagan resonancias magnéticas porque puede provocar inflamación o hemorragias en el cerebro. La controversia también involucraba confusión sobre quién debía recibir el medicamento: ¿cualquiera con indicios de Alzheimer, o sólo aquellos en las primeras etapas? Para julio, bajo una inmensa presión, la FDA aclaró que el medicamento sólo debía prescribirse para personas con problemas leves de memoria o de razonamiento porque no había datos sobre su uso en las últimas etapas de Alzheimer. Una semana después de la declaración dos de los sistemas de salud más grandes del país, la Clínica Cleveland y el Centro para el Bienestar y la Salud Cognitiva del Hospital Mount Sinai, anunciaron que no administrarían el medicamento a sus pacientes. Otros pronto los siguieron, entre ellos el Departamento de Asuntos de Veteranos, el cual lo excluyó de su formulario y llegó incluso a recomendar a otros que no lo ofrecieran.

El drama alrededor del Aduhelm refleja qué tan desesperados estamos por acabar con el Alzheimer y por lo menos tenemos *algo* en nuestro arsenal para combatir la progresión de esta enfermedad. Hemos dado grandes zancadas en el tratamiento de enfermedades como cardiopatías, infarto, VIH/sida y muchos tipos de cáncer, pero cuando se trata de demencias, en particular el Alzheimer, seguimos atorados en un callejón sin salida. Y las cifras son desalentadoras: más de seis millones de estadounidenses, por ejemplo, viven con Alzheimer hoy en día, y se proyecta que el número se cuadruplique en los siguientes 40 años. Actualmente afecta a 1 de cada 10 personas en Estados Unidos de 65 años o más, y el número va en aumento. Los últimos estimados ahora dejan al Alzheimer en tercer lugar, detrás de la cardiopatía y el cáncer, como la principal causa de muerte para personas de ese grupo etario. En 2021 se calculó que el Alzheimer y otras demencias le costaron al país 335 000 millones de dólares. Para 2050 los costos habrán subido a 1.1 billones. Cualquiera que tenga un ser querido con esta enfermedad sabe que tiene consecuencias devastadoras y costosas, no sólo para quienes lo padecen, sino para sus familias.[1]

Así que estamos forzados a mirar el problema desde otra perspectiva. Si estamos lidiando con una enfermedad para la que no tenemos absolutamente ningún tratamiento eficiente, ¿no tiene sentido hacer todo lo posible por prevenir su manifestación en primer lugar? Lo que están dejando claro nuestros mejores científicos es el simple hecho de que hoy tenemos las herramientas para hacerlo. Para dejarlo claro, son medidas que podemos tomar *ahora mismo* para reducir dramáticamente nuestro riesgo de desarrollar la enfermedad.

¿Y si pudieras prevenir que volviera a aparecer el Alzheimer? Eso no tendría precio, ¿cierto? Pues toda la información indica que podemos lograrlo usando medicina de estilo de vida para mantener nuestro cerebro funcionando a toda marcha mucho antes de que la patología se fije y los síntomas aparezcan. De acuerdo con algunas encuestas, la gente teme el deterioro cognitivo más que el cáncer o incluso la muerte misma.[2] La idea de que tu mente se desvanezca poco a poco, al grado de que no seas capaz de realizar tareas cotidianas, aunque se espere que sigas viviendo durante muchos más años, es demasiado aplastante para siquiera imaginarlo. El Aduhelm no será el héroe, pero te puedo compartir bastantes técnicas con validez científica para ayudarte a construir un cerebro tan resiliente como sea posible. Y controlar el ácido úrico se encuentra entre las herramientas que debemos aplicar.

Ciertas condiciones —en concreto, un incremento de glucosa, la resistencia a la insulina, la obesidad, la diabetes, la hipertensión y la inflamación— han estado fuertemente correlacionadas con un mayor riesgo de deterioro cognitivo, así como el encogimiento del cerebro. Como escribí en *Cerebro de pan*, incluso una ligera elevación de la glucosa confiere un riesgo significativo de deterioro cognitivo. Y así como también he dicho, desde hace mucho sabemos que simplemente el tamaño de nuestro abdomen (la proporción de cintura a cadera) es otro predictor poderoso de deterioro cognitivo, así como el índice de masa corporal: entre mayor sea el IMC, mayor será el riesgo. Y ahora podemos agregar el ácido úrico elevado a la lista principal de factores de riesgo.

La obesidad es tanto un gran predictor del ácido úrico elevado como uno de los principales factores de riesgo para la demencia; los dos van juntos. En un estudio longitudinal de 27 años que observó a más de 10 000 hombres y mujeres, con obesidad, entre los 40 y 45 años de edad, tenían 74% más riesgo de demencia más tarde en la vida, comparados con quienes conservaban un peso normal o incluso con quienes meramente tenían sobrepeso.[3] Si pudiéramos retroceder en el tiempo y analizar las cifras de ácido úrico de estas personas cuando tenían 40, años antes de mostrar déficit cognitivo, apuesto a que veríamos niveles terriblemente altos. Esto ya se ha visto en otros estudios.

Considera, por ejemplo, un estudio japonés de 2016 sobre un grupo de personas mayores cuyos niveles de ácido úrico se analizaron dentro del contexto de riesgo de demencia: un nivel alto de ácido úrico entre los participantes se asoció con un *riesgo cuatro veces mayor* de recibir un diagnóstico de demencia. Los investigadores lo dijeron sucintamente en sus conclusiones: "Los niveles elevados de AU en suero se asocian de manera independiente con el deterioro cognitivo".[4] De nuevo la misma idea: *un factor de riesgo independiente*. Si la obesidad, la diabetes tipo 2 y la hiperuricemia son factores de riesgo independientes para la demencia, imagina el incremento exponencial del riesgo cuando *todas* estas condiciones están presentes en un individuo.

Aunque los investigadores se enfocaron en los efectos dañinos del ácido úrico elevado en los vasos sanguíneos del cerebro, hay una gran cantidad de efectos cascada que demuestran por qué el ácido úrico alto demuestra ser una amenaza tan grande para el cerebro.[5]

Es importante enfatizar que en muchos estudios que documentan asociaciones entre el ácido úrico alto y consecuencias negativas para el cerebro la definición de ácido úrico "alto" fluctúa ligeramente sobre lo que tu médico consideraría normal y es fácil que se descarte todavía dentro del rango normal. Desde 2007 los investigadores de la Universidad Johns Hopkins alertaron al descubrir que "los niveles de ácido úrico altos-normales podían provocar miniinfartos apenas detectables que contribuyeran potencialmente al deterioro mental de los adultos mayores".[6] (Se considera alto-normal arriba de 5.875 mg/dl en hombres y alrededor de 4.8 mg/dl en mujeres.) Tales hallazgos son por lo que recomiendo bajar los límites de las cifras de ácido úrico que proponen los lineamientos actuales (y la mayoría de los médicos). Varios estudios realizados desde 2007 han confirmado que el ácido úrico "alto-normal" se correlaciona con tener 2.6 veces el volumen de cambios en la sustancia blanca del cerebro, comparado con personas que tienen un nivel promedio o bajo de ácido úrico.[7] No quieres tener cambios estructurales o lesiones en la sustancia blanca del cerebro, eso es seguro. En adultos de 60 años o más, los niveles altos, pero todavía "normales", de ácido úrico han demostrado hacer que las personas tengan 2.7 a 5.9 veces más probabilidad de obtener una puntuación en el percentil 25 más bajo en medidas de velocidad de pensamiento y memoria.

Tendemos a inquietarnos por el deterioro cognitivo en términos de envejecimiento, no obstante la obesidad se asocia con menor desempeño cognitivo en personas de todas las edades.[8] Y si bien seguido asumimos equívocamente que los jóvenes tienen cerebros más rápidos, más ágiles y con menos enfermedades, bastantes estudios revelan que la mala memoria, el vocabulario pobre, una baja velocidad de pensamiento y pocas habilidades de razonamiento se pueden atribuir a los efectos del sobrepeso en el cerebro. Este fenómeno se ha visto en niños de hasta cinco años de edad y, de hecho, los niños obesos sacan peores calificaciones en exámenes, comparado con sus compañeros de peso normal.[9] Los niños con síndrome metabólico sufren alteraciones en su aptitud para la ortografía y la aritmética, así como problemas de atención y flexibilidad mental en general. Y sabemos que el síndrome metabólico está vinculado con el ácido úrico; el ácido úrico alto se encuentra comúnmente en personas con síndrome metabólico, ya sea que tengan 5 o 75 años, lo que aumenta por mucho su riesgo de demencia más adelante en la vida.

En los círculos de investigación que observan la relación entre el ácido úrico elevado y el riesgo de demencia, el inmenso tesoro de información es una llamada de atención. Si buscas en internet "ácido úrico" y "deterioro cognitivo" encontrarás una biblioteca entera de artículos científicos, muchos de los cuales apenas se publicaron a partir de 2010 (y encontrarás muchas más citas listadas en las notas al final). Es claramente una ciencia vanguardista y emergente. Y si leyeras los artículos, te toparías con una conexión entre déficits cognitivos y diabetes, que es precisamente donde entra el ácido úrico como el personaje despiadado de la historia.

Diabetes tipo 3

Hoy en día cualquier diálogo sobre la enfermedad de Alzheimer incorpora la diabetes en la conversación. En 2005, un año después de que la inflamación crónica acabara en la portada de la revista *Time*, comenzaron a aparecer estudios en la literatura científica que describían el Alzheimer como un tercer tipo de diabetes.[10] Pero el vínculo entre una dieta azucarada y cargada de fructosa y el Alzheimer apenas quedó en relieve en tiempos recientes: las últimas investigaciones muestran que el consumo de fructosa aumenta el riesgo de demencia desde un punto de vista bioquímico... y que el ácido úrico bien podría ser el actor principal. Los estudios son tan preocupantes como alentadores. Pensar que podríamos ser capaces de reducir el riesgo de Alzheimer con sólo controlar los niveles de ácido úrico es revelador. Tiene muchas implicaciones para la prevención, no nada más de la enfermedad de Alzheimer, sino de otros trastornos del cerebro.

Lo que empezamos a comprender es que la raíz de la "diabetes tipo 3" es un fenómeno en que las neuronas en el cerebro se vuelven incapaces de responder a la insulina, algo esencial para realizar las tareas básicas, como recordar y aprender. También creemos que la resistencia a la insulina puede disparar la formación de esas infames placas presentes en la enfermedad de Alzheimer. Las placas se forman de una proteína extraña que esencialmente se apropia del cerebro y ocupa el lugar de las neuronas normales. Algunos investigadores creen que la resistencia a la insulina se encuentra en el centro del deterioro cognitivo en la enfermedad de Alzheimer. Es aún más revelador observar que las personas con prediabetes o síndrome metabólico tienen un riesgo incremental de predemencia y deterioro cognitivo leve, lo que muchas veces progresa hacia una enfermedad de Alzheimer avanzada. Debería reiterar que, una vez que las señales de la enfermedad se presentan, en general se considera imposible revertir su curso; el tren ya dejó la estación y lo más seguro es que sólo gane velocidad.

La conexión entre la diabetes y el riesgo de Alzheimer no implica que la diabetes siempre sea la causa directa de la enfermedad de Alzheimer, sólo que podrían compartir el mismo origen. Ambas pueden desarrollarse a partir de hábitos alimentarios a largo plazo que promueven la disfunción metabólica y, más adelante, la patología. ¿En dónde entran la fructosa y el ácido úrico? Las investigaciones bullen con nuevas teorías que desacreditan las ideas equivocadas sobre el azúcar que no eleva directamente la glucosa, pero provoca estragos en el cerebro. Y lo hace de múltiples maneras.

Primero, como dije en el capítulo anterior, la resistencia a la insulina inducida por la fructosa mantiene al cuerpo estancado en una modalidad donde la glucosa permanece peligrosamente alta. En el cerebro, la resistencia a la insulina impide que las neuronas reciban la energía que necesitan. La insulina es una poderosa hormona *trófica*, es decir, que nutre a las neuronas y es fundamental para la energética del cerebro. También denominada neuroenergética, la energética del cerebro hace referencia al sistema por el cual fluye la energía en él para cuidar a las neuronas y cubrir sus altas demandas de oxígeno, combustible y soporte. Roba a las neuronas de un cuidador vital, y sufrirán… o algo peor, morirán.

Segundo, la forma como el cuerpo metaboliza la fructosa conlleva más producción de ácido úrico y acaba con la energía (ATP), lo que empeora la inflamación que puede llegar al cerebro (neuroinflamación). Este metabolismo también puede ocurrir directamente en el cerebro: la maquinaria bioquímica para metabolizar fructosa se acaba de descubrir presente en células del cerebro como neuronas y células gliales, que no se supone que deban metabolizar fructosa.[11] Esta sorprendente nueva información ha revertido viejos dogmas prevalecientes sobre el metabolismo de la fructosa en el cerebro.

Tercero, recuerda que, además de agotar la energía, el metabolismo de la fructosa lleva a una reducción en la producción de óxido de nitrógeno (NO), el cual, recordarás, es una molécula vital para los vasos sanguíneos, que les permite funcionar adecuadamente, así como transportar insulina. Al incapacitar la actividad del NO, el ácido úrico elevado incrementa en consecuencia el riesgo de trastornos arterioscleróticos y demencia vascular, mientras eleva la glucosa e incrementa la resistencia a la insulina. Incluso perturbaciones sutiles en el sistema de señalización de insulina en el cerebro desatarán neuroinflamación. Y sabemos que la fructosa puede actuar en áreas específicas del cerebro involucradas en la regulación del consumo de alimentos y los mecanismos de recompensa (¿recuerdas la secuencia hedónica?), así como regiones críticas del aprendizaje y la memoria.[12] Volveremos al ácido úrico más adelante, pero primero veamos algunos datos biológicos.

Estudios realizados en ratones están demostrando lo que tan sólo la fructosa hace en el cerebro: reduce la plasticidad sináptica en el hipocampo.[13] Traducción: las células en el centro de memoria del cerebro son menos capaces de crear conexiones, una parte importante del proceso de aprendizaje y formación de la memoria. Al mismo tiempo, también hay una reducción en el crecimiento de nuevas células cerebrales.[14] Ambos efectos son los sellos distintivos de la demencia. Si no puedes procesar información bien, aprender y formar nuevos recuerdos, o crear nuevas células cerebrales para reemplazar las viejas o moribundas, estás en camino hacia un grave deterioro cognitivo y demencia. Es tan simple como eso.

La buena noticia es que, en estos estudios donde, luego de alimentar a los ratones, con una dieta basada en fructosa durante semanas, estos desarrollaron síndrome metabólico y mostraron señales de deterioro cognitivo, los investigadores pudieron revertir parcialmente la condición de los animales cambiando su alimentación y eliminando la fructosa. Tal observación nos da una pista de que podría haber una ventana de oportunidad durante la cual podamos revertir el curso del deterioro cerebral: desviarnos de la dirección hacia la demencia y de vuelta hacia el camino de la salud y una soberbia cognición. Pero el retorno debe ser temprano: como ya dije, una vez que la enfermedad echa raíces, es muy difícil borrar el daño que ha hecho o cambiar las cosas.

También sabemos que la fructosa compromete la energía del cerebro en general, sobre todo donde más la queremos: en las mitocondrias del hipocampo. En la Escuela de Medicina David Geffen de la UCLA, científicos dijeron: "El consumo de fructosa reduce la resiliencia neural y puede predisponer al cerebro hacia la disfunción cognitiva y la susceptibilidad a trastornos neurológicos permanentes".[15] Se trata de un hallazgo importante por dos razones. Primero, la resiliencia neural es necesaria para la longevidad del cerebro y lo que se llama *reserva cognitiva*, su capacidad para mantener a raya el deterioro. Es como tener listo un par de zapatos extra para cuando se desgasten los viejos. La gente con altos niveles de reserva cognitiva destaca por evitar demencias, aun cuando su cerebro pueda mostrar señales físicas de degradación (por ejemplo, placas y nudos).

Obtuvimos esta información de autopsias realizadas en los cerebros de personas mayores, algunas de las cuales pasaban los 100 años de edad, cuyos cerebros se veían terriblemente enfermos y plagados de males, pero mantuvieron su agudeza mental intacta hasta el final. ¿Su secreto? Durante su vida construyeron senderos y vías neurales, por así decirlo, para solventar las avenidas que ya no funcionaban bien. Es lo que vuelve tan impresionante al cerebro: es el órgano más maleable, o plástico, del cuerpo. A diferencia de otros órganos en el cuerpo que exhiben naturalmente su desgaste con la edad, el cerebro puede mejorar conforme pasan los años, pero sólo si lo apoyamos con las aportaciones correctas, en particular las que involucran al metabolismo.

Segundo, ten en mente que el cerebro es el órgano que más energía demanda en el cuerpo. Puede constituir entre 2 y 5% del peso corporal, pero consume hasta 25% del total de energía del cuerpo *en reposo*. Entonces, ¿qué le estamos haciendo a nuestro querido cerebro cuando lo privamos de energía? Le estamos tendiendo una trampa para la disfunción y la discapacidad. Las investigaciones más avanzadas indican que la energía comprometida del cerebro es quizá el mecanismo subyacente más importante de la enfermedad de Alzheimer. Y el número uno entre los peores agresores es la vieja fructosa común y corriente.

Cuando los investigadores involucrados en el Estudio del Corazón de Framingham, el cual comenté en el capítulo 1, dirigieron su atención a las señales de lo que se llama "enfermedad de Alzheimer preclínica" en 2017, mostraron qué tan dañino puede ser el consumo diario de jugo de fruta para el cerebro. Desde luego, la enfermedad de Alzheimer preclínica se refiere al periodo cuando las personas todavía no muestran señales de deterioro cognitivo, pero si vieras su cerebro, te darías cuenta de que algo no está bien. Se encuentran en una etapa muy temprana de la enfermedad, la cual todavía no aparece o se presenta en su comportamiento y su falta de cognición. Esto se puede dar años o incluso décadas antes de que la patología de la enfermedad en el cerebro se traduzca en síntomas externos (por lo que es tan importante sacar provecho del tiempo preclínico para prevenir el inicio y la progresión de la enfermedad). En este estudio en particular, liderado por la Universidad de Boston, los investigadores estudiaron a miles de personas que pasaron por análisis neuropsicológicos y resonancias magnéticas para determinar qué efectos, si había alguno, tenían las bebidas azucaradas —desde refrescos hasta jugos de fruta— en su cerebro. El grupo de análisis se comparó con otro grupo que consumió menos de una bebida azucarada al día. Los resultados hablan por sí mismos:[16]

- Un mayor consumo de bebidas azucaradas se asoció con un menor volumen total del cerebro, menor volumen hipocampal y resultados más bajos en pruebas para evaluar la recuperación de la memoria.
- Una o más porciones de jugo de fruta al día se asociaba con menor volumen total del cerebro, el volumen hipocampal y peores resultados en pruebas de recuperación de la memoria.

Las bebidas azucaradas y el encogimiento cerebral

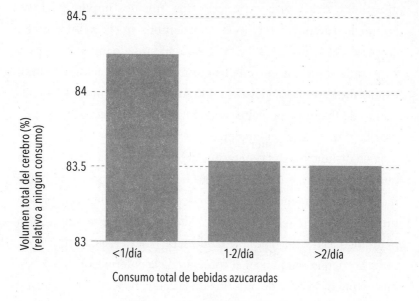

Adaptado de Matthew P. Pase *et al.*, *Alzheimer's & Dementia*, vol. 13, 2017.

Sus conclusiones indicaban claramente los efectos del azúcar, dominados en este caso por la fructosa, en el cerebro: "Tales hallazgos eran impactantes, dado que eran evidentes en una muestra de mediana edad y se observaron aun después de ajustes estadísticos para numerosos factores confusos, como diabetes prevalente, consumo calórico total y actividad física. Las magnitudes de las asociaciones observadas eran equivalente a *1.5-2.6 años de envejecimiento cerebral* para un volumen total del cerebro, y *3.5-13 años de envejecimiento cerebral* para la memoria episódica" (las cursivas son mías). (La memoria episódica se refiere a la memoria de eventos cotidianos específicos.) Al redactar sus resultados, los autores citaron otros experimentos que mostraron hallazgos similares: el desarrollo de la patología de la enfermedad de Alzheimer en conjunto con el consumo de fructosa. ¿Y en dónde entra en escena el ácido úrico?

Aunque este estudio en particular no observó los niveles de ácido úrico en sus participantes, otros estudios sí lo han hecho, mostrando una y otra vez que los mecanismos importantes por los que la fructosa ejerce sus efectos dañinos en el cerebro reciben el apoyo del ácido úrico.[17] Era el esquivo vínculo que faltaba para conectar los puntos entre la fructosa y la degeneración cerebral. Conforme la fructosa eleva el ácido úrico y compromete la señalización de insulina, las células cerebrales pierden su capacidad de usar la glucosa adecuadamente.

Esta disfunción en la energética del cerebro ayuda a explicar por qué, por ejemplo, la dieta cetogénica ha demostrado ser eficaz como medida de intervención para los pacientes de Alzheimer: provee un combustible alterno, cetonas.[18] Cuando entrevisté a mi colega neurólogo, el doctor Matthew Phillips, de Nueva Zelanda, quien estudia la energía cerebral en el contexto de la enfermedad de Alzheimer, explicó el poder de usar una dieta cetogénica en el tratamiento de la enfermedad de Parkinson, otra patología por defectos en la energía del cerebro. Mi punto es que esta cuestión bioenergética es una consecuencia de la resistencia a la insulina, y ahora sabemos el papel decisivo que tiene el ácido úrico en esta triste circunstancia.

Tampoco olvidemos el estudio de Reino Unido que mencioné brevemente en el capítulo anterior. Subrayó la unión entre la fructosa y el ácido úrico como fuerzas coconspiradoras del deterioro cognitivo. El título lo decía todo: mayor consumo de fructosa como factor de riesgo para la demencia. Los científicos claramente mostraron que el consumo excesivo de fructosa promueve el desarrollo de demencia: las ratas que recibían azúcar pronto desarrollaron resistencia a la insulina y deterioro cognitivo. Comentaron también que la fructosa entorpece el procesamiento cerebral, el aprendizaje y las capacidades mnemónicas, además de, como es lógico, destacar el papel que tiene el ácido úrico. El ácido úrico elevado se asocia con un incremento en la formación de radicales libres, así como en la disminución de la síntesis de óxido de nitrógeno, lo que compromete el flujo sanguíneo, incluyendo la preciada irrigación al cerebro. Aún más, la disminución de óxido de nitrógeno vascular compromete directamente la capacidad de la insulina de procesar glucosa en la sangre. Y finalmente los investigadores descubrieron que la reducción de sintasa de óxido de nitrógeno, la enzima que produce óxido de nitrógeno en el cerebro, disminuye la transmisión neural sináptica y la formación de recuerdos.

La transmisión sináptica es el método por medio del cual una neurona se conecta y habla con su vecina. Esto implica que el ácido úrico tiene más efectos nocivos relacionados con el óxido nítrico que simplemente una reducción en el abastecimiento de sangre y una alteración en la actividad insulínica. Tiene efectos que comprometen directamente la forma como un nervio se comunica con otro. En otras palabras, el ácido úrico ayuda a que el cerebro entre en un estado metafóricamente confuso de estática, como un televisor viejo en el canal 3 que no puede dar una imagen clara. La capacidad del cerebro de presentar transmisiones rápidas y claras de mensajes a través de la sinapsis es fundamental para su salud y funcionamiento. Cualquier alteración en este proceso es una ofensa mayor que sin duda tendrá graves efectos subsecuentes, entre ellos el riesgo de deterioro mental y cognitivo.

Para realmente comprender la contribución que hace el ácido úrico al desarrollo del deterioro cognitivo, no necesitas más que mirar el efecto que tienen los medicamentos para bajar el ácido úrico al disminuir el riesgo de desarrollar demencia. En 2018 un estudio retrospectivo que usó información de Medicare iluminó el poder de reducir el ácido úrico para prevenir la demencia.[19] Cuando se compararon dos medicamentos populares para el ácido úrico elevado y la gota —alopurinol y febuxostat—, científicos de la Universidad de Alabama descubrieron que, comparados con una dosis baja de alopurinol (<200 mg al día), dosis más elevadas de alopurinol y 40 mg al día de febuxostat se asociaban con un riesgo menor de un nuevo diagnóstico de demencia... en más de 20%. Es enorme, sobre todo en un mundo donde no tenemos ningún tratamiento significativo para la enfermedad de Alzheimer. Estudios como ése han dado un impulso al estudio de la conexión entre el ácido úrico y el riesgo de demencia, y ya hay un serio interés en usar medicamentos para reducir el ácido úrico como medio para prevenir la demencia. Aunque no se trató de una prueba de intervención contra un placebo para determinar quién desarrollaba demencia o no, fue sin embargo una revisión de personas que tomaban o no un medicamento reductor del ácido úrico por razones alternas, como gota y cálculos renales, y que parecieron beneficiarse en términos de reducir su riesgo concomitante de demencia. Futuros estudios darán más claves sobre los vínculos y los mecanismos subyacentes. Además, cuando leo nombres de estudios como "Disminuir el ácido úrico con alopurinol mejora la resistencia a la insulina y la inflamación sistémica en la hiperuricemia asintomática", sé que estamos en camino hacia comprender una manera enteramente nueva de abordar la prevención e incluso tratar la enfermedad cerebral, dados los grandes factores de riesgo que ponen sobre la mesa la resistencia a la insulina y la inflamación sistémica.[20]

En un editorial de 2021 para el *American Journal of Geriatric Psychiatry* la doctora Jane P. Gagliardi, de la Universidad de Duke, escribe: "Atender los factores de riesgo modificables es una estrategia importante en el manejo de la demencia".[21] Y el ácido úrico elevado es, de hecho, un factor de riesgo inmenso que apenas empezamos a identificar recientemente. Y se dice que, en los círculos médicos, cuando cambias la tierra, la semilla no crece. Si podemos controlar el ácido úrico, entre otros elementos importantes de la "tierra" perfecta, podemos apoyar la salud y el funcionamiento cerebral óptimos.

Aunque esta investigación demuestra un beneficio cerebral impresionante para las personas que toman medicamentos para disminuir el ácido úrico, tal medida no es el propósito de la dieta LUV. Desde este momento en adelante cubriré el espectro entero de lo que puedes hacer hoy sin medicamentos para llevar tus niveles de ácido úrico hasta un lugar donde no amenacen tu salud cerebral. Sólo necesitamos tener ciertas cosas bajo control, lo que es muy fácil de lograr a través del estilo de vida —estrategias que compartiré en la segunda parte—. Para demostrarlo, en la gráfica que se muestra a continuación adapté información del estudio realizado por científicos de la Universidad Johns Hopkins, quienes alzaron la voz en 2007 sobre que aun las elevaciones moderadas de ácido úrico eran problemáticas y acrecentaban

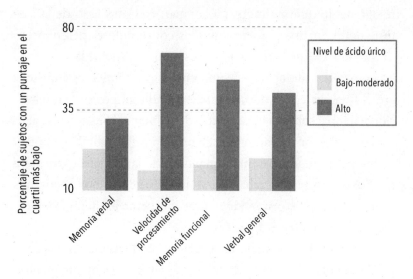

El ácido úrico y el deterioro cognitivo

Adaptado de David J. Schretien *et al.*, *Neuropsychology*, vol. 21, núm. 1, 2007.

el riesgo de deterioro cognitivo entre adultos mayores.[22] Como puedes ver, incluso niveles de ácido úrico medianamente altos (bajo-moderado) y altos, pero que siguen considerándose normales, vienen con sus respectivas consecuencias cognitivas.

Para mí, gráficas como ésta cuentan gran parte de la historia.

Empecé este capítulo presentando las inquietantes estadísticas relacionadas con la enfermedad de Alzheimer, junto con dónde estamos y qué estamos haciendo. Recuerda que se trata de una enfermedad para la que no existe en absoluto un tratamiento farmacológico significativo. No tenemos más opción que enfocarnos en estrategias preventivas. Y son estrategias validadas por los mejores equipos de investigación de todo el mundo.

Como neurólogo, tengo un interés especial en mirar las investigaciones emergentes que dejan claro cómo nuestras decisiones en el día a día trazan el destino de la salud de nuestra mente. Pero mi motivación para llevar hacia ti esta información tiene otro elemento. Al escribir estas palabras vuelvo al momento en que sostuve las manos de mi padre mientras veía cómo el Alzheimer le quitaba la vida. Esa experiencia, más que mi misión como neurólogo, es lo que me motiva a compartir el otro lado de la historia del Alzheimer, la parte que los consumidores desconocen. El mensaje de que sólo deberíamos vivir nuestra vida y tener la esperanza de que aparecerá una cura farmacéutica es injusto y cruel. Imagina cómo me sentí defendiendo mi postura en televisión nacional sobre la importancia de reducir el consumo del azúcar como opción de estilo de vida para apoyar la salud cerebral, y verme confrontado con un comentario de la industria azucarera que básicamente reforzaba la noción de que debíamos quedarnos tranquilos, seguir comiendo azúcar y esperar lo mejor. Merecemos más. Tú mereces algo mejor.

Ahora que hemos apaleado al azúcar, particularmente a la fructosa, en el contexto del ácido úrico y la salud, la siguiente pregunta lógica es: ¿qué eleva nuestro nivel de ácido úrico?

Capítulo 5

Lluvia ácida

Cómo el sueño, la sal, la psoriasis, los productos del mar y el sedentarismo se conectan con el ácido úrico

> *El valor de la experiencia no se encuentra en ver mucho, sino en observar sabiamente.*
>
> SIR WILLIAM OSLER

Hace más de un siglo sir William Osler se encontraba entre los médicos de mentalidad más progresista de su época. Ahora celebrado como el padre de la medicina moderna, era un observador astuto que comprendía y enseñaba el valor de aprender de pacientes tanto como de los libros de texto. En su obra pionera *The Principles and Practice of Medicine* (Los principios y la práctica de la medicina), publicado en 1892 (el mismo año que el libro de Haig), trató la gota, llamándola un "trastorno nutricional" y sugiriendo que el tratamiento para la condición crónica debería ser una dieta baja en carbohidratos, en la que "los artículos de consumo con almidones y sacarina debían comerse en cantidades muy limitadas".[1] También recomendó restringir el consumo de fruta en pacientes con gota para prevenir los ataques artríticos recurrentes. Desde entonces ya iba por buen camino para entender los azúcares y la fructosa, pero no podía saber que existe una diferencia entre morder una pieza de fruta fresca y tomar un líquido azucarado. Y el jarabe de maíz de alta fructosa todavía no entraba en el escenario del mundo.

Ahora que comprendemos cómo es que la fructosa —el enemigo público número uno— eleva los niveles de ácido úrico, es momento de aprender cómo otros ingredientes y hábitos pueden remover el caldo. Muchos factores son capaces de impedir que limpies adecuadamente el cuerpo de ácido úrico, y se ha estado incrementando la biblioteca científica de evidencia desde mediados de la década de 1960.[2] Algunos de esos factores, los cuales provienen de la vida cotidiana moderna, te sorprenderán, pero te daré los lineamientos que necesitas para manejarlos de una manera práctica. Demos un paseo.

El sueño es la medicina

Se supone que debemos pasar un tercio de nuestra vida dormidos. Y por un buen motivo: comprendemos el valor del sueño desde una perspectiva científica como nunca antes. Los últimos estudios clínicos y de laboratorio por igual han mostrado que prácticamente cada sistema del cuerpo se ve afectado por la calidad y la cantidad del sueño que obtenemos, y seguro ya leíste al respecto en medios digitales y libros, incluyendo los míos. Pero hay una nueva pieza de información que quizá no habías oído: el impacto que tiene el sueño en el cuerpo tiene todo que ver con sus efectos bioquímicos, entre ellos los relacionados con el ácido úrico.

Antes de entrar a la conexión entre el sueño y el ácido úrico, permíteme darte un resumen rápido de los beneficios ya establecidos de dormir: nos puede ayudar a controlar qué tanta hambre sentimos, cuánto comemos, qué tan rápido trabaja nuestro metabolismo, qué tan gordos o delgados nos volvemos, qué tan bien combatimos infecciones, qué tan creativos e intuitivos somos, qué tan fácil tomamos buenas decisiones, qué tan bien lidiamos con el estrés, qué tan rápido procesamos información y aprendemos nuevas cosas, y qué tan bien organizamos, guardamos y evocamos recuerdos.[3]

La expresión "buenas noches, duerme bien" tiene sus raíces en el siglo XIX, pero obtuvo popularidad universal cuando se volvió un verso de una canción del *White Album* de los Beatles, en 1968. Fue más o menos el momento en que empezamos a despertar (nunca mejor dicho) ante la mágica labor del sueño en el cuerpo, pero pasarían varias décadas más antes de poder realizar la clase de experimentos controlados que demostrarían cómo una mala (no "buena") noche dispara la inflamación, entorpece la señalización hormonal y la regulación de la glucosa, y esencialmente desmantela un metabolismo sano. Y el desmantelamiento puede ser veloz: el primer estudio controlado que midió las consecuencias de la pérdida parcial recurrente del sueño en las variables hormonales y metabólicas involucró forzar a hombres jóvenes, sanos y no diabéticos a reducir su tiempo de sueño a sólo cuatro horas por noche, durante seis noches consecutivas.[4] En el quinto día, su tolerancia a la glucosa se redujo en un descomunal 40%, comparado con las cifras que tenían cuando se les permitía dormir más. Eve Van Cauter y sus colegas de la Universidad de Chicago realizaron este simbólico estudio en 1999.

De hecho, el primer estudio que informó una asociación general entre la insuficiencia de sueño y la mortalidad se publicó en 1964. Cubrió a más de un millón de adultos y se descubrió que las personas que dormían siete horas completas tenían el menor índice de mortalidad. Pero se quedó corto en cuanto a señalar todos los eventos biológicos e incluso moleculares subyacentes que ocurren durante el sueño. Desde entonces, numerosos estudios han sumado a nuestro entendimiento de la relación entre el sueño y la mortalidad, y han llenado muchos de los huecos que teníamos, entre ellos explicar cómo el sueño afecta el comportamiento de nuestro ADN.[5]

No sabíamos de las conexiones ocultas del sueño con el ácido úrico hasta hace poco, aunque la evidencia anecdótica ya se había estado acumulando. La gente con gota tendía a experimentar ataques agudos en la noche, durante su sueño, y el hecho de que los niveles de ácido úrico se disparen en la mañana, cuando existe más probabilidad de que haya un ataque cardiaco, nos dice algo más: el sueño y el ácido úrico comparten una relación intrincada.

Tener un sueño adecuado, que para la mayoría de nosotros implica por lo menos siete horas completas, también influye en nuestros genes. A principios de 2013, científicos ingleses descubrieron que una semana de privación del sueño alteraba el funcionamiento de 711 genes, incluyendo algunos involucrados con el estrés, la inmunidad, el metabolismo y la inflamación.[6] Cualquier cosa que afecte negativamente estas importantes funciones en el cuerpo altera todo en nosotros, desde cómo nos sentimos hasta cómo pensamos. Dependemos de esos genes para producir un abastecimiento constante de proteínas que reemplacen y reparen el tejido dañado, y si dejan de trabajar después de sólo una semana de dormir mal, puede acelerar toda clase de deterioros en el cuerpo. Regresaré a esta relación más adelante, pero primero comprendamos un poco mejor el poder del sueño.

El sueño se compone de una serie de ciclos con un promedio de 90 minutos de duración (aunque pueden variar ampliamente de una persona a otra), en los cuales tu cerebro pasa de un sueño profundo, no REM, a un sueño REM. (REM son las siglas de "movimiento ocular rápido" en inglés, y el sueño REM es la única fase del sueño caracterizada por un movimiento rápido y aleatorio de los ojos.) Aunque los ciclos son bastante estables a lo largo de la noche, el índice de sueño no REM a REM cambia, pasando de un sueño no REM a uno REM, más ligero, conforme se aproxima el amanecer. Algunas investigaciones han sugerido que los lapsos no REM son más rejuvenecedores que los REM, impregnados de sueños, pero necesitamos cantidades adecuadas de ambos porque aportan beneficios significativos. Mientras que el sueño no REM ayuda al cuerpo a recuperarse y renovarse físicamente, el sueño REM es la clave para aprender y formar recuerdos.

Aunque tal vez no nos demos cuenta de los efectos secundarios de dormir mal a un nivel genético, por supuesto experimentamos otras señales de la privación crónica del sueño: confusión, pérdida de memoria, niebla mental, baja inmunidad, infecciones crónicas, antojos de carbohidratos, sobrepeso y obesidad, cardiopatía, diabetes, ansiedad crónica y depresión. Todos estos resultados están singularmente atados al sueño, tanto por cuánto acumulas con regularidad, como por su capacidad de refrescar tus células y mantener en orden los sistemas. ¿Llegas a un sueño profundo y restaurador con suficiente frecuencia durante la noche? ¿Duermes toda la noche sin interrupciones? ¿Te despiertas sintiéndote refrescado? ¿Mantienes un horario consistente?

Aparte de sus efectos en la forma como se comportan nuestros genes, dormir mal eleva directamente nuestros niveles de poderosas moléculas inflamatorias (citocinas), como la interleucina-6 y la interleucina-1β, la proteína C reactiva y el TNF-alfa, como demuestran estudios realizados con humanos privados del sueño.[7] También se activan los glóbulos blancos, señal de que el cuerpo está bajo estrés y es potencialmente propenso a lesiones. Como sabes, tales marcadores de inflamación se correlacionan con factores de riesgo para muchas enfermedades. Incluso una privación de 24 horas del sueño se asocia con un aumento dramático de estos agentes inflamatorios. Quitar apenas dos horas del tiempo de sueño (por ejemplo, una noche de seis horas dormido, en lugar de ocho horas) también se asocia con el aumento en la producción de químicos inflamatorios. Y justo cuando creías que una buena noche de sueño se trataba de la cantidad de horas nada más, pues no: si te pierdes del sueño restaurador o experimentas perturbaciones como apnea del sueño, la cual crea agujeros en los ciclos completos de sueño profundo, le estás subiendo todavía más el volumen a esas moléculas inflamatorias.

En una revisión particularmente amplia de 72 estudios que englobaban 50000 personas, realizada en 2016, las alteraciones del sueño claramente se asociaban con un incremento en los marcadores inflamatorios.[8] Demasiado sueño también es un problema porque la gente que duerme más de ocho horas cada noche (largo sueño) promovía un incremento de los químicos inflamatorios. Y en otros estudios, el sueño excesivo se asocia con 23 a 30% mayor mortalidad por todas las causas.[9] Debo señalar que dormir demasiado ahora se considera también un marcador potencial temprano para el deterioro cognitivo. En 2017 la revista *Neurology* comunicó que dormir más de nueve horas cada noche podía aumentar el riesgo de progresar a demencia clínica en un lapso de 10 años.[10] Es toda una declaración, y es aún más preocupante cuando sabes que el mismo estudio midió el volumen cerebral decrecido de quienes dormían mucho.

Claramente tiene que haber un punto medio para extraer los beneficios del sueño, y al parecer son siete u ocho horas para casi todos nosotros. Pero la mayoría no logra dormir ni siquiera eso. Alrededor de 25% de los estadounidenses se queja de insomnio ocasional, y casi 10% sufre de insomnio crónico.[11] Están en juego también nuestros niños: las últimas cifras revelan que la insuficiencia de sueño —simplemente no dormir lo suficiente para cubrir las necesidades del cuerpo— es una epidemia entre la gente joven. Hasta 30% de los niños entre 6 y 11 años de edad no logran tener un sueño adecuado y restaurador, y por supuesto ha influido en el aumento del síndrome metabólico en este grupo etario.[12] Para los niños que duermen poco, su riesgo incremental de obesidad se encuentra en un abrumador 89%.[13] El impacto que crea dormir mal en el riesgo de síndrome metabólico, de hecho, es la otra área donde la medicina del sueño recibe mucha atención. El sueño se encuentra entre las actividades más influyentes para sustentar los procesos críticos del cuerpo, desde el metabolismo de la glucosa y la señalización de la insulina, hasta las hormonas del hambre (grelina) y la saciedad (leptina).

Cualquier conversación sobre la privación del sueño lleva a un diálogo sobre el metabolismo y el riesgo de obesidad y diabetes. Estudio tras estudio han mostrado que privarse del sueño aumenta la resistencia a la insulina y sube tremendamente el riesgo del espectro entero de problemas metabólicos. ¿Cómo?

Nuestros ciclos de sueño y vigilia marcan la pauta para nuestros ritmos circadianos, que a su vez afectan los ascensos y descensos hormonales, las fluctuaciones en la temperatura corporal y el flujo y reflujo de ciertas moléculas que contribuyen a nuestra salud y bienestar. Cuando nuestros patrones de sueño no cubren nuestras necesidades fisiológicas, ocurren diversos efectos al mismo tiempo, desde cambios hormonales complejos en el cuerpo que incrementan el apetito, hasta una intensa necesidad de consumir comida chatarra. Recordarás el revolucionario estudio que describí en el capítulo 3, el cual iluminó el papel líder del sueño en el equilibrio de nuestras hormonas, relacionado con el apetito y la sensación de saciedad. Un desequilibrio en las hormonas del hambre le sigue a un descanso deficiente, y el resultado es el innegable antojo de todas las clases equivocadas de alimentos... comida que luego le declarará la guerra a una fisiología sana.

Un estudio de 2017 de 18000 adultos demostró que, en los prediabéticos, acumular menos de seis horas de sueño cada noche se asocia con 44% más riesgo de desarrollar diabetes declarada, mientras que dormir menos de cinco horas cada noche incrementa el riesgo en 68%.[14] El estudio concluyó que "es importante que el sueño dure lo suficiente para retrasar o prevenir la progresión de la prediabetes en diabetes". Recuerda que la cardiopatía isquémica, la prediabetes y la diabetes son condiciones inflamatorias que pueden disparar otras condiciones. No es ninguna sorpresa que se haya demostrado que la privación habitual del sueño sube el riesgo de muerte —por cualquier causa— hasta en 12 por ciento.

LAS FUERZAS DESTRUCTORAS DE LA PRIVACIÓN DEL SUEÑO

La privación del sueño aumenta el riesgo de las siguientes condiciones por medio de una compleja combinación de secuencias biológicas:

- Sobrepeso y obesidad
- Resistencia a la insulina, síndrome metabólico y diabetes
- Pérdida de memoria, confusión y niebla mental
- Demencia y enfermedad de Alzheimer
- Función inmunológica disminuida
- Eventos cardiovasculares, como ataques cardiacos
- Cáncer
- Baja libido y disfunción sexual
- Ánimo decaído y depresión
- Susceptibilidad a la infección
- Impulsividad
- Adicción
- Expectativa de vida menor

Ahora bien, apenas si he mencionado al ácido úrico en los párrafos anteriores, pero seguro puedes ver hacia dónde va esto. Ya que el ácido úrico elevado se asocia con las propias condiciones afectadas por los hábitos de sueño (o la falta de), sabemos que el ácido úrico se encuentra entre los principales actores tras bambalinas. Y dicho y hecho, un estudio realizado en 2019 revela una fuerte asociación inversa entre la duración del sueño y la concentración de ácido úrico en la sangre: suficiente sueño de calidad equivale a un bajo nivel de ácido úrico.[15] Otros estudios han confirmado esta correlación, incluyendo los que muestran la asociación inversa: un sueño de corta duración y poca calidad se correlaciona con un nivel más alto de ácido úrico.[16]

Para las personas propensas a la gota, entre las razones principales de ataques durante la noche se encuentran los cambios fisiológicos que se llevan a cabo durante el sueño y pueden catalizar la formación de cristales de ácido úrico en las articulaciones. Tales cambios incluyen una caída en la temperatura corporal, alteraciones en los patrones de respiración y un desplome en los niveles de cortisol. El cortisol es una molécula antiinflamatoria, cuya producción en el cuerpo se reduce durante el sueño, así que hay menos para ayudar con la inflamación gotosa. La deshidratación también puede ser parte del problema: conforme el cuerpo pierde agua durante el sueño mediante la respiración y la sudoración, el ácido úrico puede concentrarse cada vez más en la sangre y acumularse en las articulaciones, donde se cristaliza. Pero no tienes que padecer gota para darte cuenta de que tienes problemas con el ácido úrico elevado. Muchas personas nunca experimentan un ataque de gota, pero si observaras el interior de su cuerpo en la noche durante un sueño inquieto, podrías ver que sus niveles de ácido úrico se disparan e infligen un daño silencioso.

> Dormir bien en la noche ayuda a mantener bajo control los niveles de ácido úrico. Entre mejor duermas y más cuidado tengas de sumar las horas de sueño que tu cuerpo necesita, mejor podrás manejar los niveles de ácido úrico.

Para muchas personas quedarse dormidas no es el problema, sino permanecer dormidas y evitar interrupciones. La apnea obstructiva del sueño (AOS) es un trastorno increíblemente común del sueño en que las pausas nocturnas de la respiración alteran el ciclo del sueño. Sucede cuando los músculos que apoyan los tejidos blandos de tu garganta, como la lengua y el velo del paladar, se relajan temporalmente. La vía respiratoria se estrecha y empieza a cortar la respiración hasta que medio despiertas por el problema; es posible que el proceso se repita cuando te vuelves a quedar dormido. ¿Cuál es la causa más común de AOS? La obesidad, porque el peso extra en el área del cuello puede desatar una cascada de eventos que llevan a trastornos de la respiración. Ahora sabemos que las personas con AOS tienen más del doble de propensión de desarrollar demencia. Se pierden del sueño vital que sustenta la salud metabólica, la clase de salud metabólica que el cerebro necesita para prosperar y permanecer libre de enfermedad.

Un estudio demostró un aumento sustancioso en los niveles de ácido úrico conforme el sueño se alteraba más y más por la AOS; adapté los resultados en la gráfica siguiente (el índice de apnea-hipopnea refleja la severidad de la alteración del sueño; la *hipopnea* simplemente hace referencia a respirar lentamente o de una manera anormalmente superficial).[17] Sucede que el estudio se realizó con pacientes de diabetes tipo 2 cuyo IMC los colocaba en la categoría de sobrepeso, pero no es de extrañar ver AOS en estas personas; las tres condiciones muchas veces van de la mano y tienen un tema común que las une: el síndrome metabólico.

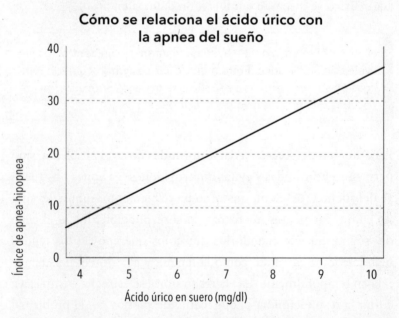

Cómo se relaciona el ácido úrico con la apnea del sueño

Adaptado de Caiyu Zheng *et al.*, *Disease Markers*, 3 de abril de 2019.

Hasta hace poco, para poder comprender a fondo la calidad y la cantidad de su sueño, la gente necesitaba visitar un laboratorio del sueño y someterse a una polisomnografía. Se trata de una prueba increíblemente valiosa, pero complicada, para no sólo determinar cuánto duermen las personas, sino la calidad de su sueño en sus distintas etapas. Por ejemplo, es importante determinar cuánto tiempo pasamos en el sueño REM porque es cuando se consolidan nuestros recuerdos. De la misma manera, el sueño profundo es vital, ya que es cuando el cerebro activa su sistema glinfático, el "ciclo de champú y enjuague" que ayuda a despejar la acumulación de residuos metabólicos tóxicos en el cerebro y varios otros elementos, incluyendo la peligrosa proteína beta-amiloide, asociada con la enfermedad de Alzheimer.[18] Curiosamente, investigaciones recientes que usaron escáneres sofisticados del cerebro demostraron que incluso una sola noche de privación del sueño se asociaba con mayores niveles de beta-amiloide en el cerebro de los sujetos de estudio.

Lo emocionante es que hoy en día tenemos la oportunidad de obtener fácilmente parámetros reveladores sobre la cantidad y la calidad de nuestro sueño. Con la proliferación de diversos aparatos portátiles y sus aplicaciones compatibles, podemos registrar toda clase de información, incluyendo nuestro ritmo cardiaco y nivel de oxigenación en la sangre durante el ejercicio, así como los niveles de glucosa en cualquier momento. También podemos registrar nuestro sueño.

Ofreceré otras recomendaciones que pueden ayudarte a acabar con tu mal sueño en la segunda parte. Por ahora, continuemos con otros instigadores del ácido úrico elevado. No pases la sal…

Puedes espolvorear sal sobre los síndromes

En muchas partes del mundo, incluido Estados Unidos, el consumo de sal de las personas se encuentra por encima de 10 gramos al día, cuando debería ser una mínima fracción de eso. La mayoría de la gente está consciente de que demasiada sal en la dieta aumenta el riesgo de presión alta, así como cardiopatías. Además, desde hace mucho se ha documentado en la literatura científica que una alimentación abundante en sal se asocia con un incremento en la frecuencia de obesidad, resistencia a la insulina, enfermedad de hígado graso no alcohólico y síndrome metabólico. La resistencia a la insulina se puede inducir en humanos con sólo darles una dieta con mucha sal durante cinco días. No obstante, los mecanismos precisos por los que actúa la sal en el cuerpo y su influencia en el metabolismo habían permanecido de cierta manera incomprensibles hasta hace poco.

Como mencioné brevemente antes, los humanos podemos generar fructosa de manera endógena —dentro del cuerpo mismo— al convertir la glucosa en fructosa. Esto ocurre a través de la activación de una enzima específica llamada *aldosa reductasa*. Las investigaciones de este proceso en ratones han explorado la posibilidad de que la sal pueda activar la enzima, que a su vez incrementa la producción de fructosa endógena.[19] Y lo que descubrió esta investigación es que la alimentación rica en sal induce síndrome metabólico en ratones. Sin embargo, los ratones que eran deficientes en fructoquinasa, la enzima esencial para el metabolismo de la fructosa, la cual mantiene el dedo presionando el botón generador de ácido úrico, no desarrollaron síndrome metabólico. Ni se volvieron obesos. Lo cual sugiere que bloquear el metabolismo de fructosa —y la producción de ácido úrico— salva a los ratones de desarrollar problemas metabólicos.

Tal revelación no sólo exhibe que hay una relación entre el consumo de sal y la formación de fructosa, sino que el metabolismo de la fructosa misma promueve el desarrollo de características del síndrome metabólico. Además, tales experimentos han demostrado que una dieta con abundante sal en ratones salvajes sin una deficiencia de fructoquinasa (es decir, que convertían la fructosa en ácido úrico) se asocia con un cúmulo de problemas: resistencia a la leptina, una ingesta descontrolada y excesiva que promueve la obesidad, resistencia a la insulina e hígado graso. Y cuando los investigadores evaluaron humanos, registraron la misma causa y efecto. Una revisión de 2018 evaluó a 13 000 adultos sanos y mostró que una dieta rica en sal, definida por más de 11 gramos al día, *predecía* el desarrollo de diabetes y de enfermedad de hígado graso no alcohólico.[20] Recordemos que la EHGNA es precursora de la diabetes; todas estas condiciones metabólicas están interrelacionadas. La moraleja es clara: ya es suficientemente malo que tomes bebidas endulzadas con fructosa, pero si además le sumas el sodio, estás añadiendo sal a la herida.

Considera que aún no tenemos suficientes investigaciones sólidas para sugerir que la sal estimula la producción de fructosa en humanos a un grado significativo, pero la evidencia se está acumulando. Los artículos de revisión que cubren diversos estudios bien diseñados ya muestran que el consumo alimentario de sal podría estar vinculado con el aumento en la incidencia de síndrome metabólico, incluso después de ajustarlo al consumo calórico total. La sal no tiene calorías, pero puede estimular el apetito con sólo disparar la producción de fructosa y su metabolismo en el cuerpo. Y la cascada comienza cuando esa fructosa endógena estimula una respuesta compulsiva y resistencia a la leptina, haciendo que comamos más. Sí sabemos que, en roedores, el consumo de fructosa estimula la absorción de sodio, lo que entonces incrementa el metabolismo de fructosa al activar la fructoquinasa. Veo un círculo vicioso al que seguramente darán validez científica futuros estudios realizados con humanos. La revista *Nature*, que prestó particular atención a la revisión de 2018 que acabo de mencionar, subrayó la conclusión de los científicos: "Nuestros hallazgos retan el dogma de que nada más debería recomendarse la restricción de sal en el manejo de la hipertensión, y nos llevan a proponer que el consumo de sal se debería observar detenidamente en una gran variedad de poblaciones".[21]

Asimismo, quiero mencionar que la sal alimentaria, lo mismo que el ácido úrico, ha demostrado comprometer el óxido de nitrógeno endotelial en animales de laboratorio, y esto lleva a una disfunción cognitiva. Sabemos que el óxido de nitrógeno tiene un papel importante en el abastecimiento de sangre y la salud vascular, pero también está involucrado en prevenir la formación de la proteína tau, la proteína misma que es señal indicadora de enfermedad de Alzheimer. En 2019 *Nature* publicó un artículo de un grupo en el Instituto Feil de Investigación Familiar del Cerebro y la Mente, del Colegio de Medicina Weill Cornell, cuyo título dice todo: "La sal alimentaria promueve el deterioro cognitivo". En su artículo, los autores explicaron que el mecanismo funciona por medio de una secuencia de óxido de nitrógeno descompuesta, la cual permite la acumulación de esos infames cúmulos de tau.[22]

Mi esperanza es que futuras investigaciones con humanos puedan definir mejor estas interacciones multidimensionales entre la sal y nuestra fisiología, y redefinan los niveles saludables del consumo de sal. Tanto el azúcar como la sal son ingredientes dominantes en la comida diaria de la mayoría de las personas. Además de deshidratar por su cuenta, estos ingredientes deshabilitan el funcionamiento normal del cuerpo y elevan el ácido úrico cuando se consumen en exceso.

Medicamentos que te suben el ácido

Ciertas medicinas elevan tu ácido úrico.[23] No entraré en detalles de cómo sucede para cada medicamento; basta decir que involucra un incremento en la reabsorción de ácido úrico y una disminución de la excreción del mismo, así como un aumento en la producción de purinas, que se degradan en más ácido úrico en el torrente sanguíneo. Se trata de los mecanismos más comunes, pero considera que la quimioterapia, a causa de su citotoxicidad (la capacidad de matar células cancerígenas), también incrementa el ácido úrico al liberar purinas cuando se destruyen esas células (lo explicaré más adelante).

A continuación se encuentra mi lista completa de medicinas que pueden elevar el ácido úrico. Claramente, descontinuar, reducir o mantener el consumo de cualquiera de estos medicamentos es una decisión que debes consultar con tu proveedor de atención médica.

- Aspirina (en dosis de 60-300 mg diarios)
- Testosterona (en tratamientos de reemplazo de testosterona para hombres)
- Topiramato (por ejemplo, Topamax, un anticonvulsivo)
- Ticagrelor (por ejemplo, Brilinta, un anticoagulante)
- Sildenafil (por ejemplo, Viagra)
- Omeprazol (por ejemplo, Prilosec, para el reflujo)
- Ciclosporina (un inmunosupresor)
- Niacina (vitamina B_3; por ejemplo, Niacor)
- Acitretina (por ejemplo, Soriatane, para tratar la soriasis)
- Filgrastim (por ejemplo, Neupogen, para tratar el conteo bajo de glóbulos blancos)
- L-dopa, o levodopa (por ejemplo, Sinemet, para tratar la enfermedad de Parkinson)
- Teofilina (por ejemplo, Theo-24, para tratar enfermedades pulmonares, como asma y bronquitis crónica)
- Diuréticos
- Beta-bloqueadores (por ejemplo, propranolol y atenolol)

Muchas personas olvidan revisar su botiquín una o dos veces al año para hacer un inventario de sus necesidades reales. Se acostumbran a tomar pastillas, cuando de hecho podrían dejarlas por completo. Te daré un claro ejemplo que escucho habitualmente: los medicamentos para combatir la acidez, los inhibidores de la bomba de protones, o IBP (por ejemplo, Nexium, Prilosec, Protonix y Prevacid). Aunque no elevan el ácido úrico tan directamente como algunos de los otros mencionados antes, se estima que 15 millones de estadounidenses usan IBP para tratar la enfermedad de reflujo gastroesofágico (ERGE) y podrían estarse poniendo en peligro de manera colateral.

Tales medicinas bloquean la producción de ácido estomacal, algo que tu cuerpo necesita para tener una digestión normal. No sólo dejan a la gente vulnerable ante infecciones y deficiencias nutricionales y vitamínicas, algunas de las cuales pueden ser fatales, sino que la dejan con un riesgo mayor de cardiopatía y fallo renal crónico, lo que a su vez afecta la capacidad del cuerpo de excretar el ácido úrico. Y hacen de las suyas con tus bacterias intestinales, lo que también puede tener un efecto adverso en la limpieza de ácido úrico de tu cuerpo. Estudio tras estudio muestra que, de las personas que toman IBP para síntomas gastrointestinales, como acidez, 70% no exhibe ningún beneficio, y además todos experimentan cambios adversos en su microbioma intestinal.[24] Y sucede con mucha rapidez: en el lapso de una semana. Tales medicamentos pueden arruinar realmente la integridad de tu sistema digestivo y tu metabolismo. La buena noticia es que, si has sufrido ERGE a largo plazo, la dieta LUV te puede ayudar a remediar la condición. Tus bichos intestinales se regocijarán y te ayudarán a tener niveles óptimos de ácido úrico.

Alcohol y xilitol

Aunque el xilitol no es un medicamento *per se*, quiero señalarlo específicamente porque es un sustituto común del azúcar en muchos productos alimentarios. Ya que tiene un índice glucémico mucho menor que la sacarosa y menos calorías por gramo, se vende como una alternativa saludable al azúcar regular y artificial, y a muchos diabéticos les dicen que le den prioridad por encima de otros azúcares. Se abre camino hacia muchos productos horneados, goma de mascar y pasta de dientes. El xilitol es un azúcar natural (técnicamente es un alcohol de azúcar, un tipo de carbohidrato que no contiene alcohol en realidad) y se puede encontrar en pequeñas e insignificantes cantidades en frutas y verduras fibrosas. Pero desde hace mucho se sabe que provoca un aumento en el ácido úrico al estimular la descomposición de purinas en el cuerpo, y creo que estaríamos mejor si lo evitáramos cuando se añade a productos alimentarios.

El alcohol se clasifica como una droga, pero se puede disfrutar con moderación, poniendo mucha atención al tipo de alcohol que bebes, ya que algunos elevan los niveles de ácido úrico más que otros. La cerveza, por ejemplo, confiere una elevación mayor de ácido úrico que los licores, mientras que beber vino con moderación no eleva las cifras de ácido úrico. Bioquímicamente, el alcohol incrementa el ácido úrico de tres maneras principales: 1) puede ser una fuente de purinas, las cuales producen ácido úrico cuando se descomponen en el cuerpo; 2) provoca que los riñones excreten alcohol en lugar de excretar ácido úrico, dejando como consecuencia más ácido úrico circulante, y 3) incrementa el metabolismo de nucleótidos, una fuente adicional de purinas, la cual también se puede convertir en ácido úrico.

Curiosamente, la razón de que la cerveza sea el peor tipo de alcohol es que está hecha con levadura y, como tal, tiene muchas purinas (dicho lo cual, compartiré algunos consejos para encontrar cervezas libres de purinas en la segunda parte). La gente que toma mucha cerveza no sólo desarrolla obesidad abdominal (panza de cervecero), sino que desarrolla hígado graso, hipertensión y niveles no saludables de triglicéridos. A diferencia de otros formatos de alcohol, como los destilados y el vino, la cerveza da un doble golpe: es rica en purinas y contiene alcohol, lo cual promueve todavía más la producción de ácido úrico. El alcohol se metaboliza de una forma similar a la fructosa, en tanto que convierte ATP en AMP y sienta las bases para la formación de ácido úrico.

Así que el tipo de alcohol que bebes sí hace una diferencia, al igual que tu género.[25] Resulta que, en las mujeres, el consumo de vino está asociado con una disminución del ácido úrico, mientras que no existe un efecto cuantificable en los hombres. La teoría actual es que algunos de los componentes no alcohólicos del vino, como los polifenoles, con sus propiedades antioxidantes, podrían funcionar en las mujeres protegiéndolas contra el ácido úrico alto. Eso no quiere decir que las mujeres tengan carta blanca para consumir vino. Daré recomendaciones específicas en la segunda parte.

Alimentos ricos en purinas

Como ya sabes, muchos alimentos contienen purinas naturalmente, las cuales se metabolizan en ácido úrico. La fuente más concentrada de purinas son los productos animales: la carne roja, como res, cordero y cerdo; las vísceras, como hígado y riñón, y los pescados grasosos, como las anchoas, las sardinas y el arenque. Las lentejas, los chícharos, los frijoles y muchas frutas y verduras también contienen purinas. Pero lo importante es esto: que los alimentos sean ricos en purinas no quiere decir que van a subir tu ácido úrico. Hay muchos matices que debemos abarcar en la segunda parte, donde describo mi dieta LUV y los ajustes alimentarios actuales que puedes hacer para mantener tu ácido úrico bajo.

Aunque comer una tonelada de carne roja, anchoas, vísceras, bebidas azucaradas y alcohol definitivamente elevará tu riesgo de tener ácido úrico alto y sus afecciones relacionadas, no vas a tener una sobredosis de chícharos, espárragos ni espinacas, ni culparás a esas joyas nutricionales de tu ácido úrico alto. Varios estudios amplios demuestran que no hay relación entre el consumo de verduras, ni siquiera el consumo de verduras ricas en purinas, y el ácido úrico elevado. De hecho, algunos alimentos que contienen purinas, como frutas enteras ricas en vitamina C, verduras fibrosas y ciertos productos lácteos y de soya, te pueden *proteger* de las elevaciones de ácido úrico. Sin embargo, la soya tiene una acotación porque necesitas tener cuidado con la soya de fuentes OGM. (Te daré una guía al respecto en la segunda parte.)

Para ponerlo en perspectiva, consideremos una amplia revisión realizada en 2018 que evaluó 19 estudios transversales para determinar el riesgo de gota relativo al consumo de diversos alimentos.[26] Abajo se encuentra una lista de alimentos que incrementan y disminuyen el riesgo.

- Productos del mar: 31% más riesgo
- Carne roja: 29% más riesgo
- Fructosa: 114% más riesgo
- Alcohol: 158% más riesgo
- Productos lácteos: 44% *menos* riesgo
- Productos de soya: 15% *menos* riesgo
- Verduras: 14% *menos* riesgo
- Café: 24% *menos* riesgo (sólo en hombres; ve más a continuación)

Aun dejando de lado el riesgo de gota, cuando los investigadores conectaron los puntos entre estas categorías de alimentos y el riesgo de hiperuricemia, o elevación del ácido úrico, los porcentajes resultaron muy similares: los productos del mar, la carne roja, el alcohol y la fructosa encabezaban la lista de los que aumentaban el riesgo, y el café, los productos lácteos y los productos de soya lideraban la reducción del riesgo. El café resultó ser el ganador para los hombres, al reducir el riesgo de gota e hiperuricemia de manera significativa, pero en las mujeres parecía incrementar marginalmente el riesgo de hiperuricemia (aunque no de gota). En la segunda parte describiré lo que esto implica para el consumo de hombres y mujeres.

Algo que me gustaría señalar es que todos experimentamos cinco sabores básicos: dulce, salado, amargo, agrio y umami. *Umami* literalmente significa "delicioso sabor agradable" o "ricura" en japonés, y le debe su cualidad suculenta en gran parte al glutamato, un aminoácido que se encuentra comúnmente en el glutamato monosódico, o GMS. Todos los alimentos ricos en purinas son alimentos umamis; cuando se te hace agua la boca por el delicioso sabor umami, es un antojo de productos ricos en purinas.[27] Estos alimentos son seductoramente buenos y hacen que volvamos por más, enviándonos por el camino hedónico. El umami apoya los atracones y las reservas de todo, aun cuando no se avecine ninguna hambruna real en el futuro.

Los fabricantes de comida aman utilizar el umami en la forma de GMS para incrementar el sabor y estimular el consumo de alimentos, pero la mayoría de ellos provoca elevaciones en el ácido úrico por dos razones principales. Una, como ya dije, el GMS se encuentra en alimentos ricos en purinas. Y dos, el GMS se fabrica comúnmente con aditivos que se convierten en ácido úrico, como inosinatos y guanilatos. Las investigaciones muestran que darles GMS a ratones induce obesidad si se les suministra a edades tempranas.[28] Además, servir GMS a ratones adultos hace que desarrollen resistencia a la insulina, triglicéridos altos, presión alta y aumente el tamaño de su cintura, todas características del síndrome metabólico y todas explicables en el contexto del ácido úrico. En pruebas con humanos, un estudio con adultos sanos que fueron observados a lo largo de poco más de cinco años mostró que un alto consumo de GMS se correlacionaba con un mayor índice de masa corporal conforme se disparaba el peso de los participantes.[29] Varios estudios con humanos también han vinculado un elevado consumo de GMS con la hipertensión.[30]

Los mecanismos subyacentes de estos resultados siguen bajo estudio y probablemente involucren varias vías, incluyendo las que afectan el páncreas, el metabolismo de la glucosa y su control general. Aunado a ello, el GMS puede alterar el equilibrio energético del cuerpo aumentando la palatabilidad de la comida y perturbando la señalización de la leptina. Las investigaciones también demuestran que el GMS dispara la liberación de químicos inflamatorios, como la interleucina-6 y el TNF-alfa, que a su vez alimentan la resistencia a la insulina.[31] Y un estudio chileno de 2020 mostró que darles GMS a ratas obesas provocaba elevaciones en colesterol, glucosa y ácido úrico.[32] Los niveles altos de ácido úrico en ratas obesas son de esperar, ya que el peso extra dificulta que los riñones se deshagan del metabolito. Pero otros eventos biológicos pueden darse en presencia del GMS, los cuales elevan el ácido. Considera que la obesidad y la hipertensión inducidas por el GMS por sí mismas mantendrán los niveles de ácido úrico más arriba de lo normal porque tales condiciones impiden que los riñones excreten el ácido de manera eficiente.

Todos hemos recibido el mensaje de que el GMS no es un ingrediente beneficioso y que no deberíamos consumirlo mucho, sobre todo cuando se oculta en la comida ultraprocesada. En el pasado se le acusó malamente de provocar dolores de cabeza y migrañas, pero no rehuirá la culpa de subir el ácido úrico. Se trata de un ingrediente que bien nos vendría dejar.

Condiciones de salud vinculadas con el ácido úrico elevado

Ya sabes que los trastornos metabólicos están específicamente vinculados con el ácido úrico alto. A continuación se encuentran algunas condiciones más que podemos añadir a la lista.

Psoriasis: La conexión entre la psoriasis, la artritis psoriásica y la gota se documentó desde hace décadas. Pero es reciente que los científicos hayan descubierto que el común denominador ahí es el ácido úrico elevado, un subproducto de la rápida renovación de células de la piel y la inflamación sistémica vista en personas genéticamente propensas a tener psoriasis. Claro está, la psoriasis es un trastorno dérmico inflamatorio crónico, relacionado con la inmunidad, y 25% de los pacientes que la padecen también sufre de enfermedad articulatoria (artritis psoriásica).

En un vasto estudio de 2014 que extrajo casi 99 000 participantes de dos bases de datos grandes y sumó casi 28 000 hombres y 71 000 mujeres, los investigadores descubrieron que los hombres con psoriasis son dos veces más propensos a desarrollar gota que los hombres sin la condición; que las mujeres con psoriasis son 1.5 veces más propensas a desarrollar gota que las mujeres sin la condición, y que hombres y mujeres con ambas, psoriasis y artritis psoriásica, tenían cinco veces más propensión a desarrollar gota que sus contrapartes sanas.[33]

Ya hay investigaciones en curso para comprender por completo los mecanismos entrelazados subyacentes detrás de estas condiciones, pero sin duda comparten interacciones complejas que involucran la inflamación sistémica y la disfunción metabólica, lo que también afecta la función inmunológica. En 2020 un grupo de investigadores franceses le dio un nombre a la condición de tener tanto gota como psoriasis, *psout*, y solicitaron más estudios con la esperanza de que la gente con psoriasis pudiera manejar su condición con sólo controlar sus niveles de ácido úrico.[34]

Insuficiencia renal y enfermedad renal crónica: La insuficiencia renal (la incapacidad de los riñones de filtrar los desechos) y la enfermedad renal crónica (ERC) aquejan a una parte significativa de la población. La enfermedad renal, por ejemplo, la cual sigue a una insuficiencia renal, afecta un estimado de 37 millones de personas en Estados Unidos, o 15% de la población adulta —más de uno de cada siete adultos— y aproximadamente 90% de las personas con ERC no sabe siquiera que la tienen. Uno de cada tres adultos (aproximadamente 80 millones de personas) está en riesgo de ERC. La conexión debería tener sentido: cuando tus riñones no pueden mantener el paso de la filtración y excretar los productos de desecho, como el ácido úrico, adivina qué: el ácido úrico se acumula.

Hipotiroidismo: Un estimado de 20 millones de personas tiene alguna forma de enfermedad tiroidea, y de acuerdo con la Asociación Americana de la Tiroides, más de 12% de la población de Estados Unidos desarrollará una condición tiroidea durante su vida. Desde 1955 sabemos de la relación entre el hipotiroidismo y el ácido úrico elevado. Pero no fue sino hasta 1989 que se describió la relación entre el ácido úrico alto y ambos, el hipotiroidismo y el hipertiroidismo.[35] Como ya mencioné antes, la falta de niveles adecuados de hormonas tiroideas (en el caso del hipotiroidismo) comprometerá la excreción de ácido úrico e inflará el nivel de ácido úrico en la sangre.

En el hipertiroidismo, la función tiroidea exacerbada lleva a la descomposición de tejidos y, por ende, a la liberación de purinas, que entonces se vuelven ácido úrico durante su procesamiento. También debo añadir que la tiroides es un regulador maestro del metabolismo y puede recibir una gran influencia de la leptina, una de las hormonas que recientemente se señalaron como reguladoras del ácido úrico. Recordarás que tanto un desequilibrio como una deficiencia de leptina y los niveles altos de ácido úrico son indicadores de síndrome metabólico y que los dos están conectados íntimamente.

Envenenamiento con plomo: Cuando en 1848 el médico inglés Alfred Baring Garrod descubrió un incremento anormal de ácido úrico en la sangre de sus pacientes con gota, marcó la primera ocasión en que la condición se describió como ocasionada por un exceso de ácido úrico. Nadie había hecho esa conexión antes.

Fue un tiempo en que los crecientes informes de gota en Inglaterra se atribuían en gran medida al envenenamiento con plomo, y Garrod estaba muy consciente de la asociación entre el plomo y la gota y la enfermedad renal. En esencia, el plomo impide que los riñones excreten el ácido úrico, promoviendo así la acumulación. La exposición al plomo en tiempos de Garrod era bastante común, ya que se abría camino hacia muchas bebidas alcohólicas (de inmediato puedes ver el doble cataclismo). Muchas bebidas alcohólicas populares en esa época, entre ellas sidras fuertes y vinos fortificados, como el oporto y el jerez, se fabricaban y guardaban en equipos y barricas que contenían plomo. La basura diaria de la gente estaba aderezada con plomo; al mismo tiempo, el consumo de azúcar experimentaba un marcado aumento en su introducción a los licores, el té, el café y los postres (aunque la invención del jarabe de maíz de alta fructosa tuviera que esperar un siglo más o menos).

Hoy en día estamos mucho más conscientes de los peligros del envenenamiento con plomo e intentamos controlar las fuentes de metales pesados. Sin embargo, todavía merodea, y resulta que niveles muy bajos de exposición pueden conducir a una elevación del ácido úrico. En un estudio publicado en los *Annals of Internal Medicine*, en 2012, los investigadores informaron que el riesgo de gota aumentaba incluso entre adultos cuyos niveles de plomo en la sangre *son varias veces más bajos de lo que los* CDC *consideran aceptable*.[36]

No existe tal cosa como un nivel seguro y aceptable de plomo en el cuerpo, y éste es difícil de erradicar. Si vives en una casa vieja, con pintura de plomo descascarada, sería ideal que te hicieras un análisis de plomo. También nos beneficia a todos asegurarnos de evitar el agua contaminada con plomo, lo que asoló a Flint, Michigan, de 2014 a 2019. Esta clase de contaminaciones están destinadas a volver a ocurrir, y muchas veces no sabemos de las filtraciones hasta que el daño está hecho.

Síndrome de lisis tumoral: Si estás siendo tratado por cáncer, podrías desarrollar algo llamado *síndrome de lisis tumoral*. Aunque es una condición muy rara, se caracteriza por la constelación de alteraciones metabólicas que ocurren cuando un gran número de células tumorales muere rápidamente, por lo general como resultado de la quimioterapia. Entre los trastornos metabólicos se encuentra la liberación de purinas, las cuales se metabolizan en ácido úrico. Recuerda que cualquier cosa que tenga que ver con la descomposición tisular (celular) elevará el ácido úrico. Lo que implica que otros eventos también lo pueden provocar, como un traumatismo físico, el ejercicio excesivo e incluso el ayuno. La razón del repunte durante el ayuno debería sonarte familiar: ayunar le dice al cuerpo que hay escasez de comida, y el ácido úrico es la señal del cuerpo de entrar en modalidad de conservación: conservar energía y descomponer tejidos cuando sea necesario para obtener energía (liberando así purinas).[37] Por ello, es importante programar tus análisis de ácido úrico adecuadamente después de ayunar.

Existen múltiples beneficios al ayunar, pero cuando se calcula bien, como verás en el siguiente capítulo, puede ayudar a restaurar la sensibilidad a la insulina, ayudar a perder peso y activar el proceso de autofagia, el cual limpia desechos celulares. Los niveles de ácido úrico por lo general vuelven a su parámetro inicial 24 horas después de terminar el ayuno. Te mostraré cómo practicar un ayuno intermitente en la segunda parte y promoveré la adopción de una dieta cetogénica muy baja en calorías, con una restricción significativa de carbohidratos, para quien quiera perder peso. Al igual que ayunar, las dietas cetogénicas pueden provocar un pico transitorio de ácido úrico, pero la meta general de la pérdida de peso hace que valga la pena, y el típico retorno a niveles normales de ácido úrico después de abandonar la dieta cetogénica hace que esté bien una elevación temporal para la mayoría de las personas. Sólo tienes que observar de cerca tus niveles, sobre todo si tienes antecedentes de gota o problemas renales. Para la gente que no quiere añadir un elemento cetogénico a este programa, la dieta LUV será más que suficiente tanto para perder peso como para reducir el ácido úrico.[38] En pocas palabras, no necesitas entrar en cetosis para extraer los beneficios de la dieta LUV, la cual cubre todos los puntos del manejo adecuado del ácido úrico, mejorando tu fisiología general para restaurar y reavivar una salud radiante.

Falta de movimiento regular (es decir, pasar mucho tiempo sentado)

¿En serio te sorprende que llevar una vida sedentaria sea malo para ti? He escrito extensamente sobre la magia del movimiento, desde el hecho de que mantiene tu metabolismo andando y enciende genes vinculados con la longevidad, hasta su impacto positivo en tu salud cerebral y la prevención de todas las enfermedades que pueden atacarnos. Estamos diseñados para ser atletas, lo mismo que decir que la selección natural llevó a los primeros humanos a evolucionar en seres sumamente ágiles: desarrollamos piernas largas, dedos de los pies cortos y gruesos, cerebros grandes y oídos internos intrincados para ayudarnos a mantener el equilibrio y la coordinación al caminar en sólo dos pies, en lugar de cuatro. Nuestro genoma, en el transcurso de millones de años, evolucionó entre retos físicos constantes en nuestro esfuerzo por encontrar comida. De hecho, nuestro genoma *espera* el ejercicio frecuente para mantener la vida. Desafortunadamente, muy pocos respetamos ese requerimiento hoy en día. Y tenemos la enfermedad crónica y los índices de mortalidad altos para demostrarlo. Los expertos calculan que casi 10% de la tasa de mortandad a nivel mundial se puede atribuir a los estilos de vida cada vez más sedentarios,[39] y la Organización Mundial de la

Salud considera la inactividad física como una causa principal de enfermedad y discapacidad.[40]

Muchos medios de comunicación han cubierto todos los ángulos respecto a que "estar sentado es el nuevo tabaquismo". El estudio que más titulares provocó fue una revisión sistemática y un metaanálisis de 2015 publicado en los *Annals of Internal Medicine*, el cual mostró que el comportamiento sedentario estaba vinculado con muerte prematura por todas las causas, así como un incremento en el riesgo de enfermedad cardiovascular, diabetes y cáncer.[41] Aunque no te parezca sorprendente, se ha descubierto que es cierto sin importar la cantidad de actividad física que se realice en un estilo de vida por lo demás dominado por un comportamiento sedentario. En otras palabras, una hora de entrenamiento no compensa estar sentado el resto del día. Lo mismo que ser un guerrero los fines de semana y evitar hacer ejercicio el resto de la semana. Además, se ha visto que el movimiento rutinario para romper con el comportamiento sedentario previene enfermedades y muerte. Y no tiene que ser tanto: otro estudio de 2015, por ejemplo, el cual evaluó a sujetos a lo largo de varios años, reveló que levantarte de la silla durante al menos *dos minutos* para tener una actividad ligera se asociaba con una reducción de 33% del riesgo de muerte prematura por cualquier causa.[42]

> Toma el reto de los dos minutos: si levantas tu trasero cada hora durante sólo dos minutos para realizar una actividad ligera (saltar, hacer algunas sentadillas y desplantes, caminar rápidamente alrededor de la cuadra), los expertos dicen que reduces tu riesgo de muerte por toda causa ¡en 33%! Es un sacrificio minúsculo por más tiempo de vida.

Varios efectos se fusionan cuando el cuerpo está ocupado en alguna actividad física. Primero, el ejercicio es un potente antiinflamatorio. Asimismo, mejora la sensibilidad a la insulina, ayuda a manejar el equilibrio de la glucosa y reduce las proteínas de glicación, un proceso biológico en el que la glucosa y las proteínas se enredan, haciendo que los tejidos y las células se vuelvan tiesas y pierdan flexibilidad. Sabemos que es cierto por estudios sobre los efectos del ejercicio en la hemoglobina A1c, otro marcador de glicación. El ejercicio además ha demostrado inducir el crecimiento de nuevas neuronas en el cerebro y nos ayuda a incrementar la agudeza mental, crear reservas cognitivas y evitar el deterioro.

En los últimos años los investigadores finalmente empezaron a estudiar el papel que tiene el ejercicio en los niveles de ácido úrico, y no es ninguna sorpresa que se hayan topado con la misma curva en forma de U que describí en el capítulo 1: demasiado ejercicio extenuante puede causar un recambio incremental de tejido ATP (trifosfato de adenosina), lo que provocaría un aumento en el cúmulo de purinas, el precursor inmediato del ácido úrico; pero muy poco ejercicio también aumenta el riesgo de ácido úrico elevado. En uno de los primeros estudios de su clase que notó la asociación entre el comportamiento sedentario y la hiperuricemia, un grupo de investigadores de Corea del Sur descubrió en 2019 que las personas que pasaban 10 o más horas sentadas al día tenían más probabilidad de padecer hiperuricemia que quienes pasaban menos de cinco horas inactivos al día.[43] No se trató de ningún estudio pequeño: observó a más de 160 000 hombres y mujeres sanos. Los investigadores calcularon igualmente que el riesgo de niveles elevados de ácido úrico se redujo 12% con actividad física de baja y moderada intensidad, y 29% con actividad física de alta intensidad. Y aunque desconocemos toda la biología detrás, sabemos que el comportamiento sedentario y la hiperuricemia están conectados con la resistencia a la insulina y la obesidad, y que la combinación de movimiento físico y pérdida de peso puede dar como resultado mejoras dramáticas en los niveles de ácido úrico.[44]

No me voy a preocupar demasiado por los fanáticos del ejercicio que realizan actividades con regularidad, a veces lo suficientemente rigurosas para descomponer tejidos y elevar el ácido úrico. Me preocupa más la generalidad de la población, la gente que no suda ni reta físicamente a su cuerpo lo suficiente para extraer los beneficios del movimiento. La buena noticia es que hay una gran variedad de formas sencillas, accesibles y económicas para hacer ejercicio físico adecuado y agradable. Te daré algunas ideas en la segunda parte.

Capítulo 6

Los nuevos hábitos de LUV

El poder de cinco suplementos clave, la tecnología de los monitores continuos de glucosa y de la restricción en los tiempos de alimentación para reducir el ácido

Come para vivir, no vivas para comer.
SÓCRATES

Si leíste un titular que decía: "El azúcar lleva a una muerte prematura, pero no por obesidad", ¿quién considerarías que es el culpable? Suena a trampa porque todos sabemos que la obesidad es consecuencia de consumir demasiada azúcar y la obesidad mata.

Ése fue el encabezado de una noticia que sacó la Asociación Americana para el Avance de la Ciencia en marzo de 2020, cuando un nuevo estudio dirigido por el Consejo de Investigación Médica-Instituto de Ciencias Médicas de Londres, en Reino Unido, contradijo la creencia común de que la obesidad resultante de un exceso de azúcar era la causa principal por la que morían prematuramente las personas con una debilidad por lo dulce.[1] Los investigadores expusieron que una muerte temprana por el consumo excesivo de azúcar se relacionaba con la acumulación de ácido úrico, y no, contrario a la creencia común, como resultado de problemas metabólicos —como la diabetes—, que típicamente se asocian con las dietas abundantes en azúcar.

Por supuesto, el hallazgo sorprendió a los investigadores, quienes concluyeron que la muerte prematura por saturación de azúcar no necesariamente era consecuencia directa de la obesidad misma. Aunque el estudio se realizó con moscas de fruta, las cuales se utilizan como sustituto de los humanos en estudios de laboratorio, colaboradores de la Universidad de Kiel, en Alemania, replicaron los resultados en humanos, mostrando que el consumo de azúcar alimentaria se asocia con una menor función renal y un aumento de purinas en la sangre, lo que a su vez conduce a un incremento en los niveles de ácido úrico.[2] Y tales niveles altos de ácido úrico infligen un daño que acorta la vida. Las moscas alimentadas con una dieta rica en azúcar, como sus contrapartes humanas, muestran muchas características de enfermedades metabólicas: engordan y se vuelven resistentes a la insulina. Pero ahora debemos reconocer que el ácido úrico elevado es un culpable sigiloso en estos resultados, incluyendo la muerte prematura. Lo que de nueva cuenta implica que no tienes que ser obeso ni tener condiciones metabólicas relacionadas con la obesidad para perder la vida si tus cifras de ácido úrico se encuentran constantemente saturadas.

Ahora que ya tienes un panorama del papel del ácido úrico en la biología y los factores que disparan elevaciones peligrosas, examinemos las formas de tener bajo control a este escurridizo delincuente, empezando con cinco suplementos clave para bajar directamente el ácido úrico, con una amplia documentación en la literatura científica.[3]

Cinco suplementos para bajar el ácido

Quercetina: La quercetina es un polifenol (una familia de micronutrientes que incluye a los flavonoides) alimentario relevante, con potentes propiedades antioxidantes, antiinflamatorias y antipatogénicas. Es un pigmento que les da color a muchas plantas y actúa como regulador inmunológico capaz de prevenir o desacelerar el desarrollo de enfermedades degenerativas. Se encuentra presente en diversos alimentos, muchas frutas y verduras, como manzanas, moras, cebollas (en particular las cebollas moradas), jitomates cherry y brócoli, así como otras verduras de hoja verde. Además de sus características antiinflamatorias y antioxidantes, la quercetina ha demostrado ayudar a controlar los procesos mitocondriales. Una nueva investigación revela que suplementar con quercetina puede tener efectos beneficiosos en enfermedades neurodegenerativas en particular: en modelos con ratones de laboratorio manipulados para imitar indicios de la enfermedad de Alzheimer, la quercetina reduce la acumulación negativa de placas de proteína asociada con la enfermedad. Inhibe además la formación de AGE en el cuerpo. (AGE, *edad* en inglés, hace referencia a los "productos finales de glicación avanzada", compuestos dañinos formados en el cuerpo como resultado de una mala reacción química que tiene lugar bajo ciertas circunstancias, y su abreviatura es adecuada, ya que su acumulación te envejece de adentro hacia afuera; más al respecto en breve.)

Ahora bien, esto es lo que vuelve a la quercetina una joya para reducir el ácido úrico: inhibe las acciones de una enzima llamada *xantina oxidasa*, la cual se requiere durante el paso final de la producción de ácido úrico en el cuerpo. Cualquier cosa que pueda inhibir esta enzima reducirá la producción de ácido úrico (y sí, así es como funcionan los medicamentos para bajar el ácido úrico, como el alopurinol; también interfieren con la actividad de la enzima). En un prominente estudio de 2016 con adultos sanos que tenían niveles altos de ácido úrico, aunque dentro del rango "normal", un mes de tomar diario quercetina (en dosis de 500 mg) llevó a una disminución significativa de sus cifras.[4] Los efectos reductores del ácido de la quercetina fueron más dramáticos en personas con niveles de ácido úrico superiores a lo normal.

Los autores declararon que "la quercetina puede ser un método prometedor para bajar los niveles de ácido úrico en personas con ácido úrico en la sangre por encima de un rango óptimo, para quienes se encuentran en alto riesgo y todavía no hayan desarrollado ninguna enfermedad, o para pacientes en recuperación después de un tratamiento". Asimismo, en estudios con personas en alto riesgo de eventos cardiovasculares, la quercetina también ha probado disminuir la presión sanguínea y los niveles de colesterol LDL en la sangre.[5]

Recomiendo una dosis de 500 mg al día.

Luteolina: Al igual que la quercetina, la luteolina le debe sus poderes reductores de ácido a su capacidad de inhibir la xantina oxidasa. Asombrosamente, la luteolina ha mostrado tener propiedades para disminuir el ácido a la altura de los del alopurinol. También se ha visto que previene la disfunción de células beta en el páncreas. Dado que el ácido úrico elevado puede causar un daño directo al páncreas, cuyas células beta son clave para producir insulina, se trata de un hallazgo importante. En 2017, en un estudio japonés de doble ciego, controlado por placebo, realizado con personas que tenían hiperuricemia moderada, quienes recibieron el suplemento de luteolina terminaban con valores significativamente más bajos de ácido úrico que la gente en el grupo de control.[6]

Además de encontrarse en el extracto de flor de crisantemo, este flavonoide se concentra de manera natural en muchas frutas y verduras, sobre todo pimiento morrón verde, apio, cítricos y brócoli. Hierbas como el tomillo, la hierbabuena, el romero y el orégano contienen luteolina. Así como la mayoría de los flavonoides, la luteolina da un aporte muy poderoso: tiene propiedades antiinflamatorias y antioxidantes, y en estudios con animales muestra señales de conferir beneficios cardioprotectores y neuroprotectores. También se están realizando estudios para explorar el poder anticancerígeno de la luteolina.[7]

Recomiendo una dosis de 100 mg al día.

DHA: Tal vez ninguna otra molécula haya recibido tanta atención en mi campo como el DHA, o ácido docosahexaenoico, un ácido graso omega-3. Es un componente básico importante de las membranas que rodean las células cerebrales, particularmente las sinapsis, las cuales se encuentran en el corazón del funcionamiento eficiente del cerebro. Ayuda a reducir la inflamación en el cerebro y por todo el cuerpo, y pareciera incrementar el factor neurotrófico derivado del cerebro (FNDC), el "fertilizante" favorito del cerebro para las nuevas neuronas. El DHA también combate la inflamación en el intestino provocada por una mala alimentación, puede bloquear los efectos nocivos de una dieta abundante en azúcar, sobre todo fructosa, y ayuda a prevenir la disfunción metabólica.

La relación entre el DHA y la fructosa es particularmente intrigante y relevante para el control del ácido úrico. En el capítulo 4 mencioné un estudio de 2017 realizado por científicos de la UCLA sobre los efectos perjudiciales de la fructosa en el cerebro desde la perspectiva de la participación del ácido úrico. Este equipo de investigadores también descubrió que el DHA puede ayudar a neutralizar esos efectos negativos, con lo cual llamaron al DHA el ácido graso que mejor pelea contra la fructosa.[8] Lo que hicieron en su estupendo experimento fue primero entrenar a las ratas para escapar de un laberinto. Luego las dividieron en tres grupos distintos: uno recibía agua mezclada con fructosa; otro recibía la misma mezcla de agua y fructosa, pero también una dieta con abundante DHA, y el tercero tomaba agua simple, sin fructosa ni DHA. Seis semanas después, los investigadores pusieron a prueba a los roedores, los animaron a que intentaran escapar del mismo laberinto y los observaron. ¿Qué grupo tuvo problemas? Las ratas que consumieron agua mezclada con fructosa cruzaron el laberinto a la mitad de la velocidad que las ratas que sólo tomaron agua, con lo que se demostró que la fructosa había afectado su memoria. Pero las ratas que recibían la mezcla de agua y fructosa en combinación con una dieta rica en DHA resolvieron el laberinto *a la misma velocidad* que el grupo que sólo tomó agua. Era una evidencia clara de que el DHA protegía contra los efectos negativos de la fructosa.

El DHA también tiene un papel importante en la regulación de la forma como funcionan las células endoteliales vasculares. Recuerda que el exceso de ácido úrico compromete la producción y función del óxido de nitrógeno, mermando la salud vascular y llevando a una disminución de la capacidad de los vasos sanguíneos de dilatarse adecuadamente (y apoyar la señalización óptima de insulina en el interior de los vasos). Los efectos positivos tan sobresalientes del DHA en las células endoteliales vasculares crea un potente contrapeso frente al impacto adverso del ácido úrico alto.

En 2016 el *American Journal of Clinical Nutrition* informó que el DHA le ganaba a otro popular ácido graso omega-3, el ácido eicosapentaenoico (EPA), en términos de propiedades antiinflamatorias.[9] (Aunque está bien comprar DHA combinado con EPA.) Nuestro cuerpo puede generar pequeñas cantidades de DHA y somos capaces de sintetizarlo a partir de una grasa omega-3 alimentaria común, el ácido alfalinolénico. Pero es difícil obtener todo el DHA que necesitamos de la comida que consumimos, y tampoco podemos depender de la producción natural del cuerpo. Mínimo necesitamos entre 200 y 300 mg diarios, pero casi todas las personas consumen menos de 25% de esta cantidad y les vendría muy bien sobrepasar el mínimo. Elige un suplemento de aceite de pescado o DHA derivado de algas marinas.

Recomiendo una dosis de 1 000 mg al día.

Vitamina C: Conoces a la vitamina C por sus beneficios ampliamente documentados en favor de la inmunidad. Necesitamos obtener vitamina C, también llamada ácido ascórbico, de los alimentos, ya que no podemos generar este vital nutriente por nuestra cuenta. Es necesario para el crecimiento, desarrollo y reparación de todos los tejidos, desde los vasos sanguíneos y los cartílagos, hasta músculos, huesos, dientes y colágeno. La vitamina C también es crucial para muchos procesos corporales, como la cicatrización de heridas, la absorción del hierro y el funcionamiento adecuado del sistema inmunológico.

En el tratamiento y el manejo de la gota, frecuentemente se alaba la vitamina C como una heroína.[10] Y con buena razón: una serie de estudios expone que los poderes de la vitamina C para disminuir el ácido úrico son suficientes para ayudar a proteger incluso a personas susceptibles de episodios de gota. En un estudio con casi 47 000 hombres a lo largo de un periodo de 20 años, publicado en *Archives of Internal Medicine*, investigadores de la Universidad de Columbia Británica descubrieron que las personas que tomaban un suplemento de vitamina C tenían 44% menos riesgo de gota.[11] Y en un metaanálisis riguroso realizado por científicos de la Universidad Johns Hopkins, quienes resumieron los hallazgos de pruebas controladas al azar, publicadas en más de 2 000 artículos, se logró un resultado unánime: "La suplementación de vitamina C reducía de manera significativa el AUS [ácido úrico en suero]".[12]

¿Por qué serviría la vitamina C? De acuerdo con el estudio de Johns Hopkins, la vitamina C incrementa la excreción urinaria del ácido úrico, puede limitar la reabsorción de ácido úrico en los riñones y, curiosamente, ya que la vitamina C es un poderoso antioxidante, puede reducir el daño a tejidos que podrían llevar a más producción de ácido úrico. Parte de la razón de que tantas frutas cítricas ricas en vitamina C sean beneficiosas para bajar el ácido úrico sin duda involucra el papel de este micronutriente.

Recomiendo una dosis de 500 mg al día.

Clorela: Es posible que no hayas escuchado de la clorela antes, pero se trata de un alga medicinal unicelular, de agua dulce. Hay muchas especies, pero la que más se estudia en relación con el descenso de ácido úrico es *C. vulgaris*, la cual puedes encontrar fácilmente en forma de suplemento. La clorela se usa por lo general para ayudar a mitigar las características del síndrome metabólico, ya que es sabido que es útil para disminuir la glucosa y la proteína C reactiva. Además, se sabe que disminuye los triglicéridos, estimula la sensibilidad a la insulina y mejora las enzimas hepáticas. Es un gran desintoxicante que se adhiere a pesticidas y metales pesados en el torrente sanguíneo para ayudar a sacarlos del cuerpo.

En un estudio de 2017 que empleó clorela para tratar a pacientes con enfermedad de hígado graso no alcohólico los investigadores descubrieron diferencias impresionantes entre las personas que tomaban clorela *versus* las que recibieron un placebo, después de ocho semanas.[13] Aunado a registrar caídas en la glucosa en ayuno, los marcadores inflamatorios y el ácido úrico, y junto a señales de una mejor función hepática en pacientes que recibieron la clorela (contrario a los pacientes que tomaron el placebo), el grupo de clorela experimentó una pérdida de peso significativa. Recuerda, los pacientes con EHGNA están en riesgo de aumentar de peso porque tienen resistencia a la insulina y producen grasa activamente como resultado de su condición (90% de los pacientes con EHGNA tiene por lo menos una característica del síndrome metabólico). Si un suplemento puede hacer todo eso en personas con EHGNA, imagina lo que puede hacer por alguien que no la padezca. La clorela es un sobrealimentador biológico.

La clorela tiene además otras aplicaciones gracias a sus efectos antiinflamatorios. Actualmente se están realizando estudios, por ejemplo, argumentando su uso en el tratamiento de la depresión, lo que se ve más y más como un trastorno inflamatorio. En un estudio piloto de seis semanas con pacientes con un trastorno severo de depresión los investigadores documentaron mejoras importantes en quienes tomaron clorela aparte del tratamiento estándar con antidepresivos.[14] Se atenuaron los síntomas físicos y cognitivos de la depresión, así como los síntomas de la ansiedad.

Recomiendo una dosis de 1 200 mg de *C. vulgaris* al día.

Te estaré recordando las dosis recomendadas para estos cinco suplementos clave en la segunda parte, donde describo el programa semana por semana. Empezarás a tomar tus suplementos en el preámbulo de la semana 1. Por ahora veamos otras dos tácticas útiles que debes considerar en tu plan transformacional completo: el monitoreo continuo de la glucosa (MCG) y las ventanas de alimentación (VA). Ambas te ayudarán en tu camino hacia la reducción del ácido y optimizarán tu fisiología entera, de pies a cabeza. Son estrategias complementarias en el plan de acción maestro.

Medir con regularidad la glucosa con la tecnología MCG

No puedo insistir lo suficiente en la importancia de mantener la glucosa bajo control. Como recordatorio, el azúcar en la sangre (glucosa) es una sustancia clave para el metabolismo humano, que sirve como materia prima que las células utilizan para producir la energía requerida para abastecer todos los procesos celulares. Nuestro cuerpo trabaja muy duro para mantener la glucosa dentro de un rango estrecho, el equivalente a una cucharadita de azúcar en todo el torrente sanguíneo, ya que demasiada o muy poca puede ocasionar problemas en el cuerpo y hacer que tus procesos metabólicos sean menos eficientes. Hasta este momento del libro me he enfocado principalmente en el ácido úrico, pero sería negligente de mi parte no pasar un poco más de tiempo tratando la glucosa sanguínea y los efectos nocivos de su desequilibrio. Ten paciencia, ya que es relevante para manejar tu ácido úrico. Es como una telaraña gigante: cuando jalas un hilo, todo se mueve. No podemos jalar el hilo metafórico del ácido úrico sin considerar los que están entrelazados con la glucosa. Ambos parámetros ayudan a completar este patrón tan complejo.

Dado la gran cantidad de efectos nefastos que puede tener el exceso de glucosa, no es ninguna sorpresa que la mayoría de las enfermedades crónicas asociadas con el ácido úrico alto también tenga sus raíces en un control inadecuado de la glucosa. Sería biológicamente difícil tener uno de estos parámetros —ácido úrico o glucosa— bajo control y el otro no. Los dos biomarcadores que reflejan tanto el metabolismo de glucosa como el de purinas colaboran en conjunto y en cada detalle de la biología del cuerpo. Uno podría argumentar que 9 de las 10 causas principales de muerte en Estados Unidos están relacionadas o se ven exacerbadas por la glucosa desregulada —¡todas menos los accidentes!—.[15] Y, por consiguiente, dada la participación central del ácido úrico en los procesos metabólicos, cuando no está regulado o existe una hiperuricemia crónica se vuelve coconspirador de esta situación. Solíamos morir principalmente de enfermedades infecciosas y hambre, pero ahora morimos principalmente de enfermedades metabólicas.

Como ya sabes, la glucosa es un producto de la descomposición de los carbohidratos que consumimos en nuestra dieta. Cuando la glucosa entra en el torrente sanguíneo, envía la señal al páncreas para que libere insulina, una hormona que les dice a las células que absorban la glucosa, permitiéndoles procesarla y, así, restaurar la concentración de azúcar en la sangre a su rango ideal limitado. Las mitocondrias procesan parte de la glucosa que entra en las células para formar la energía (llamada ATP) que utilizan nuestras células. El exceso de glucosa se guarda en los músculos y el hígado como cadenas de glucosa llamadas glicógeno. La glucosa también se puede convertir en grasas (por lo general, triglicéridos) y se conserva en las células adiposas. Por otra parte, si es necesario, el cuerpo puede generar glucosa a partir de grasa o proteína, por medio de un proceso llamado *gluconeogénesis*.

Es posible que también estés familiarizado con el hecho de que la glucosa provoca resistencia a la insulina cuando inunda constantemente el cuerpo (como suele ocurrir, por medio de un sobreconsumo de alimentos ultraprocesados, llenos de azúcares refinados), provocando picos directos y perpetuos en los niveles de insulina. Con el tiempo, nuestras células se adaptan, reduciendo la cantidad de receptores en su superficie para responder a la insulina. En otras palabras, nuestras células se desensibilizan a sí mismas frente a la insulina, como si se estuvieran rebelando contra su diluvio. Esto provoca la clásica resistencia a la insulina, y el páncreas responde bombeando más insulina. Así que se vuelven necesarios los niveles altos de ésta para que las células absorban el azúcar. Lo cual crea un problema cíclico que culmina en diabetes tipo 2.

Pero la glucosa no es la única villana aquí. Como ya dije, las principales investigaciones de hoy nos dicen que el ácido úrico tiene un papel prominente no sólo en la promoción de la resistencia a la insulina y la diabetes, sino en avivar la actividad de la glucosa y la insulina, intensificando y agravando aún más los problemas metabólicos.

Por definición, la gente con diabetes tiene glucosa alta, ya que su cuerpo no puede transportar el azúcar hacia las células, donde se almacenaría de forma segura para generar energía. Y este azúcar en la sangre presenta muchos problemas. A continuación haré un breve repaso.

Inflamación: La glucosa elevada de manera crónica dispara la inflamación a través de muchas secuencias, desde la liberación de moléculas inflamatorias, hasta la expresión de genes inflamatorios y los efectos del aumento de peso, los cuales suelen seguir en sincronía con la glucosa alta, ya que ésta se convierte en grasa. Y sabemos que el exceso de grasa, en particular alrededor de la cintura, promueve la activación celular a nivel inmunológico y secreta grandes cantidades de químicos proinflamatorios. La diabetes, fundamentalmente una condición de desregulación de glucosa, es en sí misma un estado proinflamatorio grave.

Glicación: Cuando las moléculas "pegajosas" de glucosa se adhieren a proteínas, grasas y aminoácidos (por ejemplo, el ADN) en el cuerpo, ocurre una reacción química llamada glicación, la cual crea productos finales de glicación avanzada (AGE). Éstos se unen a receptores llamados RAGE (receptores de productos finales de glicación avanzada), y todo conlleva inflamación, que a su vez favorece las enfermedades crónicas. El análisis de A1c para obtener el promedio de glucosa a lo largo de 90 días mide la proteína glicada (hemoglobina), así que, en un sentido literal, la A1c también es un marcador de la inflamación. Para tener un vistazo de los AGE en acción, simplemente mira la piel de alguien que está envejeciendo prematuramente, alguien con muchas arrugas, la piel flácida, descolorida y que va perdiendo luminosidad. Lo que ves es el efecto físico de las proteínas juntándose con azúcares renegados. La glucosa elevada también hace que los vasos sanguíneos produzcan AGE dañinos, suscitando problemas cardiovasculares. Podemos, asimismo, consumir AGE en alimentos expuestos a altas temperaturas, a través de la acción de asar, freír y tostar. La gente que sigue una típica dieta occidental consume muchos AGE, pero tú no vas a comer ninguna de estas bombas en el protocolo LUV.

Estrés oxidativo: Desde hace tiempo se implicó la glucosa alta en la generación de radicales libres en exceso, esas renegadas moléculas reactivas que pueden dañar las células. Se cree que muchas de las complicaciones vistas en la diabetes son consecuencia directa de la sobreproducción de *especies reactivas de oxígeno*, un tipo específico de radical libre, resultado de altas concentraciones de glucosa. Aun episodios breves de glucosa alta pueden dañar el tejido al generar radicales libres y disminuir las cantidades de antioxidantes producidos en el cuerpo. Y demasiada actividad de radicales libres genera un estado en desequilibrio que llamo estrés oxidativo. Tal estado puede entorpecer la señalización de óxido de nitrógeno, el cual, como ya viste, ayuda a los vasos sanguíneos a dilatarse y utilizar la glucosa. Es más, la glucosa alta también puede provocar la oxidación de ácidos grasos libres almacenados en tus células adiposas, lo que contribuye a más inflamación. Finalmente, el exceso de glucosa causa la oxidación de la lipoproteína de baja densidad (LDL, el colesterol malo), y esto incrementa el riesgo de acumulación de placa en tus vasos sanguíneos.

Disfunción mitocondrial: Cualquier agresión hacia la función mitocondrial puede desatar incontables condiciones de salud, ya que las células que no pueden generar energía de manera eficiente no funcionarán bien. Ya lo comenté antes, cuando expliqué cómo el metabolismo de la fructosa drena la energía (ATP) en las células y obstaculiza a las mitocondrias, esos preciados generadores de energía de las células. Recuerda que las especies reactivas de oxígeno infligen daño a las mitocondrias y, como resultado, se reduce la capacidad de las células de procesar el combustible en energía. Lo que puede llevar a una acumulación de metabolitos de grasa tóxicos en las células. Estos metabolitos de grasa atascan entonces el interior de la célula y afectan la secuencia de señalización de la insulina, alterando todavía más el equilibrio de energía de la célula.

Cambios en la expresión de los genes: Los experimentos en que se elevan agudamente los niveles de glucosa en ayuno han indicado una modificación en la expresión de cientos de genes involucrados en una amplia variedad de procesos celulares, desde el metabolismo energético hasta la respuesta inmunológica. Algunos cambios en la expresión genética incluyen los que promueven inflamación adicional.

El mensaje es claro: Debemos mantener equilibrada nuestra glucosa. No vas a poder controlar tu ácido úrico sin controlar tu glucosa. En años recientes, médicos e investigadores por igual han pedido el monitoreo continuo de la glucosa en personas sin resistencia a la insulina ni diabetes. ¿Por qué? Porque hay estudios que datan de 20 años atrás que muestran que una elevación de azúcar en la sangre, incluso si es sólo leve, se vincula con un incremento en el riesgo de eventos cardiovasculares, cáncer y hasta muerte, mucho antes de que se llegue a un diagnóstico de diabetes tipo 2. Y ahora lo vemos con el ácido úrico también: los niveles elevados crónicos *preceden* y *predicen* los mismos resultados perniciosos.

En la actualidad, en Estados Unidos se usan los niveles de glucosa para detectar la presencia de prediabetes y diabetes. El Equipo de Servicios Preventivos de Estados Unidos recomienda medir la glucosa en adultos entre las edades de 40 y 70 años con sobrepeso u obesidad, tengan o no síntomas de diabetes. Pero existe una tendencia en aumento para examinar a todos, sin importar su peso ni su riesgo de diabetes. Por lo menos 50% de las personas cuyas cifras de glucosa los califican como prediabéticos en algún momento desarrollarán diabetes, ¡y gran parte no está siquiera consciente de su condición![16] Lo mismo pasa con el ácido úrico elevado: un inmenso porcentaje de la población va por ahí con cifras altas que podrían entrar en el rango normal hoy, pero podrían no saber que cruzaron el umbral hasta que sea demasiado tarde y ya hayan desarrollado una condición metabólica.

En un artículo emblemático publicado en el *New England Journal of Medicine* un grupo de investigadores de Israel señaló que, conforme aumenta la glucosa en ayuno de menos de 81 mg/dl hasta 99 mg/dl, hay un incremento en el riesgo de desarrollar diabetes, a veces de hasta *300%*, a pesar del hecho de que este rango califica como una glucosa normal en ayuno.[17] Es más, los investigadores revelaron un marcado incremento en el riesgo de enfermedad cardiovascular, ataques cardiacos e ictus trombóticos conforme aumenta la glucosa en ayuno. Este incremento en el riesgo comienza con menos de 90 mg/dl, muy por debajo del nivel tradicional normal para la glucosa en ayuno, limitado en

100 mg/dl. Conclusión: la idea de que la glucosa en ayuno menor a 100 mg/dl es segura y carece de riesgo es errónea si la intención es ayudar a la gente a permanecer lo más sana posible.

Uno de los retos de los análisis de diagnóstico actuales de la glucosa es que no detecta problemas metabólicos con suficiente antelación. Los estudios demuestran que en personas que finalmente desarrollaron diabetes, los niveles de secreción de insulina son más altos y la sensibilidad a la insulina es más baja *entre tres y seis años antes del diagnóstico*, comparadas con personas que no desarrollaron diabetes.[18]

Otro hecho que debería señalar es que los niveles permanentemente elevados de glucosa quizá no sean tan malos como las grandes fluctuaciones en las cifras de glucosa, lo que se conoce como *variabilidad glicémica* o *excursiones glicémicas*. Se cree que los picos y los desplomes excesivos de glucosa pueden llevar a subproductos metabólicos que dañan los tejidos —como los radicales libres—, a un daño en vasos sanguíneos y en el sistema nervioso, a inflamación y a la activación de una cascada de hormonas de estrés (llamada activación del sistema nervioso simpático). La variabilidad glucémica aumenta cuando la gente transita del *continuum* de la regulación normal de glucosa hacia la diabetes. Mientras la gente se vuelve más resistente a la insulina, empezará a mostrar más variabilidad en sus niveles de glucosa. Es otra razón de que sea importante registrar tu glucosa. Puedes percibir esos picos y desplomes, y considerarlos. Claramente, para tener la mejor salud, debes comer de una forma que produzca las mínimas fluctuaciones glucémicas, y la dieta LUV te ayudará justo con eso.

Tradicionalmente, la glucosa en ayuno se mide después de ayunar durante ocho horas, algo fácil de hacer durante la noche. Pero por los motivos que acabo de mencionar, te serviría mucho más tener un monitor continuo de glucosa (MCG), un dispositivo increíble que te recomiendo probar, incluso si no tienes diabetes o no crees tener problemas con el equilibrio de tu glucosa. Las tiras reactivas para medir los niveles de glucosa sí aportan cierta información, pero sólo te dan una idea momentánea de un único punto en el tiempo, en lugar de una imagen dinámica de cómo varían las cosas a lo largo del día. No te pueden decir mucho sobre tu variabilidad glucémica personal.

Aquí es donde entra la tecnología MCG. La doctora Casey Means dice que el MCG es como "una película completa de la glucosa, que recaba más información y contexto".[19] La doctora Means es cofundadora y oficial médico en jefe de la pionera empresa de salud metabólica Levels, la cual ofrece equipo de MCG que se sincroniza con una ingeniosa aplicación (LevelsHealth.com). Transparencia total: yo soy parte de la junta de consejo de la empresa y estoy fascinado de ver que estas tecnologías avanzadas finalmente lleguen a manos de personas fuera de la comunidad médica. Para recalcar la diferencia entre medir la glucosa en un solo instante contra usar un MCG, a la doctora Means le gusta señalar un estudio de la Universidad de Stanford de 2018 (en el cual no participó), donde los investigadores descubrieron que, incluso personas consideradas dentro del rango normal por los parámetros estándar de glucosa exhibían una variabilidad alta de glucosa con el MCG, y de hecho alcanzaban rangos prediabéticos 15% del tiempo.[20] Así que, si no estás midiendo tu glucosa durante esos picos, no detectarás los niveles que califican para prediabetes.

En otro estudio un tanto alarmante, realizado en Nueva Zelanda y Bélgica, en 2016, los investigadores se enfocaron en un grupo de atletas en el transcurso de seis días. Con el MCG descubrieron que 4 de 10 participantes del estudio estuvieron por encima de los niveles sanos de glucosa más de 70% del tiempo total monitoreado, y tres de los 10 participantes tenían niveles de glucosa en ayuno dentro del rango prediabético.[21] Es cierto, se trató de un estudio pequeño, pero se han visto resultados similares en investigaciones más grandes: uno informó que 73%

de los participantes no diabéticos sanos tenía niveles de glucosa por encima de lo normal, y dentro del rango de 140 a 200 mg/dl en algún momento del día.[22] Debo agregar que la glucosa puede empezar a matar las células beta (las células que producen insulina) en niveles inferiores a 140; un estudio encontró que personas con glucosa en ayuno entre 110 y 125 mg/dl (dentro del rango prediabético oficial) ya habían perdido hasta 40% de su masa de células beta.[23]

Aunque el MCG todavía no se utiliza como una herramienta de diagnóstico, auguro que lo veremos en el futuro cercano. Pero puedes adelantarte a la inminente tendencia y empoderarte desde hoy con esta tecnología, pues puedes emplear el dispositivo para optimizar tu alimentación y así estabilizar tu glucosa y minimizar la variabilidad glucémica. Una dieta como la que comparto en este libro controla los niveles de glucosa y ayuda a limitar las elevaciones extremas después de las comidas, o lo que se conoce como hiperglucemia posprandial. Si tienes la manera de estar al pendiente de tu glucosa y ver qué tan alto llega después de comer, puedes hacer ajustes precisos y personalizados a tu dieta. Esto, a su vez, te ayudará finalmente a controlar tu ácido úrico.

No olvides, sin embargo, que muchas cosas más allá de la dieta afectan los niveles de glucosa y la sensibilidad a la insulina, desde condiciones de salud que puedas tener, hasta los medicamentos que tomas, el paso de tu ritmo circadiano, qué tanto ejercicio haces y cuánto duermes, y hasta tu nivel de estrés. La glucosa elevada de manera crónica no sólo altera tu sistema de respuesta al estrés, sino que un estrés crónico alto puede también afectar la capacidad de tu cuerpo de usar su glucosa disponible. En ratones, por ejemplo, el estrés psicológico agudo (en la forma de recibir toques en una pata repetidamente y luego tener que escapar de una jaula) lleva a una reducción sustancial de la eliminación de glucosa después de una sobrecarga de glucosa, así como resistencia a la insulina aguda.[24]

Muchos diabéticos tienen práctica en el uso de estos sistemas médicos compactos que monitorean continuamente sus niveles de glucosa en más o menos el tiempo real. Involucra insertar un pequeño sensor en tu abdomen (o brazo) con un minúsculo tubo de plástico del grosor de un cabello humano, el cual penetra suavemente la capa superior de la piel. Un parche adhesivo mantiene el sensor en su lugar, permitiendo que tome lecturas de glucosa en el fluido intersticial (el líquido que rodea las células del cuerpo) a lo largo del día y de la noche. Los sensores comúnmente se tienen que reemplazar cada 10 o 14 días. Transmiten lecturas en tiempo real de manera inalámbrica a un smartphone que despliega la información de tu azúcar en la sangre. Recomiendo ampliamente que los veas y consideres añadir la tecnología MCG a tu régimen de salud y bienestar. Para más detalles sobre estos dispositivos y las marcas recomendadas —aparte de la de Levels—, ve a drperlmutter.com

EL MCG INTRODUCE PRECISIÓN Y RESPONSABILIDAD A LA ESCENA

En un mundo perfecto, controlar el consumo de azúcar para manejar la glucosa sería fácil. Pero no vivimos en un mundo perfecto. De acuerdo con la Fundación del Consejo Internacional de Información Alimentaria, 59% de los estadounidenses dice que la información contradictoria sobre nutrición los hace dudar respecto a sus decisiones alimentarias.[25] "Como sociedad —explica la doctora Means— nos es difícil tomar decisiones saludables de manera consistente, y la tecnología portátil quizá pueda darnos la retroalimentación necesaria para permanecer en el buen camino y ayudarnos a desprendernos de las afirmaciones del marketing alimentario y las confusas recomendaciones nutricionales, para crear un plan personalizado y empoderador para nosotros mismos. Además, mantener constantes tus niveles de glucosa es más complicado que sólo seguir una lista de 'come esto, evita tales alimentos'."[26] Yo no podría estar más de acuerdo.

Podríamos intentar obtener la retroalimentación de nuestra dieta al monitorear el peso, pero es difícil vincular pequeños cambios en la báscula con alimentos específicos. De la misma manera, los análisis de sangre para medir los niveles de colesterol y glucosa pueden darnos cierta retroalimentación sobre nuestra dieta, pero los resultados suelen reflejar un *continuum* de varios meses (o varios años). Si tus cifras se encuentran fuera de rango, un médico podrá decirte "come mejor", un consejo que carece de la especificidad necesaria para modificar el comportamiento. Pero con la tecnología portátil, dispositivos como un monitor continuo de glucosa, es posible empatar directamente una acción con su consecuencia. Si comes una bolsa de papas fritas o totopos, y ves un pico enorme de glucosa, por ejemplo, ya sabes qué lo provocó.

Asimismo, registrar continuamente la glucosa puede darte un compañero en la responsabilidad, algo útil para ceñirte a tus metas. Y en el futuro no sólo estarás supervisando tu glucosa. Empresas como Levels están desarrollando sistemas que combinan muchos puntos de información, desde otros biomarcadores útiles, como el ácido úrico y las moléculas inflamatorias, hasta actividades como el sueño y el ejercicio.

Ventanas de alimentación

Cuándo comes es tan importante como *qué* comes. Al menos es lo que dicen las estadísticas. Considéralo de esta manera: cada hormona, químico cerebral y expresión genética de tu código de vida —tu ADN— se comporta de diversas maneras a lo largo de las 24 horas del día, y los ritmos de tu cuerpo, incluyendo tus patrones de alimentación y sueño, tienen un impacto en este comportamiento. Incluso tu microbioma intestinal sigue el ciclo circadiano del cuerpo: cuando pasas varias horas sin comer, por ejemplo, el ambiente de tu intestino cambia, y eso influye en la composición bacteriana y cómo el microbioma se comporta colectivamente.

Piénsalo: nuestros ancestros no tenían el lujo de comer varias veces al día y añadir colaciones, y claramente no rompían su ayuno cada mañana con una comida abundante (tenían que cazar y recolectar a lo largo del día, probablemente comiendo en abundancia hacia la tarde o la noche). Nuestras prácticas alimentarias modernas son más un producto de la cultura y el hábito en una tierra de abundancia que cualquier otra cosa. Aunque se nos ha dicho en el pasado que debemos comer frecuentemente para prevenir que nuestro cuerpo entre en un modo de hambruna y poder mantener en marcha nuestro metabolismo, la teoría detrás de este método no podría estar más lejos de la verdad. El cuerpo humano está diseñado para el ayuno recurrente. Me atrevería incluso a decir que el cuerpo humano prefiere y *espera* ayunar recurrentemente. Es como se reestablece, se refresca y se limpia de manera automática, lo mismo que forzar el reinicio de tu computadora. Como dijo Benjamín Franklin: "La mejor de todas las medicinas es el descanso y el ayuno". En pocas palabras, negarle a tu cuerpo nutrientes temporalmente por medio de la práctica segura de restringir los tiempos de alimentación es una de las mejores formas de estimular la integridad de tus células.

El doctor Satchidananda (Satchin) Panda, del Instituto Salk para Estudios Biológicos, autor de *Activa tu ritmo biológico*, sabe bastante sobre honrar el reloj fisiológico personal a través de la práctica de las ventanas de alimentación (VA), o lo que algunas personas prefieren llamar ayuno intermitente.[27] El doctor ha dedicado su vida a la investigación de VA. De hecho, se le adjudica el descubrimiento de que la sección del hipotálamo llamada núcleo supraquiasmático (NSA) es el centro del reloj maestro del cuerpo y recibe información directamente de los sensores de luz en los ojos. El doctor Panda descifró cómo funcionan estos sensores oculares y los cronómetros celulares en otras partes del cuerpo para mantener al cuerpo entero ceñido a su horario. También descubrió un nuevo sensor de luz azul en la retina que mide el nivel de luz ambiental y ajusta el reloj innato del cuerpo para que sepa cuándo debe dormir y despertar cada día.

En el proceso de explorar cómo funcionan los ciclos diarios del hígado, el doctor Panda se dio cuenta de que los ratones que comen dentro de un tiempo restringido de tiempo —un periodo de 8 a 12 horas de duración— se volvían más delgados y sanos que los que comían una cantidad equivalente de calorías dentro de una ventana más amplia de tiempo.[28] Esto mostró que el tiempo sí importa en realidad: confinar el consumo calórico a un periodo de 8 a 12 horas, como las personas hacían hasta hace un siglo, puede ayudar a prevenir el colesterol alto, la diabetes y la obesidad. Panda también descubrió que el reloj circadiano incluso modera el sistema inmunológico. Los ratones que carecían de una molécula circadiana esencial tenían niveles más altos de inflamación que otros ratones.

Investigaciones complementarias del doctor Panda y otros científicos alrededor del mundo sobre restringir el tiempo de alimentación y el metabolismo indican que limitar tus comidas a una ventana de 8 a 12 horas puede mejorar la sensibilidad a la insulina, la presión sanguínea, el metabolismo de lípidos (ejem, quema de grasa) y la función de los riñones, el hígado, el cerebro, el páncreas, el intestino (digestión y microbioma) y el sistema inmunológico. Lo más relevante para el tema que nos compete es que reduce la inflamación y ayuda a disminuir el ácido úrico a largo plazo por sus efectos beneficiosos en el manejo del peso y el metabolismo. El pico temporal de ácido úrico durante el periodo de ayuno a corto plazo —el cual es sólo eso, a corto plazo— vale la pena por el resultado final: menos peso, más salud metabólica y un manejo más sencillo del ácido úrico.

En el otoño de 2021 el doctor Panda publicó un estudio que reducía todavía más el tiempo a una ventana de 8 a 10 horas, demostrando nuevamente que consumir nuestras calorías diarias en ese marco de tiempo es una estrategia poderosa para prevenir y manejar enfermedades crónicas, como diabetes y cardiopatía.[29] También mejora el sueño y la calidad de vida en general. Sacó a colación un buen punto cuando lo entrevistaron por sus últimos hallazgos: las VA requieren menos matemáticas que contar calorías; es fácil seguir y apoyar la sincronía de la programación interna del cuerpo.[30]

Durante el periodo de ayuno, las células se encuentran bajo un ligero estrés, una "buena" clase de estrés, y responden a éste estimulando su capacidad para lidiar con él y, así, resistir la enfermedad. Como mencioné antes, aunque ayunar puede causar una elevación temporal del ácido úrico, el resultado vale la pena porque los beneficios de ayunar eclipsan la elevación pasajera del ácido úrico. Incluso si practicas las VA con regularidad, las recomendaciones que describo en la segunda parte no provocarán hiperuricemia crónica. No lo vas a llevar al extremo habitualmente.

Una persona promedio con sobrepeso, que se la pasa picando comida todo el día y consume muchos carbohidratos, está acostumbrada a quemar glucosa en lugar de grasa continuamente, a nivel celular. Tal persona quizá también tenga resistencia a la insulina, y ahora ya sabes que es causa de y lleva a niveles altos crónicos de insulina, lo que a su vez promueve la reserva de grasa y la supresión de la movilización de la misma, es decir, que la grasa se queda guardada en las células adiposas. Una persona promedio por lo menos come dentro de un periodo de 12 horas. De hecho, en un estudio realizado por el doctor Panda con la aplicación myCircadianClock, la cual desarrolló él mismo, descubrió que más de la mitad de los adultos que usan la aplicación come ¡a lo largo de 15 o más horas todos los días![31] Esta clase de alimentación constante es lo que dispone el escenario para trastornos metabólicos, sin mencionar un factor de riesgo garantizado para hiperuricemia, aumento de peso, obesidad, resistencia a la insulina, diabetes, inflamación y enfermedades crónicas.

Existen muchas formas distintas de restringir las ventanas de alimentación, pero una manera sencilla de implementar la práctica es encontrar una ventana de alimentación durante la que consolides tu consumo calórico del día. Yo recomiendo empezar con una ventana de 12 horas y luego intentar reducirla a 10, o quizá hasta ocho horas, incrementando el intervalo de tu ayuno (te daré algunos ejemplos de horarios en la segunda parte). Por lo general toma 12 horas después de tu comida más reciente entrar por completo a un estado de ayuno y empezar a cosechar los beneficios biológicos. Por ello, saltarse el desayuno ocasionalmente es una forma sencilla que no requiere casi esfuerzo para alcanzar un estado de ayuno mientras sacas ventaja de tu abstinencia natural durante la noche y retrasas tu primer alimento del día unas cuantas horas. Las personas sanas que no tienen condiciones médicas subyacentes y no toman medicamentos para la diabetes pueden ayunar durante largos periodos sin sufrir hipoglucemia, ya que la hipoglucemia no diabética es excepcionalmente rara y suele estar vinculada con ciertos medicamentos.[32]

Y ni creas que ayunar te vuelve vulnerable a perder masa muscular. Resulta que la hormona de crecimiento *aumenta* durante los periodos de ayuno, lo que puede ayudar a conservar el músculo. La liberación de hormona de crecimiento durante el ayuno tiene sentido desde una perspectiva evolutiva: cuando nuestros ancestros pasaban largos periodos sin comida, tenían que permanecer fuertes mental y físicamente, o no iban a poder encontrar comida, arriesgando entonces su extinción. Y contrario a la creencia popular, tu metabolismo no se desacelera durante un ayuno. Puede incluso acelerarse, sobre todo entre más dure el ayuno. En estudios con personas que ayunan hasta por 72 horas, las investigaciones demuestran que activan su sistema nervioso simpático de pelea o huida, y liberan bioquímicos que avivan el metabolismo, como adrenalina (epinefrina), norepinefrina y dopamina.[33] De nueva cuenta, tiene sentido evolutivamente: queremos que el sistema nervioso simpático se active durante el día para que podamos encontrar agua y comida, y luego nos apoyamos en el sistema nervioso parasimpático de descanso y digestión en la noche, durante una comida.

Un último punto que señalar sobre las VA: cuando el cuerpo entra en un estado prolongado de ayuno se dispara la autofagia, que definí en el capítulo 1. Se trata de un proceso celular importante que ayuda al cuerpo a limpiarse y desintoxicarse. Y adivina qué promueve la autofagia: la AMPK, la molécula antienvejecimiento que convierte nuestro cuerpo en una máquina quemagrasa. Cuando se activa la AMPK, también les dice a tus células que eliminen contaminantes internos a través de la autofagia. Y con este proceso le damos un impulso a nuestro sistema inmunológico, a la vez que reducimos en gran medida nuestro riesgo de desarrollar cáncer, cardiopatías, inflamación crónica y trastornos neurológicos, desde depresión hasta demencia. También apoyamos a las mitocondrias, ya que la autofagia regula las funciones de nuestros generadores de energía celular.

Gran parte de lo que sabemos hoy sobre la autofagia proviene de estudiar levaduras, ratones y ratas. Pero hay estudios piloto con humanos que empiezan a mostrarnos el poder potencial de las VA al promover la autofagia: un interesante estudio de 2019, realizado por la Universidad de Alabama en Birmingham y el Centro de Investigación Biomédica Pennington, documentó los efectos positivos de las VA para mejorar los niveles de glucosa, los marcadores del reloj circadiano, el envejecimiento y la autofagia en humanos.[34] Un grupo de adultos con sobrepeso participó en un estudio transversal al azar, en el que comían entre las 8:00 a. m. y las 2:00 p. m. (lo que se llama una ventana temprana) y entre las 8:00 a. m. y las 8:00 p. m. (el horario de control). Se llevó a cabo durante cuatro días seguidos. Todos los participantes pasaron por una revisión continua de glucosa y se tomaron muestras de sangre para medir sus factores de riesgo cardiometabólicos, hormonas y expresión genética en células sanguíneas enteras.

Mientras que fue sencillo para los investigadores registrar los efectos metabólicos positivos de la VA al analizar la química sanguínea de cosas como glucosa, insulina y lípidos, también pudieron documentar los efectos que hubo en la expresión de los genes que tienen una relación conocida con los ritmos circadianos y la autofagia. Comparado con el horario de control, donde los participantes comían de 8:00 a. m. a 8:00 p. m., el horario de VA rindió recompensas a los participantes en la forma de un mejor control de glucosa, metabolismo de lípidos y expresión genética relacionada con el reloj circadiano y la longevidad. En sus conclusiones, los investigadores declararon que una VA también podía aumentar la autofagia y tener efectos antienvejecimiento en humanos.

Claro, se trató de un estudio muy pequeño que siguió a un puñado de personas, y la mayoría de los estudios sobre autofagia hasta hoy demuestra que puede tomar hasta dos días de ayuno para que los humanos enciendan la autofagia de una forma significativa. Pero creo que vale la pena mencionar este importante proceso que futuros estudios explorarán y nos dirán cómo podemos encender exactamente la autofagia en el cuerpo sin tener que pasar días sin comer. Además del ayuno, otros hábitos, como el ejercicio y un descanso adecuado, ambos partes del protocolo LUV, ayudarán a estimular la autofagia. Es importante saber que este proceso no es un interruptor que se enciende y se apaga. Es más bien un regulador, siempre encendido hasta cierto grado en el cuerpo, pero es mejor para nosotros si lo subimos de intensidad más seguido. Y la combinación de las VA, el movimiento adecuado y suficiente descanso nos ayudará a lograrlo.

Comida. Sueño. Suplementos. Movimiento. Madre Naturaleza. Tiempos de alimentación. Son algunos de los puntos principales en los que te enfocarás dentro del plan de acción LUV, junto con unas cuantas añadiduras opcionales, pero altamente recomendables, como análisis (sobre todo de ácido úrico y glucosa) y ayunar por un día antes de empezar el programa. Aunque este protocolo sólo dura tres semanas, es tu plataforma de lanzamiento hacia una nueva forma de vida. Prepárate…

Segunda parte

Vuelta en U

El plan de acción LUV

Ahora que ya llegaste hasta esta parte del libro, felicidades. Fue mucha ciencia, lo sé. Pero ya descubriste una de las herramientas más vanguardistas para preparar tu cuerpo para una vida sana, longeva y en forma: bajar el ácido. Me refiero al ácido úrico. Si todavía no has empezado a cambiar algunas cosas a partir de lo que has leído (¡deja ese refresco!), ésta es tu oportunidad. En esta sección del libro seguirás un programa estructurado de tres semanas, durante las cuales rehabilitarás tu metabolismo con la dieta LUV (recuerda, LUV significa "valores úricos más bajos"); incorporarás algunos hábitos complementarios que apoyen la renovación en la forma de sueño reparador, movimiento cotidiano, inmersión en la Madre Naturaleza y tiempos óptimos para comer, y aprenderás a convertir este nuevo esquema en un hábito de por vida.

Sorprendentemente, sólo 12% de los estadounidenses —sólo una de cada ocho personas— se considera metabólicamente sano.[1] El otro 88% presenta una o más características que indican una disfunción metabólica. Por definición, una persona metabólicamente sana es alguien con niveles saludables de glucosa, triglicéridos y colesterol HDL (lipoproteína de alta densidad), junto con lecturas adecuadas de presión sanguínea y medidas de cintura... *sin necesidad de ningún medicamento*. Es un estándar alto que la mayoría de las personas no cumple. Seamos parte del club de esa minoría y mejoremos nuestras cifras. Ya que todos los tipos de células necesitan energía para funcionar, la disfunción metabólica no discrimina. Cuando la condición metabólica es pobre, los efectos pueden ser vastos y diversos, tanto sutiles como manifiestos. Al medir el ácido úrico, tu nueva herramienta para manejar tu salud en general, permanecerás dentro del rango óptimo de un metabolismo sano y finalmente evitarás cualquier fallo inminente en tu biología que pueda traer problemas y disparar el desarrollo de una serie de condiciones.

La meta, por supuesto, es llegar a un lugar donde tu metabolismo resuene y te sientas vibrante y lleno de energía. Más allá de controlar el ácido úrico, esto resultará en un progreso significativo en la forma como funciona tu cuerpo en todos los ámbitos. Con toda seguridad obtendrás un mucho mejor control de tus niveles de glucosa e insulina, de tus parámetros inflamatorios, de tu presión y hasta de tus lípidos en sangre. Como consecuencia, reducirás grasa y circunferencia, por no decir los factores de riesgo de toda clase de trastornos y enfermedades. Y tendrás abundantes recompensas mentales también: más confianza, más motivación para superar el estrés de la vida con calma, y más inspiración para ser productivo. En resumidas cuentas, tu vida estará mejor y será más satisfactoria.

Implementar cambios en el estilo de vida, incluso pequeños, puede parecer abrumador al principio. Tal vez te preocupe cómo evitar tus hábitos usuales. ¿Te sentirás privado y hambriento? ¿Extrañarás tus amados refrescos y postres? ¿Te parecerá imposible mantener este nuevo comportamiento para siempre? ¿Es posible seguir este programa dado el tiempo que tienes y los compromisos que ya hiciste? ¿Y puede llegar un punto donde seguir los lineamientos se sienta como una segunda naturaleza?

Este programa tiene todas las respuestas. Es sencillo y directo, y ofrece el equilibrio correcto entre estructura y adaptabilidad para tus preferencias personales. Acabarás mi programa de tres semanas con el conocimiento y la motivación para continuar sobre el camino de la salud el resto de tu vida, con tu ácido úrico bajo control. Entre más te ciñas a los lineamientos, más rápido bajará tu ácido y experimentarás resultados positivos.

Tienes el poder de acabar con el caos metabólico en que probablemente ha estado tu cuerpo durante años, y así transformar tu metabolismo a tu favor. Recuerda, quieres activar la AMPK, el interruptor quemagrasa de limpieza celular. Todo gira en torno al control de tus niveles de ácido úrico.

Es una buena idea consultar con tu médico antes de empezar este programa, en particular si tienes cualquier problema de salud. Es muy importante sobre todo si vas a optar por el ayuno de un día, descrito en la página 203. En el transcurso de los siguientes 21 días alcanzarás tres metas importantes:

- Aprenderás a verificar tu ácido úrico y tu glucosa con regularidad.
- Te alejarás de promotores de ácido úrico, incluyendo los de tu dieta y los que sean resultado de hábitos como dormir mal y no hacer suficiente ejercicio.
- Establecerás un nuevo ritmo y continuarás con estos hábitos saludables el resto de tu vida.

Empezarás haciendo pequeñas modificaciones alimentarias y sumando suplementos específicos para ayudarte a bajar el ácido úrico. Luego te enfocarás en dormir, hacer ejercicio, tener exposición a la naturaleza y restringir tu tiempo para comer. Dividí el programa en tres semanas, y cada una está dedicada a ciertas metas en específico. En los días previos a la primera semana ("Enciende motores") te recomiendo ver a tu médico y hacer ciertos análisis para que tengas una referencia de tu estado de salud metabólico. También emplearás este tiempo en aprender sobre los suplementos para reducir el ácido y empezar a tomarlos, considerar el monitoreo continuo de glucosa (por motivos que pronto sabrás) y considerar ayunar un día para poner en marcha el programa.

Durante la semana 1, "Cómo renovar tu metabolismo con la dieta luv", empezarás mi menú y ejecutarás mis recomendaciones alimentarias, además de empezar a medir la glucosa y el ácido úrico. Es entonces cuando aprenderás a apreciar el poder de la comida como medicina. Muchos alimentos contienen compuestos naturales que actúan como fármacos en su forma de reducir el ácido úrico. Un dato importante: el nivel de ácido úrico en tu torrente sanguíneo depende de qué tanto se produce y qué tanto se excreta. Recuerda, el paso final en la producción de ácido úrico en tu cuerpo depende de la acción de la enzima xantina oxidasa. Cualquier cosa que pueda inhibirla reducirá la producción de ácido úrico. Así es como funcionan los medicamentos para disminuir el ácido úrico, como el alopurinol. Pero hay inhibidores naturales de xantina oxidada en algunos alimentos, como ya dije, en particular los que contienen ciertos tipos de flavonoides, encontrados en muchas frutas y verduras. Los flavonoides son sustancias naturales (fitonutrientes) encontrados en plantas, los cuales tienen poderosas propiedades antioxidantes y antiinflamatorias. Las plantas los producen para protegerse, pero tienen múltiples aplicaciones en la medicina humana.

Durante la semana 2, "Sueño, movimiento, naturaleza y ventana de alimentación", te recomiendo empezar un programa de entrenamiento cotidiano y te doy ideas para incrementar tu movimiento a lo largo del día. También te ofrezco consejos para mejorar tus hábitos de sueño, aprovechando el poder de la Madre Naturaleza, y de tus tiempos para comer.

Durante la semana 3, "Aplica luv y vive bien", dirigirás tu atención a unir todos los elementos de este programa mientras te equipo con estrategias para establecer en tu vida de forma permanente estos nuevos comportamientos. No se trata de un programa de tres semanas; es un modelo para la vida, y esas primeras tres partes constituyen el periodo de adaptación para que puedas seguir este nuevo patrón.

No dudes de tu capacidad para tener éxito en esto: si necesitas tomar más tiempo para establecer esta nueva forma de alimentación, siéntete libre de extender el tiempo del programa. Toma dos semanas para enfocarte estrictamente en el componente alimentario y luego introduce tu equipo de apoyo: el ejercicio y la atención a tus hábitos de sueño. Ve a tu propio paso. Usa esas tres semanas como tu punto de partida. Las recompensas valdrán el tiempo y el esfuerzo que le dediques a este proceso. Y nunca volverás a los viejos hábitos que te mantenían estancado en una catástrofe metabólica. Dale la bienvenida a este efluvio de vida.

Capítulo 7

Preludio a LUV
Enciende motores

> *Mantener el cuerpo en buen estado de salud es*
> *un deber…de lo contrario no seremos capaces de*
> *mantener nuestro pensamiento fuerte y claro.*
> GAUTAMA BUDA

Melissa, una ocupada mujer de negocios y madre de dos hijos, tenía apenas 40 años cuando notó lapsus en su pensamiento y su memoria lo suficientemente inquietantes para animarla a buscar ayuda. Al ser una mujer preocupada por su salud que creía comer bastante bien y disfrutaba levantar pesas y hacer cardio varios días a la semana, no podía entender por qué tenía poca energía todo el tiempo y una "niebla mental" crónica, como ella le llamaba, que la hacía increíblemente olvidadiza. Conversaciones recientes parecían borrarse de su mente y tenía que poner alarmas todos los días para que no se le olvidara recoger a sus hijos en la escuela. Hacia las seis de la tarde, Melissa se sentía lista para acostarse: mentalmente drenada y físicamente exhausta. Al mismo tiempo, sus rutinas en la noche estaban repletas de ansiedad mientras cuidaba a su hijo, que hacía berrinches con frecuencia. Y a pesar de personalizar y poner atención a su dieta, se sentía cada vez menos capaz de suprimir sus antojos de azúcar, así que empezó a experimentar atracones, sobre todo en las noches. Aumentó sus rutinas de entrenamiento en un intento por mejorar su sueño, y hasta fue a ver a un naturópata.

¡Ay, pero nada funcionó!, hasta que descubrió mis libros y aprendió a estimular su salud mental a través de la alimentación. Tan pronto como dejó el trigo, el gluten y el azúcar, en particular la fructosa que se colaba a su dieta sin que se diera cuenta, empezó a ver cambios positivos en su biología y a experimentar mejoras tremendas en su cuerpo… y su cerebro. También redujo su consumo de carne y se enfocó en una dieta más vegetal.

"Me siento increíble", escribió, compartiendo valientemente su historia en mi página web, donde me encanta coleccionar y compartir historias de éxito de la vida real, de personas que hacen suyas mis lecciones. "Mi mente está clara. De hecho, siento que se aclara más cada día. ¡Creo que se me había olvidado cómo se siente tener la mente despejada! Empiezo a recordar dónde dejé las cosas o las conversaciones que acabo de tener. La niebla mental desapareció por completo. Mis antojos incontrolables de comida se han ido. Como menos. Ya no tengo atracones ni me estreso en la cena. Simplemente me alimento como una persona normal." Melissa se sentía triunfante al ser capaz de despertar cada mañana con agudeza mental y sintiéndose bien consigo misma. Al fin se sentía equilibrada, algo con lo que siempre había luchado. Lo mejor de todo es que Melissa reformó sus hábitos alimentarios, los cuales imitaban la dieta LUV, y al llevar esta nueva forma de alimentación a casa, con su familia, notó cambios en el comportamiento de sus hijos también: muchos menos berrinches y problemas de comportamiento. Fue un beneficio para toda la familia.

Testimonios como éste son la razón de que yo siga escribiendo y enseñando, además de diseñar programas prácticos y eficaces para ayudar a personas como Melissa y su familia. Después de todo, nunca es sobre una sola persona. Cuando una persona dentro de un hogar hace cambios en su estilo de vida, esa modificación suele llegar hasta los demás. Piensa en ello mientras continúas sobre este camino y pones en práctica mis estrategias. Confío en que, sin importar qué condiciones te aflijan a ti y a tus seres queridos en la actualidad, encontrarán un alivio colectivo y una nueva fórmula para vivir. Y si consideras que tú y los tuyos ya están sanos, prepárate para una nueva carga de energía. Siempre se puede mejorar.

Análisis de laboratorio

Antes de comenzar el programa de alimentación ayuda haber realizado los siguientes estudios si es posible. Incluí indicadores de niveles sanos donde es adecuado. La mayoría de los análisis se puede realizar en farmacias con clínicas donde haya enfermeras registradas que puedan darte los resultados rápido. O si acabas de visitar a tu médico recientemente, puedes llamar y pedir una copia de tus análisis rutinarios; todas las cifras siguientes suelen ser parte de revisiones médicas de rutina o durante alguna visita por un problema en particular.

Análisis	Nivel ideal
Glucosa en ayuno	<95 mg/dl
Insulina en ayuno	<8 µUI/ml (idealmente, <3µIU/ml)*
Hemoglobina A1c	4.8 a 5.4%
Proteína C reactiva	0.00 a 3.0 mg/l (idealmente, menos de 1.0 mg/l)
Ácido úrico	5.5 mg/dl o menos

* La abreviatura "µUI/ml" significa "microunidades internacionales por mililitro".

Comprende que quizá tome varios meses ver mejorías dramáticas en algunos de estos parámetros, sobre todo en la hemoglobina

A1c, la cual indica tu nivel promedio de glucosa por los últimos tres meses aproximadamente (también llamada HbA1c). Pero si sigues este programa desde el día 1, debes ver cambios positivos en tu ácido úrico, tu glucosa y tu insulina en tres semanas, algo que te motivará a seguir adelante. Recuerda que los hombres suelen tener niveles más altos de ácido úrico que las mujeres por dos motivos principalmente: tienden a comer más carne y el estrógeno ayuda a mantener los niveles de ácido úrico abajo en las mujeres premenopáusicas (pasada la menopausia, los niveles de ácido úrico suben). La mayoría de los laboratorios no resaltará un nivel de ácido úrico hasta que llegue a 7.5 mg/dl, y tal alerta sólo pretende señalar el peligro de gota y problemas en los riñones. Pero nosotros podemos hacerlo mejor. Esto tiene que ver con mucho más que sólo gota y condiciones renales.

Como te imaginarás, los dos análisis que te recomiendo realizar son de ácido úrico y glucosa, aunque de todas maneras puedes seguir este programa y excluir los análisis por completo si no es lo tuyo o si quieres esperar hasta haber encontrado tu ritmo dentro del programa principal. Si nunca te has hecho esos análisis (o no sabes si lo has hecho), también está bien. Estoy consciente de que le hablo a un público extenso, incluyendo "biohackers" —gente que presta mucha atención a su salud y registra sus cifras religiosamente con lo último en tecnología—, así como personas que no se basan en análisis de sangre y en cambio ponen atención a parámetros menos granulares: cómo se sienten, cómo se ven, qué tan bien duermen en la noche y cuál es su nivel de energía. Y está bien. Haz lo que se adapte a tus necesidades personales. Es posible que este protocolo de estilo de vida sea suficiente para empezar y más adelante incorpores los análisis.

Si deseas empezar este programa con los análisis, planea revisar tu nivel de ácido úrico por lo menos una vez a la semana, y al menos una vez cada dos semanas más adelante. Una marca que recomiendo para medir el ácido úrico se llama UASure, y se encuentra disponible en línea (uasure.com). Es una forma sencilla y rápida de medir tu nivel de ácido úrico en la sangre en cualquier momento con una punción indolora en el dedo. El dispositivo cuesta alrededor de 70 dólares, y bien vale la pena la inversión. Como ya dije antes, intenta medir tus niveles a primera hora de la mañana, antes de comer o hacer ejercicio. Elije un día y márcalo en el calendario.

Para la glucosa, haz el análisis mínimo una vez a la semana, también al despertar, antes de comer o hacer ejercicio (señálalo igualmente en un calendario y considera que está bien hacer ambas pruebas, la de ácido úrico y glucosa al mismo tiempo). Tu farmacia local probablemente vende diversas marcas para medir la glucosa. Y si quieres llevar esta práctica a un nivel más preciso, de alta tecnología, con un monitor continuo de glucosa (MCG), el cual comenté en el capítulo 6, ¡por favor, no lo dudes! La tecnología MCG es una herramienta mucho más útil que revisa automáticamente tus niveles de glucosa durante todo el día. Te ayuda a encontrar patrones conforme cambian tus cifras. Siempre puedes empezar con un medidor de glucosa tradicional y añadir un dispositivo MCG a tu rutina más adelante. De nueva cuenta, sigue tus preferencias personales.

Recuerda que el ácido úrico puede subir después de comer alimentos altos en fructosa, alcohol o purinas; también puede afectarlo el ayuno y seguir una dieta cetogénica. El ejercicio agudo e intenso, como entrenar para un triatlón, correr un maratón o hacer entrenamiento de intervalos de alta intensidad (HIIT), puede elevar el ácido úrico *temporalmente* si existe una lesión muscular. Pero no olvides que el ejercicio regular se asocia con el ácido úrico más bajo a la larga. Los beneficios de hacer ejercicio sobrepasan por mucho cualquier riesgo de una elevación pasajera de ácido úrico. Éste puede subir fugazmente de igual manera con estrés por calor, así que, si eres alguien que disfruta, por ejemplo, del vapor o la sauna, podrías ver un pico inmediato. Cuando registres tus niveles, sólo ten presente qué está pasando en tu ambiente para que puedas observar la respuesta de tu cuerpo y hacer conexiones reales.

Comienza a tomar tus suplementos para bajar el ácido

Vas a comenzar con un régimen diario de suplementos nutricionales diseñados especialmente para disminuir el ácido. Los suplementos que menciono abajo no son los únicos que podemos considerar, pero me enfoco en las superestrellas, los que están ampliamente documentados en la literatura científica por su capacidad de reducir el ácido úrico. (Consulta el capítulo 6 para ver todos los detalles científicos.)

Los suplementos se encuentran en tiendas naturistas, la mayoría de las farmacias, supermercados y en línea. Puedes aprender más sobre suplementos en mi página web, drperlmutter.com. Por lo general es mejor tomarlos a la misma hora todos los días, para que no se te olvide. La mayoría prefiere en la mañana.

Quercetina	500 mg al día
Luteolina	100 mg al día
DHA	1 000 mg al día
Vitamina C	500 mg al día
Clorela (*C. vulgaris*)	1 200 mg al día

Otros suplementos opcionales: probióticos

Como expliqué en la primera parte, la salud de tu microbioma intestinal afecta todo en tu metabolismo, y la gente que padece ácido úrico elevado crónicamente tiende a albergar biomas no sanos. Hay mucho que puedes hacer para mejorar la salud de tu microbioma intestinal, incluyendo comer alimentos fermentados, ricos en probióticos, como kimchi y yogurt fermentado, además de añadir alimentos ricos en prebióticos a tu plato. Los prebióticos son como fertilizante para tus microbios, que los ayudan a crecer y reproducirse. Los puedes encontrar en alimentos comunes, como ajo, cebolla, poro y espárragos (y muchos alimentos prebióticos inhiben la enzima necesaria para generar ácido úrico, así que obtienes un doble beneficio). También puedes apoyar a tus microbios intestinales evitando los organismos genéticamente modificados (OGM) y comiendo alimentos orgánicos cuando te sea posible. En estudios con animales, los herbicidas utilizados en las cosechas de OGM han demostrado alterar negativamente el microbioma.

Ya he escrito extensamente sobre el microbioma y he dado recomendaciones para suplementar en el libro *Alimenta tu cerebro*. Ya que los probióticos calman la inflamación en el cuerpo y mejoran el metabolismo de ácido úrico y azúcar, pueden ser una añadidura adecuada para tu régimen de suplementación. Los recomiendo ampliamente, pero los dejé opcionales porque me doy cuenta de que a muchas personas no les gusta tomar más de cinco suplementos al día. Actualmente se están realizando estudios para comprender la conexión específica entre la suplementación con probióticos y la reducción del ácido úrico, en particular para identificar las cepas que mejor sirven para ello. El vínculo podría ser menos directo que con los demás suplementos en la lista. No obstante, los probióticos servirán de apoyo para una buena digestión, metabolismo, niveles de inflamación y, por ende, niveles de ácido úrico, así que te invito a sumarlos a tu régimen si es posible.

Para encontrar probióticos de la mejor calidad, ve a una tienda conocida por su sección de suplementos naturales y habla con el encargado que esté más familiarizado con la gama de marcas en la tienda, alguien que pueda ofrecerte una opinión neutral.

Los probióticos no están regulados por la Administración de Alimentos y Medicamentos de Estados Unidos, así que no quieres terminar con una marca cuya publicidad no empate con los ingredientes reales. Los precios también pueden variar mucho. El encargado te puede ayudar a navegar por toda la nomenclatura, ya que algunas cepas se venden bajo diversos nombres. La mayoría de los productos contiene varias cepas, y yo siempre les recomiendo a mis pacientes que busquen suplementos que contengan hasta 12 cepas distintas en una fórmula probiótica de amplio espectro y alta potencia. En específico, debes buscar cepas de los géneros *Lactobacillus*, *Bifidobacterium* y *Bacillus*. Son los que están respaldados por las mejores investigaciones y estadísticas. Asegúrate de comprar probióticos etiquetados hipoalergénicos y sin OGM. Los probióticos se deben tomar con el estómago vacío, justo antes de una comida.

Ayuno opcional

Idealmente debes comenzar la semana 1 después de ayunar durante todo un día. El ayuno es una forma excelente de acelerar la transformación metabólica de tu cuerpo y aportar una base sólida de cierta manera. A muchas personas les funciona mejor ayunar en domingo (después de una última comida el sábado en la noche) y empezar el programa en lunes. O podrías comer por última vez el viernes en la noche y empezar el programa el domingo por la mañana.

El protocolo de ayuno es sencillo: ningún alimento, pero mucha agua durante un periodo de 24 horas. Evita también la cafeína. Si tomas algún medicamento, adelante, sigue tomándolo (pero si se trata de medicamentos para la diabetes, por favor consulta primero con tu médico). Si la idea de ayunar te intimida demasiado, sólo desintoxícate de los elementos en la lista "No" (página 211) durante unos cuantos días mientras preparas tu cocina. Entre más adicto sea tu cuerpo a carbohidratos y azúcares que elevan el ácido úrico, mayor será el reto. Cuando ya hayas establecido la dieta LUV de por vida y quieras ayunar para obtener beneficios adicionales, puedes intentar un ayuno de 72 horas, pero asegúrate de hablarlo con tu médico con antelación, sobre todo si tienes cualquier condición médica que debas considerar. Recomiendo ayunar por lo menos cuatro veces al año, 24 horas en cada ocasión, durante los cambios de estación (por ejemplo, en la última semana de septiembre, diciembre, marzo y junio). Mientras ayunas, puedes dejar de medir tus niveles de ácido úrico hasta 24 horas después de haber concluido el ayuno. O si te parece experimentar cómo afecta el ayuno tus niveles de ácido úrico, toma una muestra antes, durante y después.

Cetosis opcional

Si quisieras modificar la dieta LUV para cumplir con la fórmula cetogénica, te explico cómo hacerlo en drperlmutter.com. Me abstuve de hacerlo en el libro porque la mayoría de las personas no se inclina por la opción cetogénica y seguir la esencia de la dieta LUV es suficiente para iniciar la transformación. No obstante, te daré una breve introducción a esta dieta en caso de que no estés familiarizado con ella.

La dieta cetogénica es una de las dietas más comentadas hoy en día, y como médico la he recomendado como una intervención prescrita para pacientes que sufren una amplia gama de malestares y como sugerencia general para personas que buscan optimizar su metabolismo, peso, salud cognitiva y niveles de ácido úrico.

Quizá hayas escuchado a celebridades, atletas y vecinos hablar maravillas de los beneficios de esta forma de alimentación. Los estudios apoyan su rápido crecimiento en popularidad: una dieta cetogénica ha demostrado reducir el riesgo de cardiopatía, mejorar la sensibilidad a la insulina y el control glucémico en diabetes tipo 1 y tipo 2, ayuda a personas que lidian con obesidad a disminuir su IMC e incluso mejora o controla síntomas de condiciones neurodegenerativas debilitantes, como enfermedad de Parkinson y epilepsia. Hay evidencia incluso para sugerir que una dieta cetogénica puede tener un papel en el tratamiento del cáncer. Si se implementa de manera adecuada, una dieta cetogénica puede ser una herramienta muy poderosa en la lucha contra una gran variedad de enfermedades crónicas. En el tratamiento y el manejo de la gota, existe evidencia prometedora de que la dieta puede ayudar a reducir la inflamación de articulaciones característica de la enfermedad. Pero el beneficio más poderoso de la dieta cetogénica para cualquier cosa relacionada con el ácido úrico es su efecto en la pérdida de peso. En pocas palabras, y lo he estado reiterando a lo largo del libro, así que no debería sorprenderte, la pérdida de peso es la forma más eficaz de reducir los niveles de ácido úrico y prevenir episodios de gota. Y para muchos, las dietas cetogénicas son la clave para perder peso... lo que a su vez reducirá el ácido.

Aunque la dieta cetogénica puede sonar reciente, hace un paralelismo con la forma en que muchos de nuestros ancestros comían antes de que el surgimiento de la agricultura permitiera la domesticación de cosechas básicas, como trigo y maíz, las cuales son ricas en carbohidratos y azúcares, sobre todo en sus formas procesadas. Nuestros ancestros comían una gran gama de plantas silvestres y animales, aunado a menos carbohidratos y azúcares de los que consumimos hoy. Esta dieta forzó un estado de cetosis en el cuerpo de nuestros ancestros, quemaban grasa, o cuerpos cetónicos, como combustible, en lugar de carbohidratos... la meta principal de la dieta cetogénica.

Para alcanzar la cetosis, uno debe consumir una dieta abundante en grasas saludables y tremendamente reducida en carbohidratos y azúcares. El índice óptimo de macronutrientes variará de una persona a otra. Algunos se sentirán bien con una dieta en la que reciban alrededor de 80% de sus calorías en la forma de grasas saludables y 20% en carbohidratos y proteína. A otros les irá mejor con un índice de 60 o 75% de calorías de grasa y un poco más de proteína. Te recomiendo hacer experimentos para descubrir qué te funciona mejor. Considera que las dietas cetogénicas tienden a enfatizar las proteínas a base de carne, así que puede sumar a tu cúmulo de purinas entrante y agravar la producción de ácido úrico. Pero *puedes* tener las dos cosas —sacar los beneficios de la cetosis sin añadir más precursores de ácido úrico— si eliges sabiamente. Y es justo lo que harás con este programa, con un enfoque principal en las verduras fibrosas y de hoja verde, y la carne baja en purina como guarnición. Es más, puedes entrar en cetosis aun siendo un vegetariano estricto.

Si quieres saber más sobre la dieta cetogénica con instrucciones paso a paso, ve a mi página web para consultar toda una biblioteca de información, además de mi guía digital para esta dieta y estilo de vida increíblemente poderosos. Para crear un ciclo dentro y fuera de la cetosis siguiendo la dieta LUV, tendrás que hacer sustituciones sensatas, incluyendo carbohidratos adecuados para LUV, como frutas y arroz salvaje.

Aunque cantidades elevadas de cetonas corresponden a niveles altos de ácido úrico, las investigaciones demuestran que una elevación temporal de ácido úrico mejora rápidamente una vez que se reintroducen carbohidratos y proteínas a la dieta después de un periodo definido de cetosis. La elevación de corta duración de las cetonas mientras sigues la dieta puede competir con el ácido úrico por un espacio en la excreción, así que habrá menos salida de ácido úrico durante la cetosis. Pero la buena noticia es que finalmente, una vez que se pierde peso, los niveles de ácido úrico descienden por debajo de donde se encontraban al inicio de la dieta. En otras palabras, la pérdida de peso que se consigue con la dieta cetogénica resulta en una reducción de los niveles iniciales de ácido úrico.

En un estudio de 2020, en el que se puso a un grupo de mujeres en una dieta cetogénica baja en carbohidratos durante tres meses, hubo una pérdida de peso promedio de casi 20%, con una notable reducción de masa adiposa.[1] Ese efecto por sí solo ayudaría a bajar el ácido y, de hecho, hacia el final del estudio los niveles de ácido úrico eran menores que al inicio.

Mi punto es que a corto plazo una dieta cetogénica puede ser útil para alcanzar tu meta de reducir el ácido úrico, pero por favor ten presente que el ácido úrico se puede elevar durante el periodo de pérdida de peso mientras estás en cetosis, sobre todo si llevas la dieta cetogénica al extremo, como hace la mayoría de la gente. En general, para las personas que entran y salen de una cetosis leve, no debería haber ninguna elevación significativa o sobresaliente de ácido úrico. Es más, en mi opinión, seguir una dieta cetogénica con una carga calórica muy baja, restringiendo significativamente los carbohidratos para perder peso, es una buena opción. Merece la pena aguantar ligeras elevaciones temporales de ácido úrico. Mi única advertencia es para las personas con antecedentes de gota o cálculos renales: si entras en esta categoría, observa con cuidado tu ácido úrico durante el ayuno o cuando sigas cualquier dieta cetogénica.

Capítulo 8

Semana 1:
Modificaciones alimentarias
para bajar los niveles úricos

Cómo renovar tu metabolismo con la dieta LUV

El doctor del futuro no dará medicinas, sino que enseñará
a sus pacientes sobre el cuidado del cuerpo humano, la
alimentación y la causa y prevención de las enfermedades.

THOMAS ALVA EDISON

Una de cada cinco muertes a nivel mundial se atribuye ahora a una mala alimentación.[1] Y una mala alimentación, como sabes, está vinculada con la peligrosa acumulación de ácido úrico, que hace estragos en el cuerpo. Implica que 11 millones de personas son borradas innecesariamente del planeta cada año porque no comen o no tienen acceso a alimentos que sustenten su salud y prevengan enfermedades. Son más muertes por alimentación que por fumar, hipertensión o cualquier otro factor de riesgo. Es más, los lineamientos de nutrición que se han repartido durante las últimas décadas simplemente no son útiles.

Si 9 de cada 10 causas de muerte hoy en día se pueden atribuir a los efectos cascada de una dieta deficiente, entonces podemos decir que la dieta es *la* causa principal de enfermedades crónicas en

206

el mundo. Opera sobre cada enfermedad imaginable, desde depresión hasta demencia, e incluso cáncer. No pensamos en la relación entre lo que comemos y nuestro riesgo ante ciertos padecimientos. Sabemos que fumar causa cáncer pulmonar, pero ¿cómo es que comer demasiadas donas o hamburguesas con refrescos incrementa nuestra probabilidad de desarrollar enfermedad de Alzheimer, cardiopatía y cáncer? Los vínculos no son tan obvios.

La comida es esencial mucho más allá de su papel en la nutrición. Sabemos desde hace mucho que la comida es información. Los alimentos que consumimos envían señales a nuestro código de vida, nuestro ADN. Todo lo que metemos a nuestra boca tiene el potencial de cambiar la expresión —el comportamiento— de nuestros genes. Piensa nada más en eso: ¡tú tienes la capacidad de alterar, para bien o para mal, la actividad de tu ADN! Lo llamamos alteración, provocada por los efectos de influencias extrínsecas, *epigenética*. Y resulta que más de 90% de los interruptores genéticos de nuestro ADN asociados con la longevidad resultan significativamente influidos por el estilo de vida que elegimos, incluyendo los alimentos que comemos y las bebidas que tomamos. Un ejemplo muy ilustrativo que suelo compartir es que una dieta rica en carbohidratos refinados disminuye la actividad del gen que genera el FNDC que protege el cerebro, la proteína esencial en el cerebro para sustentar la supervivencia y el crecimiento de las neuronas, pero cuando comemos grasas saludables y proteínas, la actividad aumenta, produciendo más FNDC.[2] Más FNDC implica más células cerebrales sanas. ¿Quién no quiere eso?

Tiene sentido que nuestro ADN funcione mejor con una dieta antigua. Más de 99% del tiempo que hemos existido en este planeta comimos una dieta con muchos menos carbohidratos refinados, más rica en grasas saludables y fibra, y mucho más densa en nutrientes en general que las dietas de hoy. Y tampoco comíamos alimentos procesados ni comida rápida en ese entonces; comíamos lo que podíamos encontrar en la naturaleza. De hecho, nuestra dieta occidental moderna labora en contra de la capacidad del ADN de proteger nuestra salud y longevidad. Y experimentamos las consecuencias de esta discrepancia todos los días.

Pero incluso si puedes dejar de fumar, no puedes dejar de comer. Y desafortunadamente es poco probable que nuestro ambiente alimentario tenga una mejora drástica en el futuro cercano. Por si fuera poco, la mayoría de los médicos cree que las condiciones metabólicas graves y los problemas de peso son imposibles de tratar, así que suelen evadir el tema con sus pacientes.

Casi no se enseña nutrición en la escuela de medicina. Incluso en mis tiempos me quedé esperando ver la parte nutricional de mi educación médica. Nunca se dio. Al ver las conexiones fundamentales entre la salud y la nutrición, me volví miembro del Colegio Americano de Nutrición, y ahora formo parte de su consejo asesor científico. Debemos tomar cartas en el asunto. Se trata de una crisis de salud pública que sólo nosotros, los ciudadanos y consumidores, podemos resolver. Y ahora tenemos una nueva entrada para alcanzar la salud óptima: bajar el ácido. Si el ácido úrico elevado precede y predice una vorágine biológica y el riesgo futuro de casi todas las enfermedades crónicas, debemos empezar poniendo atención a este importante metabolito. Tómalo como si te estuviera dando una vista previa de una señal de tránsito que grita "Alto" mucho antes de que te encuentres acelerando a través de una intersección peligrosa. Es el nuevo barómetro de la salud. Bienvenido al programa LUV, donde la prioridad es la alimentación, antes que nada.[3]

El protocolo de alimentación LUV

A continuación se encuentran las 10 reglas principales que debes seguir en la dieta LUV:

1. Sin gluten ni OGM.

2. Consume una mayoría de alimentos vegetales, principalmente frutas y verduras que te ayuden a reducir el ácido.
3. No comas carbohidratos refinados, azúcares añadidos ni endulzantes artificiales.
4. No comas vísceras.
5. Limita el tamaño de las porciones de carnes y pescados cargados de purinas, sobre todo sardinas y anchoas.
6. Come nueces y semillas.
7. Come huevos orgánicos.
8. Limítate a pequeñas cantidades de productos lácteos si decides consumirlos.
9. Sé generoso con el aceite de oliva extra virgen.
10. Incorpora "contrapesos" para reducir el ácido (por ejemplo, cerezas, germen de brócoli, café).

¿Por qué no comer gluten? Bueno, puedes leer todo al respecto en *Cerebro de pan*, pero la principal razón de evitar alimentos que contengan gluten es que éste exacerba la inflamación en el cuerpo. También se encuentra en muchos alimentos azucarados, densos en carbohidratos, que elevan el ácido úrico, y nos haría bien evitarlos. Cuando dejas el gluten, saber qué comer para alimentar un metabolismo sano se vuelve mucho más sencillo.

Al final de este capítulo encontrarás la muestra de un plan semanal para ayudarte a ver cómo poner en práctica los lineamientos anteriores. A continuación se encuentran las reglas de la dieta LUV categorizadas en "No", "Sí" y "Con moderación".

No

Comienza eliminando los elementos de la siguiente lista:

• Todas las fuentes de gluten, incluyendo todas las formas de panes, tallarines, pastas, bizcochos, productos horneados, galletas y cereales integrales y de trigo entero (visita mi página web o consulta *Cerebro de pan* para tener una lista completa y todas las especificaciones sobre por qué eliminar el gluten).

- Todas las formas de carbohidratos procesados, azúcares y almidones, incluyendo papas fritas, galletas saladas y dulces, repostería, panqués, masa para pizza, pasteles, donas, botanas azucaradas, dulces, barritas energéticas y de granos, helado, helado de yogurt, sorbetes, mermelada, jalea, conservas, cátsup, marinadas y salsas comerciales, aderezos para ensalada y salsas para pasta comerciales, quesos untables procesados, jugos, fruta seca, bebidas isotónicas, refrescos y sodas, alimentos fritos, agave, azúcar (blanca y morena), jarabe de maíz y miel de maple. Ve la nota abajo sobre la miel de abeja.

- Todos los endulzantes artificiales y productos hechos con endulzantes artificiales, incluyendo sustitutos comercializados como "naturales": acesulfamo de potasio (Sweet'N Low, Sweet Twin, Sugar Twin), sucralosa (Splenda) y neotame (Newtame). También evita cualquier alcohol de azúcar comercializado como alternativas saludables a los azúcares artificial y de mesa. Además del xilitol, el cual señalé en la página 152 dentro del contexto de la elevación de ácido úrico, ten cuidado con otros, como sorbitol, manitol, maltitol, eritritol e isomaltosa. Ve también la nota abajo sobre los endulzantes artificiales. Pero no entres en pánico: tengo cosas buenas que decir de un nuevo endulzante en el mercado, del cual tal vez ya hayas oído: alulosa. Es una buena opción aparte de unas cuantas otras cuando se requiere un toque dulce.

- Margarina, manteca vegetal y cualquier marca comercial de aceite de cocina, incluyendo de soya, maíz, semilla de algodón, canola, cacahuate, cártamo, semilla de uva, girasol, arroz integral y germen de trigo, incluso si son orgánicos. No lo son. El término es increíblemente engañoso, una reliquia de los días en que los fabricantes de alimentos necesitaban distinguir entre estas grasas y las animales. Los aceites por lo general provienen de granos, semillas y otras plantas, como la soya. Se alteran químicamente y son ultra-rrefinados. Hoy en día, la mayoría de las personas consume grasa en la forma de estos aceites proinflamatorios. No los consumas.

- Carnes procesadas, incluyendo tocino, salchicha, jamón, salami, prosciutto, carnes ahumadas, carnes enlatadas, carnes secas, hot dogs, carnes en conserva y carnes frías. La mayoría de las carnes procesadas contiene niveles muy altos de purinas y aditivos que causan inflamación.

- Vísceras (los órganos comestibles de animales, también llamados menudencias), incluyendo hígado, corazón, sesos, riñón, lengua, tripa e intestinos. Casi todas las vísceras provienen de vacas, cerdos, corderos, cabras, pollos y patos. La tripa es la pared del estómago animal y la mayoría proviene del ganado. Las mollejas también son vísceras, la denominada glándula timo o el páncreas. Aunque las vísceras son ricas en nutrientes, también se encuentran entre los alimentos más densos en purinas, capaces de elevar el ácido úrico, que puedes comer.

- Los productos de soya no fermentados (por ejemplo, tofu y leche de soya) y los alimentos procesados hechos a partir de soya. Busca "proteína aislada de soya" en la lista de ingredientes y evita el queso de soya, las hamburguesas de soya, los hot dogs de soya, los nuggets de soya, el helado de soya y el yogurt de soya. Toma en cuenta que los productos de soya fermentados, como natto, miso y tempeh, son aceptables si son orgánicos y no OGM; aportan proteína para los vegetarianos y son adecuados para comidas vegetales.

NOMBRES ENGAÑOSOS DEL AZÚCAR

A continuación listo los nombres más utilizados para el azúcar en las etiquetas de comida (consejo: cualquier ingrediente que termine en "osa" es un tipo de azúcar). Encuentra los escondites del azúcar buscando sus nombres inusuales.

- Azúcar amarilla
- Azúcar blanca granulada
- Azúcar caster
- Azúcar con mantequilla / crema de mantequilla
- Azúcar crudo
- Azúcar de betabel
- Azúcar de caña
- Azúcar de coco
- Azúcar de dátil
- Azúcar de palma
- Azúcar de palma de coco
- Azúcar de uva
- Azúcar demerara
- Azúcar glass / pulverizada
- Azúcar invertido
- Azúcar mascabado
- Azúcar morena
- Azúcar panela
- Azúcar turbinado
- Azúcar / jarabe dorado
- Caramelo
- Concentrado de jugo de fruta
- Concentrado de jugo de uva
- Cristales de dextrosa
- Dextrina
- Dextrosa
- Dextrosa anhidra
- Endulzante de maíz
- Endulzante de maíz evaporado
- Etil maltol
- Florida Crystals®
- Fructosa
- Fructosa cristalina

- Fructosa líquida
- Galactosa
- Glucomalt®
- Glucosa
- Jarabe de abedul
- Jarabe de agave
- Jarabe de algarrobo
- Jarabe de betabel dulce
- Jarabe de maíz
- Jarabe de maíz de alta fructosa (JMAF)
- Jarabe de tapioca
- Jarabe de yacón
- Jarabe refinado
- Jarabe simple
- Jugo de azúcar de caña
- Jugo de caña (cristales)
- Jugo de caña evaporado
- Jugo de fruta
- Lactosa
- Malta de cebada
- Malta diastásica
- Maltodextrina
- Maltosa
- Melaza
- Melaza residual
- Miel de arroz
- Miel de arroz integral
- Miel de caña
- Miel de maple
- Miel de sorgo
- Néctar*
- Ribosa
- Sacarosa
- Sólidos de jarabe de glucosa
- Sólidos de jarabe de maíz
- Sucanat®
- Xilosa

* Los néctares incluyen todos los de fruta, como néctar de durazno y pera, néctar de agave y néctar de coco.

Los cinco endulzantes más comúnmente empleados son jarabe de maíz, sorgo, azúcar de caña, jarabe de maíz de alta fructosa y concentrado de jugo de fruta.

Sí

Puedes consumir los siguientes alimentos libremente. Busca opciones orgánicas, sin OGM y locales para alimentos enteros siempre que sea posible; congelado al momento también es aceptable.

- **Grasas saludables**, incluyendo aceite de oliva extra virgen, aceite de ajonjolí, aceite de coco o TCM (triglicéridos de cadena media), aceite de aguacate, sebo de libre pastoreo o mantequilla orgánica o de libre pastoreo, ghee, coco, aceitunas, queso, queso cottage, nueces y cremas de nueces, huevos enteros (ve la nota abajo) y semillas (linaza, semillas de girasol, pepitas de calabaza, ajonjolí, chía).
- **Hierbas, sazonadores y condimentos.** Te puedes alocar con esto mientras revises las etiquetas. Despídete de la cátsup y el chutney, pero disfruta la mostaza, el rábano, la tapenade y la salsa picante si no tienen gluten, trigo, soya ni azúcar. Prácticamente no hay restricciones para hierbas y sazonadores, sólo ten cuidado con los productos empacados en plantas que procesan trigo y soya. Los condimentos fermentados, como mayonesa lactofermentada, mostaza de kombucha, crema agria, salsa picante fermentada, relish y otras salsas fermentadas son ricas en probióticos. El kimchi, una verdura fermentada (tradicionalmente col), también es una opción excelente.
- **Frutos enteros** (incluyendo aguacate), pimiento morrón, moras, cereza, granada, pepino, jitomate, calabacita, calabaza, calabaza de Castilla, berenjena, limón verde y amarillo.

Considera que las frutas ricas en azúcar, como manzana, plátano, durazno, ciruela, chabacano, melón, mango, papaya, piña, uva, kiwi y naranja están bien, pero debes dar prioridad a las frutas con menos azúcar que mencioné primero. Casi todas las futas, cuando se consumen enteras, en un estado no adulterado, se asocian con una disminución tanto del síndrome metabólico como del ácido úrico alto (ve la nota abajo). La única fruta que debes evitar es la seca, ya que contiene fructosa concentrada que puede subir el ácido úrico.

- **Verduras,** incluyendo hojas verdes y lechuga, col berza, espinaca, brócoli (y germen de brócoli; más al respecto a continuación), kale, acelga, col, cebolla, hongos, coliflor, col de Bruselas, chucrut, alcachofa, germen de alfalfa, ejote, apio, bok choy, rábano, berro, nabo, espárrago, ajo, poro, hinojo, chalote, cebollita de cambray, jengibre, jícama, perejil, castañas de agua, raíz de apio, colinabo y daikon.

- **Fuentes vegetales de proteína,** incluyendo leguminosas cocidas, como frijol negro, alubia, frijol pinto, haba, frijol blanco, lentejas, chícharo y garbanzo, así como productos fermentados no OGM de soya, como tempeh y miso.

Con moderación

Debes consumir con moderación las fuentes animales de proteína, o evitarlas.

- Limita los pescados y mariscos ricos en purinas —sardinas y anchoas— a un máximo de una vez por semana. Aunque la mayoría de la gente no consume grandes cantidades de anchoas a la vez, ten cuidado de las salsas de pescado con base de anchoas y los aderezos para ensalada César.

- La mayoría de las verduras almidonadas (azucaradas) y las que crecen bajo la tierra, incluyendo chícharo, zanahoria, nabo, camote y yuca, se pueden consumir con moderación, un par de veces por semana.
- Limita los siguientes alimentos a no más de 120 g o 180 g, dos o tres veces a la semana: pescado salvaje, incluyendo salmón, bacalao, lenguado, dorado, mero y trucha; mariscos y moluscos, como camarones, cangrejo, langosta, mejillones, almejas y ostiones; carne y aves de libre pastoreo, entre ellos res, cordero, cerdo, búfalo, pollo, pavo, pato, avestruz y venado, y carnes de caza.
- Para un toque dulce: chocolate amargo (por lo menos 70% cacao), alulosa, stevia natural, miel de abeja y fruto del monje (ve la nota abajo).

Notas LUV

Una nota sobre los sustitutos de azúcar, alulosa, miel de abeja y otros endulzantes naturales

Aunque solíamos pensar que los sustitutos de azúcar como la sacarina, la sucralosa y el aspartame no tenían un impacto metabólico porque no elevan la insulina, resulta que sí pueden desatar un caos y provocar los mismos trastornos metabólicos que el azúcar real. ¿Cómo? Cambiando el microbioma en formas que favorecen los desequilibrios bacterianos (disbiosis), los desequilibrios de glucosa y un metabolismo no sano en general.

Desde que la revista *Nature* publicó un estudio sin precedentes en 2014 donde estableció el vínculo entre los sustitutos de azúcar y la disbiosis, otros estudios han replicado los hallazgos.[4] Consumir bebidas "de dieta" endulzadas artificialmente puede aumentar el riesgo de diabetes por medio de la disbiosis: algunos estudios muestran que el riesgo se duplica para personas que to-man dos bebidas de dieta al día. Y sabes lo que eso implica en tér-minos del riesgo de caos metabólico, sin mencionar el riesgo de trastornos degenerativos como la enfermedad de Alzheimer. En 2017 la revista *Stroke* publicó una bomba de artículo que revelaba el riesgo de infarto, Alzheimer y demencia en general entre per-sonas que tomaban bebidas endulzadas artificialemnte.[5] Lo que descubrieron fue impresionante: los participantes que tomaban una o más bebidas endulzadas artificialmente al día tenían casi tres veces más riesgo de infarto y tres veces más riesgo de enfer-medad de Alzheimer.

Dentro del contexto del ácido úrico específicamente, esto es lo que debes tener en mente: es importante evitar cualquier cosa que interfiera con la capacidad de tu cuerpo de descomponer y filtrar compuestos y toxinas, y eso incluye los sustitutos del azúcar. Re-cuerda además que algunos sustitutos, en particular el xilitol, pue-den elevar directamente los niveles de ácido úrico al estimular la descomposición de purinas en el cuerpo, así que ten cuidado con éste. Es un ingrediente en muchos alimentos y productos de cuidado personal, incluso cosas con una etiqueta de "endul-zado naturalmente", así que lee la lista de ingredientes completa para encontrarlo. Aunque no es probable que consumas demasia-do xilitol en el chicle sin azúcar, la pasta de dientes y el enjuague bucal, se cuela en los productos horneados, la crema de cacahua-te, las bebidas en polvo, los dulces, los budines, los condimentos como la cátsup y la salsa barbecue, y la miel comercial para hot cakes. Los medicamentos y las vitaminas diseñados para derre-tirse en tu boca también pueden contener este azúcar, aunque la cantidad es minúscula y no tienes que preocuparte mucho por medicamentos que podrías necesitar. Lo más problemático es el xilitol que se encuentra en los productos alimentarios comunes.

Verás que muchas de mis recetas incluyen alulosa, un azúcar que puedes usar para endulzar. La alulosa es un azúcar que semeja la fructosa (algunos la llaman seudofructosa), pero tiene poco o ningún efecto en los niveles de glucosa e insulina; el cuerpo absorbe la alulosa, pero no la metaboliza en glucosa, así que prácticamente no tiene calorías. Nuevas investigaciones comentan que, en humanos, la alulosa tiene un impacto favorable en la glucosa y podría *mejorar* la sensibilidad a la insulina.[6] Aunado a ello, algunos estudios revelan que la alulosa puede ejercer un efecto antiinflamatorio en los adipocitos —células adiposas—, la fuente de las citocinas inflamatorias que promueven el síndrome metabólico y, por ende, el riesgo de ácido úrico elevado. La alulosa se encuentra de manera natural en algunos alimentos, como higos y pasas, pero puedes comprarla en forma granulada y líquida en línea. La marca que yo consumo es RxSugar, certificada orgánica y con cero carbohidratos netos.

En el pasado escribí sobre la miel de abeja y recomendé que las personas la evitaran a toda costa. Esta postura se basaba en el hecho de que la miel de abeja tiene un contenido muy alto de azúcar. De hecho, el contenido real de fructosa en la mayoría de las porciones de miel de abeja es de casi 40%, pero este porcentaje puede variar entre 21 y 43%, dependiendo de cómo y dónde se cultiva y procesa la miel. Cuando indagué más en la literatura sobre este dulce néctar de la naturaleza descubrí que las investigaciones apoyan la idea de que podría no ser tan malo después de todo. Podríamos hacer un pequeño hueco para la miel de abeja en nuestra vida. Entonces, ¿cambié de parecer sobre la miel de abeja? Sí, y es reflejo de cómo las investigaciones científicas siguen manteniéndonos informados.[7]

Aproximadamente 85% de los sólidos en la miel de abeja son una combinación de dextrosa (otro nombre para la glucosa) y fructosa. Una variedad de otros azúcares también compone la miel de abeja, junto con elementos traza y minerales, como zinc, cobre, hierro, manganeso, cromo, selenio, magnesio, calcio y potasio. La miel de abeja contiene vitaminas B_1, B_2, B_3, B_5

y B_6, así como A, E y C. También contiene flavonoides, además de quercetina y luteolina, las cuales, como ya sabes, hacen una aportación significativa para reducir los niveles de ácido úrico. Así que es justo decir que la miel de abeja es mucho más que un endulzante hecho a partir del azúcar. Su composición única varía enormemente dependiendo de las condiciones del suelo y el clima, junto con otros aspectos medioambientales, incluyendo, como podría esperarse, las flores con que se hace. Desafortunadamente no hay métodos estándar para producir miel de abeja ni verificar su calidad.

Como ya dije, una de las metas más importantes de este libro es ayudarte a mantener bajo control tu glucosa. Y resulta que existe bastante información para indicar que la miel de abeja también podría ayudarte a lograrlo. La miel no parece ser muy peligrosa en términos del metabolismo de glucosa. De hecho, varias pruebas con humanos han indicado que el consumo de miel de abeja se asocia con una mejor respuesta a la insulina y niveles menores de glucosa. Algunos investigadores han llegado tan lejos como para describir la miel de abeja como un "nuevo agente antidiabético" en términos de sus efectos en el hígado y el páncreas, donde se ha visto que mejora el control de la glucosa, y en el tracto gastrointestinal, donde modifica positivamente la microbiota intestinal.[8] Se trata de efectos que no esperaríamos de un producto con tanta fructosa, pero así como sucede con las frutas enteras, las cuales no elevan el ácido úrico gracias a sus componentes complejos, la miel de abeja entra en una categoría especial por su intrínseca estructura química.

Si bien es necesario hacer más estudios para comprender los beneficios y riesgos potenciales de la miel de abeja, estoy convencido por la evidencia actual de que podemos disfrutar un toque de esta miel con moderación. Dicho simplemente, no vas a entrar en una zona de peligro por añadir una cucharadita de miel de abeja a un platillo o una bebida si quieres un toque de dulzura.

Y la miel de abeja es además un conocido agente antiinflamatorio, antioxidante y antibacteriano, usado en la medicina durante siglos. Sólo úsala con juicio y mesura. Elige miel de abeja cruda cuando sea posible, ya que puede aportar más beneficios que la variedad procesada y pasteurizada. Puedes agregar una cucharada a tu yogurt o tu té, por ejemplo.

Otro endulzante popular que entró en escena en la década de 2010 es el jarabe de agave o néctar de agave. Éste merece una etiqueta de advertencia. El jarabe de agave se produce a partir de muchas especies de agave —en especial agave azul—, un tipo de suculenta. Es la misma planta con que se hace el tequila. Pero no permitas que la palabra *néctar*, unida a la palabra *agave*, te engañe, creyendo que se trata del gemelo más saludable de la miel de abeja. A diferencia de ésta, el agave es altamente procesado y contiene mucha más fructosa. De hecho, puede contener entre 75 y 90% de fructosa, y carece de muchos de los nutrientes que sí tiene la miel de abeja. Este endulzante debe permanecer en la lista "No".

Los únicos endulzantes que se encuentran en mi lista "Sí" son la alulosa, la stevia natural, una ocasional cucharada de miel de abeja y la fruta del monje. ¿Nunca has escuchado de la fruta del monje? Se trata de otro endulzante utilizado como sustituto del azúcar de mesa porque contiene cero calorías y no afecta la glucosa. Se deriva de una pequeña fruta redonda nativa del sureste asiático, parecida al melón. Se ha usado durante siglos en la medicina oriental como remedio para el resfriado y refuerzo digestivo, y ahora, ya que es entre 150 y 200 veces más dulce que el azúcar de mesa, se utiliza para endulzar alimentos y bebidas. Se vende en forma granulada, líquida y en polvo. Toma su nombre de los monjes budistas del siglo XIII que la usaron primero. Todas mis recetas llevan alulosa cuando se requiere un endulzante porque cuesta menos que la fruta del monje, pero puedes sustituirla por esta fruta —o una mezcla de ambas— y experimentar con distintos sabores y texturas. Mi esperanza es que empieces a jugar con los azúcares y aprendas a incorporarlos de manera segura en tus menús diarios.

Una nota sobre los granos sin gluten

Cuando se procesan granos sin gluten para el consumo humano (por ejemplo, cuando la avena entera se aplana y cuando se prepara el arroz para empaquetado), su estructura física cambia, y esto puede resultar en un incremento en la inflamación del cuerpo. Por tal motivo, el amaranto, el trigo sarraceno, el arroz (integral y salvaje, pero no blanco), el mijo, el sorgo y el teff se deben consumir con moderación. También mide tus porciones. Yo prefiero el arroz salvaje, que es técnicamente un junco, cuando necesito una pequeña guarnición.

Una nota sobre frutas y verduras: enfócate en la fibra y acaba con el ácido úrico con germen de brócoli y cerezas

A pesar de su (bajo) contenido de fructosa, las frutas y verduras no elevan el ácido úrico, y algunas de ellas pueden ayudar a prevenir elevaciones gracias a sus compuestos químicos inherentes y su contenido de fibra. La fibra, particularmente la inulina, presente en muchas verduras, como cebolla, poro, alcachofa y espárrago, desacelera la liberación de azúcares en el cuerpo mientras nutre el microbioma y promueve sus acciones. La inulina es un tipo de fibra que el estómago no digiere ni absorbe, y que actúa como prebiótico: se queda en el intestino y ayuda al crecimiento de ciertas bacterias beneficiosas. Desde hace mucho se ha visto que esta especial fibra incrementa la composición de las bacterias intestinales, y es abundante en la dieta LUV. Ahora que tenemos evidencia de que el ácido úrico altera el microbioma y la integridad de la pared intestinal, promoviendo la inflamación, debemos hacer todo lo que podamos para apoyar la salud y el funcionamiento de nuestros microbios intestinales. La inulina ha demostrado ayudar a contrarrestar los efectos metabólicos adversos de una dieta cargada de fructosa.[9]

Entre más fibra consumas, mejor. Y aunque muchas verduras, como espinaca, chícharo, espárrago, coliflor, hongos y brócoli, contienen niveles altos de purinas, no elevan el ácido úrico y es seguro comerlas. De acuerdo con la Organización Mundial de la Salud, 1.7 millones de muertes a nivel mundial (2.8%) se atribuyen a un bajo consumo de frutas y verduras.[10] Asimismo, se estima que el consumo insuficiente de frutas y verduras provoca alrededor de 14% de las muertes por cáncer gastrointestinal, alrededor de 11% de muertes por cardiopatías y alrededor de 9% de muertes por infarto a nivel mundial. Ahora, respecto a ese germen de brócoli y esas cerezas en particular…

La familia de las verduras crucíferas —brócoli, germen de brócoli, coles de Bruselas y otras— contienen una molécula precursora importante que crea un supercompuesto en el cuerpo, llamado *sulforafano*, el cual ha conquistado los círculos de investigación en la actualidad.[11] El sulforafano es uno de los contrapesos más importantes del ácido úrico elevado y confiere una multitud de beneficios para la salud en general. ¿Cómo? Pues tiene que ver con su relación con una cierta secuencia en el cuerpo, la cual, cuando se activa, dispara la expresión de más de 200 genes que tienen un papel en reducir la inflamación, incrementar la producción de antioxidantes en el cuerpo e incluso en estimular nuestra capacidad para desintoxicarnos cuando nos enfrentamos a toxinas.[12] Se llama la secuencia Nrf2. Técnicamente, la Nrf2 es una clase de proteínas que inducen la expresión de ciertos genes; en este caso, genes responsables de procesos antiinflamatorios y antioxidantes. La secuencia es básicamente un sistema sensorial que le dice al cuerpo que requiere tomar acción para protegerse. Normalmente, la Nrf2 existe dentro de la célula, pero fuera del núcleo. Sin embargo, cuando la célula percibe el estrés oxidativo, se enciende la secuencia Nrf2 y ciertos genes cruciales dentro del núcleo entran en acción y provocan un incremento de antioxidantes.

Ya que el ácido úrico infringe parte de su daño al incrementar la producción de radicales libres dañinos, así como aumentar la inflamación, cualquier cosa que combata estas consecuencias ayuda a todo el sistema. La actividad desenfrenada de radicales libres conduce a daños en el ADN, proteínas y grasa. Varios activadores bien estudiados de la secuencia Nrf2 incluyen el café, el ejercicio, la cúrcuma y, principalmente, el sulforafano. Éste puede ser uno de los activadores más potentes de esta secuencia tan importante. El sulforafano mismo no es un antioxidante ni un agente antiinflamatorio, pero es un activador de la secuencia Nrf2, la cual desata actividades antioxidantes y antiinflamatorias. ¿De dónde podemos obtener una buena dosis de sulforafano? Del germen de brócoli.

Para ser claros, no hay sulforafano como tal en el germen de brócoli. Lo que el germen tiene es un químico llamado *glucorafanina*, la molécula precursora de la que se crea el sulforafano. Esto resulta ser muy significativo. La conversión de glucorafanina en sulforafano requiere una enzima específica, llamada *mirosinasa*. Dicha enzima se libera cuando, por ejemplo, masticas germen de brócoli. Luego se permite que la enzima entre en contacto con la glucorafanina y —*voilà*— se forma el sulforafano.

Este proceso es, en realidad, un mecanismo de defensa del germen de brócoli y otras plantas. Dado que los insectos se comen las hojas, por ejemplo, se produce sulforafano para repeler a los bichos invasores (al parecer, el sulforafano les es bastante desagradable). El germen es nutricionalmente superior que la verdura "adulta" porque contiene 50 a 100 veces más sulforafano que el brócoli maduro y otras verduras crucíferas. Si no lo encuentras en tu supermercado local, puedes germinarlo tú mismo. Es muy parecido al germen de alfalfa, pero muy distinto en cuanto a sabor y contenido nutricional. (Para una lección paso a paso sobre cómo germinar brócoli, ve a drperlmutter.com.) Si bien puedes comprar suplementos de sulforafano, la forma ideal de llevar sulforafano activo al cuerpo es masticar germen de brócoli. Sólo añade un puñado a una ensalada, untable o licuado, o úsalo como guarnición para una sopa. Te mostraré cómo trabajar con estas versátiles gemas culinarias en mis recetas, incluidas en el capítulo 11.

Durante décadas la gente propensa a la gota ha jurado que las cerezas amargas y el jugo de cereza amarga previene ataques de gota. La evidencia era anecdótica, pero ahora sabemos, gracias a los hallazgos de otras investigaciones, que para las personas que viven con gota, una mera media taza de cerezas al día puede reducir el riesgo de ataques hasta en 35%.[13] Claramente, hay algo ahí, y al fin tenemos idea de cómo las cerezas, a pesar de ser relativamente altas en fructosa comparadas con otras frutas, ejercen efectos para disminuir el ácido. El secreto es que contienen grandes concentraciones de dos tipos de flavonoides que actúan célebremente como medicamentos para bajar el ácido úrico: antocianinas y quercetina.[14] Tales compuestos también son antiinflamatorios en gran medida y combaten el estrés oxidativo. Aunque variedades de cerezas amargas como las Montmorency y Balaton contienen más antocianinas que las cerezas dulces como Bing, nuevos estudios muestran que las cerezas Bing pueden aumentar la excreción de ácido úrico de manera relevante. Además, han aportado resultados en la reducción significativa de ácido úrico en el torrente sanguíneo después de su consumo. Bono añadido: parecen bajar la proteína C reactiva.

Aunque muchas personas eligen beber jugo de cereza amarga, yo recomiendo evitar el jugo por completo porque muchas veces contiene azúcar añadida y absolutamente nada de fibra. Claramente puedes buscar jugo 100% de cereza amarga sin endulzar, pero yo prefiero que consumas la cereza amarga o Bing, fresca y entera, o pruebes un extracto de cereza en la forma de suplemento (tableta). Es ideal para las personas que no disfrutan el sabor de las cerezas. Entre otras frutas y verduras con propiedades para reducir el ácido, puesto que tienen compuestos para inhibir la xantina oxidasa, se encuentran la granada, la mora azul, el pimiento verde, el apio, la cebolla morada y la nuez de Castilla. Como nota al margen, muchas hierbas y especias también contienen compuestos que disminuyen el ácido, sobre todo el cardamomo, los clavos de olor, el tomillo, la hierbabuena, el romero y el orégano.

MEDICINA DEL MERCADO PARA LA DIETA LUV

- Granada
- Mora azul
- Cerezas (amargas y Bing)
- Brócoli y germen de brócoli
- Cebolla morada
- Nuez de Castilla
- Pimiento verde
- Apio

En el departamento de hierbas y especias: cardamomo, extracto de clavo de olor, tomillo, hierbabuena, romero y orégano.
En el departamento de bebidas: café y té verde.

Una nota sobre lácteos y huevos

Puedes usar leche y crema entera de vaca en recetas o en el café y el té (evita la leche descremada por la falta de grasa que compensa el contenido de azúcar). Si eliges otras alternativas, como leche de avena o almendra, ten cuidado con productos que tengan azúcar añadida y elige variedades sin endulzar. Los huevos y el yogurt entero sin endulzar están bien. Elige yogurt rico en probióticos que contengan suficientes cultivos activos, vivos. Los huevos enteros, incluyendo las yemas, son una fuente excelente de proteína y grasa de alta calidad, además de que tienen pocas purinas y vienen con muchos nutrientes extra que los vuelven una mina de oro nutricional. De hecho, contienen todos los aminoácidos esenciales que necesitamos para sobrevivir, y están cargados con vitaminas, minerales y antioxidantes. Ensaladas de huevo, huevo cocido, frittatas con verduras... los huevos están entre los alimentos más versátiles, satisfactores y casi perfectos que existen. Idealmente, elige huevos orgánicos de libre pastoreo.

Una nota sobre las botanas en la dieta LUV

Es útil evitar las botanas entre comidas, y dado el enorme factor de saciedad de las preparaciones que recomiendo, no es probable que sientas la necesidad de ir en una cacería voraz por algo de comer. Pero si te apetece botanear, incluí algunas recetas deliciosas desde la página 311 que no destruirán tu metabolismo, como licuados que contienen ingredientes para bajar el ácido. Éstas son algunas ideas:

- Un puñado de nueces crudas (excepto cacahuates, los cuales son leguminosas y no nueces). O elige una mezcla de nueces y aceitunas, incluyendo nueces de Castilla para reducir el ácido.
- Verduras crudas picadas (por ejemplo, pimiento morrón, brócoli, pepino, ejotes o rábanos) con hummus, guacamole, queso de cabra, tapenade o crema de nueces. O prueba mi kimchi de coles de Bruselas (página 314) o crudités con mayonesa de sriracha y nueces de la India (página 313).

- Medio aguacate con un rocío de aceite de oliva.
- Dos huevos cocidos de libre pastoreo, regulares o fermentados (prueba mis huevos cocidos fermentados con cúrcuma, en la página 311).
- Una fruta entera o porción (por ejemplo, cerezas, toronja, naranja, manzana, moras, melón, pera, uvas, kiwi, ciruela, durazno o mandarina).
- Una porción de yogurt griego entero con moras frescas y nueces de Castilla picadas (o prueba mi yogurt con cúrcuma y canela, en la página 312).

Bebidas para la dieta LUV

No puedo alabar lo suficiente al café, y sí, sirvo a mis propios intereses porque el café me da mucho placer. Décadas de investigación ahora confirman que una o dos tazas de café al día pueden mantener lejos al médico. Cuando los *Annals of Internal Medicine* dieron la noticia de dos estudios longitudinales masivos terminados en 2017, uno de los cuales involucró a 10 países europeos y más de medio millón de personas a lo largo de más de 16 años, los resultados fueron convincentes. Los participantes que bebían más café tenían el menor riesgo de muerte... de lo que fuera. El riesgo en hombres se redujo 12%, y el riesgo para mujeres se redujo en 7%.[15] Un "consumo mayor de café se asoció con riesgos menores de muerte y, en particular, con mortandad debido a enfermedades digestivas y circulatorias". Especialmente, en las mujeres, los niveles altos de consumo de café se correlacionaron con niveles menores de A1c, además de una reducción en los niveles de proteína C reactiva.

En el segundo estudio, dirigido por la Universidad del Sur de California, el cual buscó examinar los poderes del café entre un grupo étnicamente diverso de personas entre 45 y 75 años de edad, a lo largo de casi 20 años, los resultados hicieron eco de los hallazgos anteriores: un mayor consumo de café estuvo asociado con un riesgo menor de muerte, y en particular de diversos tipos de cáncer.[16] Ambos estudios mostraron que el café puede ser protector, pero lo interesante es esto: no es la cafeína la que se lleva el crédito. Los polifenoles y otros compuestos bioactivos del café tienen propiedades antioxidantes, y la asociación tan documentada del café con una menor resistencia a la insulina, inflamación y ciertos biomarcadores de la función hepática se atribuyen a estos compuestos, ajenos a la cafeína. Es más, el café contiene xantinas, químicos que inhiben la xantina oxidasa, la enzima necesaria, como recordarás, para producir ácido úrico.

Y en un tercer estudio amplio, el cual usó información recopilada de 14 758 participantes en Estados Unidos, registrados en la tercera Encuesta Nacional de Examinación Nutricional y Salud, investigadores de la Universidad de Columbia Británica y Harvard descubrieron una relación inversa entre el consumo de café —con y sin cafeína— y los niveles de ácido úrico: el ácido úrico disminuía conforme aumentaba el consumo de café.[17] Sus hallazgos descartaron otros factores que podían haber alterado los resultados, como el peso de los participantes, el consumo de alcohol y el uso de diuréticos. No vieron esta misma relación entre el consumo de té y el ácido úrico. Así que, si no te gusta beber café por su contenido de cafeína, tomar descafeinado puede ser igual de beneficioso para disminuir el ácido.

En el capítulo 5 mencioné un metaanálisis que abarcó 19 estudios donde se revelaba que los niveles de ácido úrico subían entre las mujeres que tomaban café, pero eso no se tradujo en ningún efecto negativo, ni incrementó el riesgo de gota. Los autores se apresuraron a señalar la necesidad de futuras pruebas controladas al azar para comprender las diferencias potenciales entre hombres y mujeres, en términos de su riesgo de hiperuricemia y gota dentro del contexto del consumo de café. El ligero incremento en el riesgo de hiperuricemia observado entre las mujeres que tomaban café bien pudo ser un "defecto", un hallazgo sin consecuencia, resultante de la forma en que los autores hicieron sus cálculos (aplicando varios estudios, cada uno realizado de forma distinta). Lo que sí sabemos es que un gran cuerpo de evidencia más allá de este estudio ha validado repetidamente la sólida asociación entre el consumo de café y un riesgo menor de hiperuricemia (y gota) tanto en hombres como en mujeres.

Soy un gran defensor del café para los adultos y creo que los beneficios sobrepasan por mucho cualquier riesgo, a menos de que tengas, por supuesto, reacciones adversas o alergias a la bebida. Son raras, pero sí afectan a algunas personas. Puedes beber descafeinado y extraer aún los beneficios en la reducción del ácido úrico. La mayoría de las personas toma un par de tazas al día, y yo lo apoyo. No obstante, lo único que debes cuidar es que tu consumo de cafeína no afecte la calidad de tu sueño. Es útil cambiar a café descafeinado o tés sin cafeína en la tarde. Un buen momento para dejar de tomarlo es a las 2:00 p. m.

Aunque el té no reduce el ácido en ningún grado cuantificable en estudios clínicos, sabemos que contiene otros compuestos que pueden contribuir a una fisiología y un metabolismo sanos. El té verde tiene doble fama. La razón de que el polifenol estrella del té verde —el epigalocatequina-3-galato (EGCG)— sea tan eficaz para otorgarle sus propiedades antioxidantes y antiinflamatorias se debe a que dispara la tan importante secuencia biológica Nrf2.[18] Otro té que debes tener en tu lista es la kombucha. Se trata de una forma de té negro o verde fermentado que contiene probióticos que generan naturalmente. Efervescente y muchas veces servido frío, se ha utilizado durante siglos para aumentar la energía, y puede incluso ayudarte a perder peso, además de contribuir a la salud de tu microbioma intestinal, que a su vez sirve para mantener bajo control el ácido úrico.

Por cada bebida con cafeína que consumas, toma entre 350 y 450 ml extra de agua para equilibrar sus efectos deshidratantes.

A mí me es útil tener un contenedor grande de agua cerca de mí a lo largo del día. Puede parecer mucho, pero intenta beber todos los días 30 ml de agua purificada por cada kilogramo de peso corporal. Por ejemplo, si pesas 75 kilogramos, eso quiere decir que beberás alrededor de 2.25 litros —el máximo de ocho vasos al día—. Pero ten en mente que extraes mucha agua de los alimentos que consumes con este plan, así que no sigas esta regla con demasiado rigor. Si tu orina es clara y ligera, en lugar de amarillo oscuro, estás bebiendo lo suficiente.

Para añadir un toque de diversión, incluí recetas para algunas bebidas que puedes preparar en casa, a partir de la página 315. Tengo una gran mezcla de café frío con almendra y cacao que puedes disfrutar el fin de semana en la mañana, y un coctel de limón y cereza amarga sin alcohol que puedes mezclar más tarde en el día. Si eres alguien que lleva mucho tiempo en una relación con los refrescos y las bebidas azucaradas, ve si puedes dejarlos por completo y reemplazarlos con mi limonada con menta y frambuesas.

EL AGUA LE HACE BIEN AL CUERPO

La vieja superstición de que tomar ocho vasos de agua al día te ayudará a permanecer delgado es parcialmente cierta. Resulta que el agua ayuda a contrarrestar algunos de los efectos negativos del azúcar, en especial de la fructosa. Aunque espero que a partir de ahora no comas nada que contenga fructosa procesada, es bueno saber que el agua puede ayudar a compensar sus efectos adversos. También equilibra los efectos del exceso de sodio. Mi menú es intencionalmente bajo en sodio, pero cuando vuelvas a preparar tus propias recetas y comas fuera de casa, en lugar de usar mis recetas, es probable que vuelvas a consumir más sodio. Recuerda que las dietas ricas en sal no sólo son relevantes para la presión: están asociadas con la obesidad, la resistencia a la insulina, el desarrollo de la diabetes y, sí, con el ácido úrico elevado. Incluso si evitas la fructosa, un consumo abundante de sal puede provocar que tu cuerpo produzca fructosa y estimule la producción de ácido úrico. Aquí es donde se vuelve crucial tener el balance correcto de agua para combatir estos efectos.

En cuanto al alcohol, mis reglas son bastante directas: limita el consumo de vino a una copa al día si así decides —de preferencia tinto, ya que contiene más polifenoles que el vino blanco—, y evita o limita severamente las cervezas llenas de purinas. Algunos estudios muestran que una cerveza al día se asocia con 50% más riesgo de gota y una elevación del ácido úrico de casi medio miligramo por decilitro (0.4 mg/dl).[19] Si la cerveza es tu bebida alcohólica favorita, busca variedades sin purinas. Empezaron a aparecer en el mercado en 2014, y ahora hay muchas cervezas disponibles con poco o ningún contenido de purinas. Sapporo y Kirin, por ejemplo, tienen líneas de cerveza sin purinas. Se unen a las florecientes alternativas de cervezas bajas en o sin alcohol en el mercado. Cuando se trata de licores como el vodka y el whiskey, ambos tienen menos contenido de purinas, pero pueden elevar el ácido úrico, así que ten cuidado con estas bebidas. Mide tu ácido úrico para ver cómo responde tu cuerpo a ellas.

Quizá te resulte útil llevar un diario de alimentación a lo largo del programa, además de registrar tus valores de ácido úrico y glucosa (si decides medirlos). Escribe qué te gusta y qué no para que puedas personalizar tus opciones sobre la marcha, siguiendo los lineamientos principales. También te recomiendo no comer fuera de casa durante estas tres semanas para que te puedas enfocar en aprenderte el protocolo alimentario. Te preparará para el día que comas fuera y tengas que tomar buenas decisiones sobre qué pedir (para más información, ve la página 264). Las primeras tres semanas también ayudarán a disminuir tus antojos, así que habrá menos tentaciones cuando mires un menú lleno de ingredientes que pueden sabotear tu metabolismo. Es casi imposible ir a un restaurante, o incluso a una barra de ensaladas en un mercado o un bufet en una fiesta y no encontrarte con azúcares añadidos y fructosa refinada.

Un menú LUV de siete días

Durante la semana 1 enfócate en aprender tus nuevos hábitos alimenticios. Puedes usar mis recetas y seguir mi menú de siete días, o aventurarte por tu cuenta en la cocina, mientras sigas los lineamientos. Incluí comidas sencillas, sin necesidad de recetas, en el plan para el desayuno, la comida y la cena, lo mismo que postres, botanas y bebidas, así que tienes de dónde elegir. Cada comida debe contener una fuente de grasa saludable y proteína baja en purinas, y por lo menos un elemento que reduzca el ácido (por ejemplo, verduras ricas en quercetina o un puñado de cerezas amargas). Recuerda que puedes usar mantequilla, aceite de oliva extra virgen orgánico o aceite de coco cuando necesites freír algo en la sartén. Evita los aceites procesados y los atomizadores, a menos que sea aceite de oliva orgánico.

Si quieres más porciones, puedes duplicar o triplicar cualquier receta. Algunas de estas recetas requieren más tiempo de preparación que otras, así que planea tus comidas con antelación y siéntete libre de cambiar una por otra si tienes poco tiempo.

Para más ideas ve a drperlmutter.com para una galería de recetas adicionales y muchos recursos más. Finalmente intenta saltarte el desayuno un par de días a la semana, lo que estimulará tu transformación metabólica. Hice esta sugerencia en dos días del menú.

Lunes

- Desayuno: budín de coco (página 276) con uno o dos huevos cocidos o tibios.
- Comida: ensalada de pollo con pesto de germen de brócoli (página 287).

- Cena: 90 gramos de pollo orgánico rostizado o pescado salvaje, con una guarnición de hojas verdes y verduras salteadas en mantequilla y ajo.
- Postre: media taza de moras con un rocío de miel de abeja o crema sin endulzar.

Martes

- Desayuno: ¡omítelo!
- Comida: ensalada de mezcla de lechugas con hojas de diente de león, verduras crudas y dos huevos cocidos, aderezada con vinagreta de cereza amarga (página 297).
- Cena: halibut rostizado con harissa y calabacitas, jitomates, pimientos y cebolla morada (página 301), acompañado de ensalada de hojas verdes aderezada con aceite de oliva extra virgen u otro aderezo de la dieta LUV.
- Postre: dos o tres cuadritos de chocolate amargo.

Miércoles

- Desayuno: tazones de huevo a la griega (página 284) y una rebanada de pan de almendra y cereza (página 282).
- Comida: ensalada de garbanzos y zaatar (página 293) con 90 a 150 gramos de pavo, pollo o pescado salvaje rostizado.
- Cena: lomo de cerdo rostizado con tomillo (página 296) con media taza de arroz salvaje y verduras al vapor ilimitadas.
- Postre: una manaza rebanada, con una pizca de canela o cardamomo.

Jueves

- Desayuno: yogurt con mermelada de zanahoria y jengibre (página 277).
- Comida: tacos de lechuga y yaca (página 294) con 90 a 150 gramos de pavo, pollo o pescado salvaje rostizado.
- Cena: ensalada de tallarines de verduras arco iris (página 306) con una guarnición de verduras y hojas verdes salteadas en mantequilla y ajo.
- Postre: dos o tres cuadritos de chocolate amargo.

Viernes

- Desayuno: ¡omítelo!
- Comida: calabaza espagueti rostizada con pesto de germen de brócoli (página 307), acompañada de 90 a 150 gramos de filete de res de libre pastoreo a la parrilla.
- Cena: halibut a la parrilla con jitomates y palmitos (página 300), con media taza de arroz salvaje o integral, y brócoli rostizado o al vapor, ilimitado.
- Postre: media taza de moras con un toque de crema sin endulzar o miel de abeja.

Sábado

- Desayuno: hot cakes LUV (página 281).
- Comida: tortitas de pavo con poro y menta (página 288) y una guarnición de hojas verdes y verduras crudas, aderezadas con vinagreta de cereza amarga (página 297).
- Cena: guisado instantáneo de shawarma de res (página 298).

- Postre: tres cuartos de taza de duraznos rebanados o gajos de mandarina, cubiertos con tres cuadritos de chocolate amargo derretido.

Domingo

- Desayuno: frittata de germen de brócoli, pimiento verde y cebolla morada (página 283).
- Comida: coliflor entera rostizada con aderezo verde de tahini (página 292), acompañada de verduras mixtas rostizadas.
- Cena: bacalao al horno con broccolini (página 304) y media taza de arroz salvaje o integral.
- Postre: dos cuadritos de chocolate amargo cubiertos con una cucharada de crema de almendra.

Seguir los principios alimentarios de LUV es más fácil de lo que crees. Y una vez que aprendas cómo hacer sustituciones en algunos de tus platillos favoritos podrás cocinar tus propias recetas y volver a tus libros clásicos de cocina. Las recetas LUV te darán una idea general de cómo aplicar los lineamientos en casi cualquier comida y te ayudarán a dominar el arte de la gastronomía para bajar el ácido.

Aunque te invito a seguir mi menú de siete días para que no tengas que pensar qué comer durante la primera semana del programa, puedes diseñar tu propio protocolo eligiendo las recetas que más te gusten. La mayoría de los ingredientes está ampliamente disponible. Recuerda comprar de libre pastoreo, orgánico y salvaje siempre que puedas. Cuando elijas aceite de oliva o de coco, busca la variedad extra virgen. Si bien todos los ingredientes listados en las recetas se eligieron sin gluten y sin azúcar, siempre revisa las etiquetas para estar seguro, sobre todo si compras comida procesada por un fabricante (por ejemplo, mayonesa y mostaza). Nunca puedes controlar lo que se introduce en un producto, pero sí tienes el control de lo que introduces en tus platillos.

Sé paciente contigo mismo y acostúmbrate a este código alimentario, el cual hablará directa y suavemente a tu genoma... y a tu metabolismo. La primera semana es tu punto de partida, pero es posible que tome algunas más romper esos viejos hábitos alimenticios y aprender a aplicar sustituciones adecuadas. Si, por ejemplo, eres alguien adicto a las bebidas azucaradas, entonces sólo cambia a bebidas permitidas en el protocolo LUV y haz que sea tu meta principal durante la primera semana. Haz lo que sea necesario para pasar por esta transición. Si lo haces un paso a la vez, una comida a la vez, en algún punto llegarás a tu destino: un cuerpo más sano, con un control óptimo del ácido úrico.

Capítulo 9

Semana 2: Los compañeros de LUV
Sueño, movimiento, naturaleza y ventanas de alimentación

> *Cada uno debería ser su propio médico.*
> *Deberíamos apoyar y no forzar a la naturaleza.*
> *Comer con moderación [...] Nada es bueno*
> *para el cuerpo, sino lo que podemos digerir.*
> *¿Qué medicina puede procurar la digestión? El*
> *ejercicio. ¿Qué traerá la fuerza? El sueño.*
>
> VOLTAIRE

Cuando diagnosticaron a Marcus con deterioro cognitivo leve a los escasos 58 años, lo tomó muy en serio y juró combatirlo antes de que progresara a algo peor. Su esposa y sus hijos adolescentes fueron los primeros en empezar a notar sus olvidos inusuales, sus lapsos de juicio y ansiedad, los cambios de humor y en su comportamiento en general. Lo animaron a buscar ayuda. Aunque no tenía antecedentes familiares de deterioro cognitivo prematuro ni enfermedad de Alzheimer, su neuróloga le recomendó trabajar duro para mejorar sus hábitos de estilo de vida con el fin de impedir el progreso del deterioro, sin mencionar evitar un diagnóstico más grave, como demencia. La neuróloga le advirtió que muchos de sus pacientes no tenían ningún antecedente de problemas neurológicos; simplemente desarrollaron padecimientos cognitivos por razones que seguro partían de factores medioambientales, en lugar de genéticos. La doctora parecía estar bien informada sobre la relación entre el ácido úrico y el riesgo de neurodegeneración. Los análisis de laboratorio mostraron que, en efecto, el ácido úrico de Marcus se inclinaba hacia el extremo superior y, aunque no era obeso, calificaba dentro del rango de sobrepeso con síndrome metabólico.

Marcus se sentía una persona activa, a quien le encantaba andar en bicicleta los fines de semana, pero sabía que habían terminado sus días de beber cerveza y era tiempo de enfocarse en mejorar su nutrición, ser más activo a lo largo de la semana y resolver su problema de insomnio crónico, el cual había comenzado cuando cumplió 50. Ocho años de mal sueño ya le estaban pasando factura. Cuando le pidió a la neuróloga que le recomendara un libro para aprender por su cuenta, ella mencionó *Cerebro de pan* y ayudó a encaminarlo hacia la dirección correcta. Marcus cambió sus hábitos y su forma de alimentación... y su vida.

No conozco a Marcus y no formé parte de su tratamiento, pero su transformación fue tan enorme, que compartió su experiencia conmigo en mi página web. En cuestión de semanas de aumentar sus hábitos de ejercicio y dejar los carbohidratos, el azúcar y el trigo (y su amada cerveza que subía su ácido úrico), todo en él mejoró, incluyendo sus facultades mentales. Además su insomnio crónico mejoró, sobre todo una vez que bajó de peso y curó su apnea del sueño, que ya antes había provocado alteraciones en su sueño.

Es extraordinario pensar que podemos detener —o, me atrevo a sugerir, *revertir*— la progresión del deterioro cognitivo sólo con hacer algunos ajustes sencillos a nuestro estilo de vida. La clave, sin embargo, es componer el pandemonio de ácido úrico lo antes posible, de preferencia mucho antes de que se presente cualquier síntoma. Y ahora las investigaciones revelan una asociación clara y directa entre el ácido úrico elevado —un parámetro del metabolismo— y el riesgo de déficit cognitivo. Como leíste en el capítulo 4, el ácido úrico elevado crónicamente puede inducir estrés oxidativo e inflamación en el cerebro, dañando el tejido cerebral. Y el ácido úrico alto agrede directamente el centro de memoria del cerebro, el hipocampo, y diversos estudios que he citado demuestran el papel del ácido úrico en el encogimiento del cerebro. Es probable que esto haya sido la causa de raíz de los lapsos mentales de Marcus en una edad tan temprana. Por fortuna, tomó medidas rápidamente y logró revertir la situación antes de que se estableciera un padecimiento grave irreparable de forma permanente.

Colegas míos que suelen diagnosticar problemas cognitivos en pacientes, desde alteraciones leves hasta enfermedad de Alzheimer declarada, ahora miden el ácido úrico como parte de su innovador protocolo de revisión. El doctor Dale Bredesen, amigo y colega neurólogo, ha logrado resultados impresionantes en sus propios pacientes cuando reequilibran su metabolismo al ajustar factores de estilo de vida, incluyendo niveles de micronutrientes, niveles hormonales y la calidad de su sueño. Como le dijo al público de mi podcast, una enfermedad como el Alzheimer, de la forma como se trata actualmente, no es una condición, sino varias. Una gran variedad de mecanismos promueve tales condiciones, las cuales se suelen manifestar de diversas formas y en distintas edades. Pero todos nos vemos dramáticamente influidos por desequilibrios en factores metabólicos que pueden provocar "encogimiento" del cerebro, como él lo llama. Y entre esos factores se encuentra —sí, adivinaste— el nivel de ácido úrico viajando por el cuerpo.

Ahora que estás en tu segunda semana, mi esperanza es que ya te hayas aprendido el manual nutricional y que el poder medicinal de la comida esté obrando en tu interior. Si usas un monitor continuo de glucosa, no olvides tomar tantas notas como puedas para que traces patrones en tus niveles a lo largo del día y en respuesta a tu medio ambiente. En esta segunda semana te enfocarás en otros tres hábitos que reducirán el ácido: dormir, hacer ejercicio y restringir el tiempo de alimentación. Son tus compañeros

LUV para la vida. Puedes repetir el menú de siete días de la primera semana para que sea muy fácil o empezar a incorporar otras recetas del capítulo 11.

Higiene del sueño

Ya no es ningún misterio que tener un sueño de calidad es vital para la salud. Como la doctora Casey Means me compartió: "El sueño bien podría ser nuestro más grande truco metabólico, y perder el sueño es una de las formas más sencillas de alterar tu salud metabólica". Dormir afecta cada órgano del sistema y todos los estados patológicos. Y si bien sabemos por recuentos que no dormir lo suficiente presenta una amenaza para la salud, hasta hace poco empezamos a comprender un nuevo *motivo*: se relaciona con el ácido úrico.

Nada más en los últimos años la investigación del sueño finalmente pasó al territorio de registrar las cifras de ácido úrico entre los pacientes que duermen mal, y sabes desde el capítulo 5 que ya tenemos resultados: se registró una elevación consistente de ácido úrico en las personas que duermen mal. Claro, la definición de dormir mal varía desde no dormir lo suficiente y pasar poco tiempo en un sueño profundo y restaurativo, hasta experimentar alteraciones a lo largo de la noche y dormir demasiado. La relación entre el descanso deficiente y el ácido úrico alto es tan fuerte, que los investigadores del sueño ahora llaman al ácido úrico elevado un *factor de riesgo independiente* para trastornos del sueño, como apnea del sueño obstructiva. Y sabemos que va en ambas direcciones, porque los efectos negativos de dormir mal en el metabolismo y los procesos inflamatorios implican que también aumenta directamente el riesgo de ácido úrico elevado. De hecho, el sueño está tan conectado con nuestro metabolismo —y viceversa—, que mejorar uno le da un impulso automático al otro.

¿Mejoró tu sueño durante la primera semana? Es posible que así haya sido sin que hicieras nada en el departamento de descanso, fuera de modificar tu dieta. Pero si por lo general duermes menos de seis horas cada noche, podrías empezar a aumentar ese tiempo a siete horas por lo menos. Es lo mínimo si quieres tener niveles normales y saludables de las hormonas fluctuantes que controlan el metabolismo de tu cuerpo. Si has estado sobreviviendo con, digamos, cinco o seis horas, entonces intenta llegar hasta siete en intervalos de 15 o 30 minutos (más al respecto abajo).

Aunque existen unas cuantas personas únicas que duermen poco, es decir, que se las pueden arreglar durmiendo menos de seis horas —algunos hasta cuatro— sin tener consecuencias de salud, no es el caso de la mayoría. Te estás engañando si crees que puedes sobrevivir durmiendo como Leonardo da Vinci, quien se dice que dormía un total de dos horas al día, divididas en siestas de 29 minutos cada cuatro horas más o menos. Sabes que necesitas más de lo que estás acumulando. No descartes el valor del sueño en tu vida. Es medicina gratis.

Conforme te enfoques en dormir esta semana, asegúrate de hacer todo lo que puedas para maximizar el sueño reparador de alta calidad. Puede ser pesado tener un sueño consistente y óptimo, y habrá días en que la vida diaria simplemente impida que pases una buena noche. Está bien. Recuerda, buscamos el progreso, no la perfección. También podría tomar tiempo acostumbrarte a una nueva rutina de sueño si tus patrones de sueño en el pasado eran erráticos e impredecibles. El cuerpo ama la predictibilidad, es como mantiene su *homeostasis*, su equilibrio. Y no hay mejor forma de apoyar la homeostasis que optimizar tu descanso. No esperes pasar una noche perfecta a la primera, pero ten en mente que incluso una ligera mejoría en la calidad de tu sueño hará maravillas para tu salud y tu metabolismo.

A continuación hay algunos consejos para establecer una buena higiene del sueño.

Mantén hábitos de sueño consistentes para empatar tus ritmos: ve a la cama y levántate a la misma hora los siete días de la semana, cada día del año, incluyendo fines de semana y días festivos. Todos tenemos necesidades diferentes de sueño, así como ritmos circadianos personales que son parcialmente innatos. Es cierto que sí existen los noctámbulos y los madrugadores. Y las necesidades de sueño cambian con la edad (a la mayoría de los adolescentes, por ejemplo, le encanta desvelarse y dormir hasta tarde porque su fisiología adolescente empata con este patrón). La mayoría de nosotros necesitamos entre siete y nueve horas de sueño, pero más de un tercio informa dormir menos de siete. Como regla general, intenta acostarte antes de la medianoche para asegurar que experimentes suficiente sueño reparador sin movimiento ocular rápido (no REM), el cual domina la primera parte de la noche. Y sé tan estricto como puedas con la hora en que te despiertas. El sueño de calidad mejora más si te aseguras de despertar a la misma hora, pase lo que pase. Esto garantiza que tu ritmo circadiano permanezca en sintonía con las necesidades de tu cuerpo.

Envía señales de sueño a tu cuerpo: mantén consistente tu rutina nocturna e incorpora actividades relajantes que le indique a tu cuerpo que es tiempo de dormir. Éstas podrían incluir leer, un baño caliente, escribir en un diario, escuchar música, beber té herbal, ligeros estiramientos, respiraciones profundas, meditar o lo que necesites para relajarte. Si te sientes muy ansioso en la noche y acabas dando vueltas en la cama intentando quedarte dormido, una buena estrategia es dedicar tiempo antes de acostarte a escribir tus preocupaciones en el lado izquierdo de un papel, ideando por lo menos una acción que puedas hacer para resolver cada una de esas inquietudes y escríbelas en el lado derecho. Pero no te lleves la preocupación a la cama. Cuando ciertos pensamientos alterados se entrometan, intenta verlos como si flotaran encima de ti y recuérdate que no son útiles. Te encargarás de ellos al día siguiente.

Somos estrictos con la hora de dormir cuando nuestros hijos son pequeños, pero muchas veces se nos olvidan nuestros propios rituales para dormir frente a las distracciones y las demandas competitivas de la vida adulta. Los rituales para dormir hacen maravillas, ayudándonos a sentirnos listos para reposar. No debería sorprenderte que mantener aparatos electrónicos que estimulen el cerebro y los ojos en la recámara es una mala idea. Pero la gente sigue violando esta regla tan básica. En particular quieres limitar tu exposición a la luz azul antes de irte a la cama, minimizando el tiempo frente a pantallas (o usando lentes para bloquear la luz azul si es obligatorio que estés frente a una pantalla). La meta es mantener tu recámara como un santuario silencioso y pacífico, libre de luces brillantes, desorden y aparatos provocativos (por ejemplo, televisores, computadoras, tabletas, teléfonos y otros). Mantén la luz tenue. Cultiva un ambiente para dormir. Cuando sientes el tono adecuado para tu sueño, envías las señales correctas a tu cuerpo para que pueda descansar fácilmente.

TERAPIA DE LUZ: EL TIEMPO ES TODO

Si bien quieres evitar las luces brillantes antes de dormir, sobre todo la luz azul de las pantallas, es útil dejar que la luz natural del sol (que contiene luz azul) brille a primera hora de la mañana. Temprano, la luz reinicia de manera natural el reloj de tu cuerpo, viajando a través de tus ojos hacia el núcleo supraquiasmático, una parte muy pequeña de tu cerebro que sirve como marcapasos central para tu ritmo circadiano.

Mantente fresco y cómodo: cualquiera que haya intentado dormir bien en un cuarto caluroso y sofocante sabe por experiencia que no se puede. Si es posible, la temperatura de tu habitación debe estar entre 18 y 21 °C. Es el rango ideal para dormir, aunque puede variar unos cuantos grados de persona a persona. Nuestro cuerpo está programado para experimentar una ligera caída de temperatura corporal en la noche para promover el sueño. Ese descenso térmico empieza alrededor de dos horas antes de quedarte dormido y coincide con la liberación de la hormona inductora del sueño, melatonina. Así que bajar el termostato en la noche puede ayudarte a regular la temperatura y las necesidades internas de tu cuerpo, apoyando una "buena" noche. También piensa en tu colchón, sábanas, almohadas y ropa para dormir; la idea es que maximicen tu comodidad y te mantengan fresco. No tienes que ir a comprar todo nuevo, pero invierte en los mejores productos para dormir que puedas costear. Muchas empresas hoy en día venden productos para dormir de alta calidad que no te dejarán en quiebra.

Aumenta el tiempo poco a poco, hasta llegar a siete horas: decirle a alguien que pase de un hábito de dormir cinco o seis horas cada noche a siete u ocho puede ser una indicación poco realista. No va a pasar de la noche a la mañana (un pequeño chiste), y está bien. Un paso a la vez —incluso en el departamento del sueño—. Esto es lo que debes hacer: realiza incrementos de 15 a 30 minutos a lo largo de días o semanas. Elige qué extremo del ciclo —la hora de acostarte o de despertar— quieres ajustar. Para la mayoría de las personas la hora en que se despiertan es consistente e inamovible, pero son más flexibles con el momento de ir a la cama. Si es tu caso, atrasa 15 minutos tu hora de dormir durante algunos días, luego añade otros 15 minutos, para un total de 30 minutos, a partir de tu hora original. Mantén esa rutina algunos días más, hasta que te sientas listo para añadir otros 15 minutos. Hazlo varias veces hasta completar repetidamente un bloque de siete u ocho horas de sueño. Puede tomar días o semanas, pero la meta vale la pena.

Evita automedicarte con somníferos: ayudarte con algo a conciliar el sueño ocasionalmente no te va a matar. Pero el uso crónico puede volverse un problema. La meta es lograr un sueño profundo que sea rutinario sin ayuda extra. No me refiero a tapones para los oídos ni antifaces, los cuales apruebo como elementos útiles para conciliar el sueño. Hablo de medicamentos de venta libre y de prescripción que inducen artificialmente el sueño: por ejemplo, fórmulas "p. m." que incluyen antihistamínicos sedantes, como difenhidramina y doxilamina. Incluso si dicen no ser adictivos, pueden crear una dependencia psicológica. Es mejor regular tu sueño de forma natural.

Ningún somnífero, sea una fórmula de prescripción o de venta libre, induce un sueño natural. La sedación no es lo mismo que el sueño. Claro, puede haber un beneficio al tomar una prescripción por poco tiempo bajo la supervisión de un médico, y puede haber un momento y un lugar para lo que llamo suplementos promotores del sueño, como melatonina y raíz de valeriana, derivada de una hierba. Los suplementos de cannabidiol (CBD) formulados para dormir, sin el compuesto psicoactivo tetrahidrocannabinol (THC), en ocasiones también pueden servir como respaldo del sueño si se usan correctamente.[1] Aunque los suplementos promotores del sueño entran en la categoría de somníferos, son únicos en su forma de actuar porque pueden ayudarte a inducir un sueño natural. Sin embargo, en general las estrategias que no incluyen pastillas para mejorar tu higiene del sueño sobrepasarán cualquier otra cosa a largo plazo.

Añadiré una nota: a veces las deficiencias de ciertos nutrientes y vitaminas pueden agravar los problemas de sueño. Aunque la melatonina, la hormona que nos ayuda a quedarnos dormidos en la noche, se menciona mucho en los círculos del sueño, la mayoría de la gente no tiene déficit de melatonina. De acuerdo con mi amigo y colega el doctor Michael Breus, psicólogo clínico y uno de los pocos médicos certificados en medicina del sueño, las deficiencias de vitamina D y magnesio podrían ser las culpables de dormir mal. Podrías añadir estos suplementos a tu régimen si te sigue rehuyendo el sueño.

Identifica y maneja las sustancias hostiles para el sueño: cualquier cantidad de cosas —desde prescripciones médicas, hasta cafeína, alcohol y nicotina— puede perturbar tu sueño. Tanto la cafeína como la nicotina son estimulantes. Cualquiera que siga fumando debería adoptar un plan para dejarlo, ya que sólo fumar aumentará su riesgo de todo. Como recomendé antes, en lo que se refiere a la cafeína, intenta evitar su consumo después de las 2:00 p. m. Esto le dará a tu cuerpo tiempo para procesarla y que no afecte tu sueño. La vida media de la cafeína, o el tiempo que tarda el cuerpo en descomponerla hasta la mitad de su cantidad original y sacarla del sistema, varía mucho de una persona a otra. Podría ser cualquier punto entre 1.5 y 9.5 horas, pero el promedio es aproximadamente cinco a seis horas. (El embarazo, el cual impone una gran demanda al metabolismo, puede incrementar la vida media de la cafeína hasta 15 horas, ¡volviendo a las mujeres embarazadas todavía más sensibles a ella!) Si eres en extremo sensible a la cafeína y al parecer la metabolizas muy lentamente, sería mejor que cortaras tu tiempo de consumo hacia el mediodía y buscaras bebidas con menos cafeína.

Pregunta a tu médico o farmaceuta sobre las repercusiones potenciales que tienen en el sueño los medicamentos que tomas habitualmente. De hecho, también sugiero que revises la lista de medicamentos capaces de elevar el ácido úrico (ve la página 150) y también lo comentes con ellos. Ve si pueden desarrollar un plan de acción para que vayas dejando los fármacos que podrían contribuir a problemas metabólicos. Por supuesto, no quiero que dejes de tomar ningún medicamento necesario, pero es posible que, al ir avanzando en este programa, mejoren muchos síntomas y no necesites estar tan medicado. Ten presente que muchos medicamentos de venta libre contienen ingredientes que perturban el sueño. Los remedios populares para los dolores de cabeza, por ejemplo, suelen tener cafeína.

El alcohol, aunque crea un efecto sedante inmediato después de consumirlo, puede alterar el sueño mientras se procesa en el cuerpo; una de las enzimas necesarias para descomponerlo tiene efectos estimulantes. El alcohol también provoca la liberación de adrenalina y altera la producción de serotonina, un químico cerebral importante que inicia el sueño. Evita el alcohol por lo menos tres horas antes de acostarte, un buen momento para dejar de comer también, como menciono a continuación.

Calcula tu cena adecuadamente: a nadie le gusta acostarse con el estómago lleno ni vacío. Encuentra un buen punto medio, dejando aproximadamente tres horas entre la cena y tu hora de dormir. También considera que algunos alimentos pueden ser difíciles de digerir antes de acostarte, como los grasosos, con queso, picantes y fritos. El momento ideal para la cena será distinto para todos. Como regla general, come siguiendo un horario regular a lo largo del día (idealmente, como leerás en próximas páginas, dentro de una ventana de 8 a 12 horas). Una alimentación errática alterará tu ritmo circadiano y desequilibrará hormonas importantes, incluyendo las relacionadas con el apetito y el hambre. Si alguna vez has lidiado con antojos y comidas a mitad de la noche, seguramente puedes culpar a los malos hábitos de sueño que afectan hormonas relacionadas con las señales de hambre.

Si padeces de hipoglucemia nocturna provocada por el insomnio (niveles bajos de glucosa en la noche), prueba comer algo pequeño antes de acostarte. La hipoglucemia nocturna es común entre personas con diabetes y otras condiciones metabólicas. Si tu glucosa baja demasiado, hace que se liberen hormonas para estimular el cerebro y decirte que comas. Entre algunas buenas colaciones antes de dormir se encuentran las que sean ricas en el aminoácido triptófano, un promotor natural del sueño. Los alimentos con abundante triptófano que no elevarán tu ácido úrico incluyen queso cottage, huevos y nueces (sobre todo almendras). Sólo mide el tamaño de tus porciones. Un puñado de nueces puede ser perfecto, pero una bolsa entera es demasiado. Las colaciones antes de dormir implican comer fuera de tu ventana óptima de alimentación, pero de vez en cuando está muy bien.

Usa la tecnología: es abrumadora la cantidad de aparatos y productos que surgen en el mercado multimillonario del sueño. Desde relojes y anillos inteligentes de alta tecnología que pueden registrar la calidad y cantidad de tu sueño, hasta aplicaciones que ofrecen una amplia selección de historias y meditaciones para dormir. No hay escasez de suministros inductores del sueño.

Un dispositivo popular que yo he llegado a amar es el anillo Ōura, creado por el inventor finlandés Petteri Lahtela, a quien tuve el placer de entrevistar en mi podcast. Explicó qué tan importante es el sueño reparador para conservar la salud y cómo el anillo Ōura ayuda a la gente a comprender en verdad la calidad de su sueño y aplicar cambios para mejorarla.

A mí me parece un dispositivo increíblemente útil, aunque no es el único producto en el mercado para registrar tu sueño. Puedes encontrar otros aparatos y aplicaciones que te den información detallada sobre el tiempo que pasas cada noche en un sueño ligero, profundo y REM. Puedes saber cuánto tiempo tardas en quedarte dormido (latencia del sueño) y obtener un panorama de 360° de la calidad de tu sueño. Puedes, entonces, usar esa información para reajustar ciertas cosas al día siguiente —el momento en que dejas de consumir cafeína, por ejemplo— y prepararte para otra noche de sueño. ¡Son experimentos en tiempo real! Encontrarás más ideas en mi lista completa en línea, en drperlmutter.com.

Actívate para bajar el ácido

Por intuición sabemos que el ejercicio, lo mismo que el sueño, le hace bien al cuerpo. Pero ahora tenemos una nueva perspectiva interesante que considerar en cuanto a por qué el ejercicio es bueno para nosotros: nos ayuda a reducir el ácido úrico y evitar que se eleve hasta niveles anormales. Los efectos contundentes del ejercicio para apoyar el metabolismo sano del azúcar (incluyendo glucosa y fructosa), reducir la inflamación, promover el equilibrio hormonal, estimular la función endotelial de los vasos sanguíneos (piensa en la señalización de insulina y óxido de nitrógeno) y encender los procesos antioxidantes y los interruptores quemagrasa, como la secuencia AMPK, son lo que definen la magia del movimiento. Todos estos resultados positivos actúan como un respaldo frente al incremento en la producción de ácido úrico. A continuación algunas recomendaciones.

Empieza con algo y muévete: intenta realizar actividad física aeróbica durante 20 minutos al día por lo menos, si todavía no lo estás haciendo. Usa esta semana para establecer una rutina que disfrutes y logre elevar por lo menos 50% de tu ritmo cardiaco en reposo. Recuerda, estás creando nuevos hábitos para el resto de tu vida y no quieres desgastarte fácilmente exagerando y luego dándote por vencido (o lo que es peor, lesionándote). Pero tampoco quieres estar demasiado cómodo y evitar los retos para tu cuerpo que promuevan la salud e incrementen la longevidad.

El ideal, como ya recomendé en el pasado, es un entrenamiento integral que incluya una mezcla de cardio, entrenamiento de fuerza y estiramientos. Pero si apenas estás empezando, hazlo lentamente con un poco de cardio y añade, con el tiempo, entrenamiento de fuerza y estiramientos. Puedes entrenar fuerza con equipos clásicos en un gimnasio, con pesas o con tu propio peso corporal, en clases enfocadas en esta actividad. Tales actividades muchas veces involucran varios estiramientos, pero no necesitas una clase formal para trabajar en conservar tu flexibilidad. Puedes hacer muchos ejercicios de estiramiento por tu cuenta, sin la necesidad de instrucciones.

Recuerda, además de todos los beneficios cardiovasculares y de manejo de peso que obtendrás del ejercicio, los estudios muestran que, además de alimentarse bien, las personas que hacen ejercicio habitual, compiten en deportes o sólo caminan a buen paso todos los días, manejan su ácido úrico, maximizan la salud de su metabolismo, protegen su cerebro del deterioro y minimizan los factores de riesgo más importantes para prácticamente todas las enfermedades crónicas prevenibles.

Si has estado llevando un estilo de vida sedentario, entonces sólo sal a caminar 20 minutos todos los días y ve sumando minutos conforme te aclimatas a tu rutina. Establece un punto de partida realista: si no has hecho ejercicio en mucho tiempo, no deberías salir por la puerta y caminar 16 kilómetros. ¡La meta es el movimiento sustentable!

Elimina las barreras del ejercicio cotidiano: planea cómo y cuándo harás ejercicio. No *encuentres* el tiempo; *haz* tiempo. Para ello, deja listos tus zapatos deportivos y tu ropa de ejercicio desde la noche anterior, sin importar qué hora elijas para entrenar. Y dale prioridad al elemento diversión: forzarte a hacer algo que no quieres tendrá mucho menos resultado a largo plazo que encontrar actividades que te emocionen y te llenen de energía. Intensifica tu rutina si no te funciona. Siempre puedes sumar dificultad a tus entrenamientos incrementando la velocidad o la duración. Si te gusta el senderismo, por ejemplo, sube más colinas, o carga uno o dos kilogramos de peso libre en cada mano y haz algunas flexiones con los bíceps mientras caminas. En mi experiencia, el reloj Apple es útil para establecer y alcanzar metas de resistencia, distancia, ritmo cardiaco, etcétera.

Sube la intensidad: si ya sigues un régimen de ejercicio, ve si puedes aumentar tus entrenamientos a por lo menos 30 minutos al día, un mínimo de cinco días a la semana, con la meta de alcanzar 60 minutos diarios. Esta semana también podrías probar algo diferente, como unirte a una clase grupal o desempolvar la vieja bicicleta que guardas en el estacionamiento. En estos días hay oportunidades de hacer ejercicio por todas partes, así que, en realidad, no hay excusa. La pandemia nos obligó a muchos a dejar el gimnasio y encontrar formas de movernos dentro de los confines de nuestra casa. Y conozco a muchas personas, leales ratas de gimnasio antes de la pandemia, que adelgazaron más y tienen mejor condición después de inventar entrenamientos en casa. La pandemia desató una explosión de programas en línea. Puedes ver videos y clases de ejercicios desde la comodidad de tu hogar. Las clases *on-demand* y en vivo que ofrecen empresas como Peloton, Daily Burn y Alo Moves ganaron considerable popularidad, incluso entre personas que no tienen equipo. Puedes completar una sesión exitosa que te haga sudar sin ninguna herramienta fuera de una botella de agua, una toalla y suficiente espacio para moverte, y una pantalla donde puedas seguir los movimientos de un instructor, ya sean en vivo o pregrabado. Haz lo que te llame la atención, lo que atraiga a tu cuerpo y a tus intereses.

No subestimes el poder de un grupo: involucrarte en actividades físicas con otras personas te ayuda a seguir motivado y en movimiento. Intenta reclutar a un amigo dentro de tu rutina de ejercicio un día a la semana. Considera unirte a un grupo para caminar o correr. Pregúntale a un compañero de trabajo si estaría interesado en salir a caminar a la hora de la comida. Active.com tiene una gran variedad de grupos y actividades locales: carreras de cinco kilómetros, senderismo, ciclismo (vueltas de 160 kilómetros y más), deportes para toda la familia y otras sugerencias, además de una selección de artículos útiles para personas que apenas comienzan con un plan de entrenamiento. La página también ofrece un directorio de programas virtuales en tu zona geográfica. Meetup.com ofrece una lista de encuentros cercanos, que incluye caminatas y senderismo.

Combínalo: una vez que hayas encontrado las rutinas que disfrutas, puedes agendar tus rutinas diarias alrededor de diversos tipos de ejercicio. Por ejemplo, lunes, miércoles y viernes puedes tomar una clase de cardio en línea o en un estudio de baile;

martes y jueves puedes tomar una clase de yoga en línea desde tu sala. Los sábados puedes ir a caminar con amigos o nadar en una alberca, y podrías dejar el domingo para descansar. Te recomiendo sacar tu agenda y marcar tu actividad física; escribe qué vas a hacer y cuándo. Si no lo agendas formalmente, lo más seguro es que no suceda. Haz el compromiso de llegar a un punto donde te muevas por lo menos una hora al día.

Haz espacio para los días que no te muevas: si tienes un día en que no haya tiempo en absoluto que puedas dedicar a un segmento continuo de ejercicio formal, que sucederá, piensa en la forma de introducir algunos minutos de actividad física. Todas las investigaciones indican que pueden extraer los mismos beneficios para la salud de tres sesiones de ejercicio de 10 minutos, que de un solo entrenamiento de 30 minutos. Así que, si tienes poco tiempo cierto día, sólo separa tu rutina en pequeñas partes. Y piensa cómo combinar el ejercicio con otras tareas: por ejemplo, haz tus llamadas de trabajo mientras caminas afuera o ve tu programa favorito mientras haces ejercicios de estiramiento o posturas de yoga. Si tienes una bicicleta, pero nunca tienes tiempo para salir, invierte en un rodillo entrenador, engancha la rueda trasera y ya tienes una bicicleta de spinning; puedes pedalear en tu estacionamiento mientras haces otras cosas en tu smartphone.

Si es posible, limita los minutos que pasas sentado. Si tu trabajo es relativamente sedentario, levántate y camina por lo menos dos minutos cada hora; no te quedes sentado horas y horas. Recuerda, un mero par de minutos de movimiento cada hora puede reducir tremendamente el riesgo de muerte prematura. Entre más te muevas a lo largo del día, más se beneficiará tu cuerpo.

Como dije en la primera parte, las investigaciones muestran que el ejercicio de alta intensidad se asocia con niveles altos de ácido úrico, por lo menos en la fase aguda. Es de esperarse, ya que el ejercicio de alta intensidad aumentará la descomposición muscular, lo que lleva a una elevación de purinas y finalmente a más ácido úrico. No obstante, los beneficios que confiere el ejercicio al metabolismo, sin mencionar el manejo del peso, hacen que, a la larga, el ejercicio sea un verdadero contrapeso del ácido úrico alto. Y la mayoría de la gente no va a sobrepasarse con el ejercicio al grado de dañar su cuerpo por tener el ácido úrico elevado de manera crónica. Si eres alguien que disfruta de formas intensas de ejercicio, sólo asegúrate de equilibrar tus entrenamientos con días de descanso y suficientes periodos de recuperación entre sesiones de alta intensidad.

Nutre tu naturaleza

Es parte de la naturaleza humana disfrutar los espacios al aire libre. Shakespeare tenía razón: "Un toque de naturaleza hermana al mundo entero". Desde hace mucho la ciencia ha documentado los efectos de la naturaleza en la fisiología, desde ayudarnos a regular nuestras emociones y combatir el estrés, hasta disminuir físicamente la inflamación, bajar la presión sanguínea y apoyar la función inmunológica a través de una variedad de mecanismos, uno de los cuales surge puramente del estímulo en la producción de vitamina D que ocurre cuando el sol toca nuestra piel. Una de las formas en que la naturaleza puede influir en gran medida en nuestros niveles de estrés es que activa el sistema nervioso parasimpático, promotor de la relajación, atenuando el sistema nervioso simpático, promotor del estrés, fomento de un resultado positivo. Los estudios muestran que pasar tiempo en la naturaleza baja los niveles de cortisol y nos ayuda a conservar un mejor balance mental. Asimismo, nos ayuda a estar más enfocados, ser más empáticos y menos impulsivos. Otros beneficios comprobados de adentrarnos en la naturaleza incluyen mejorar el sueño y reducir la glucosa, dos aspectos de la meta general de bajar el ácido úrico. Los estudios que vinculan directamente la naturaleza como tratamiento para reducir el ácido úrico todavía no terminan; se están haciendo pruebas clínicas en pacientes con síndrome metabólico y factores de riesgo cardiovascular, y se registran sus niveles de ácido úrico como un parámetro importante.

Los japoneses incluso tienen una palabra para la práctica de pasar tiempo en la naturaleza para beneficiarse por sus efectos sanadores: *shinrin-yoku*, que se traduce como "absorber la atmósfera del bosque" o "baño de bosque". Escribí extensamente al respecto en *Purifica tu cerebro*, citando una vasta biblioteca de datos que demuestran el poder de la Madre Naturaleza en nuestra salud. Planea pasar más tiempo en la naturaleza y ve si puedes comprometerte a una caminata de 30 minutos en el bosque —o en algún escenario natural— por lo menos una vez a la semana. La Madre Naturaleza es una de nuestras compañeras gratuitas más accesibles para alcanzar una mejor salud.

Obviamente no todos vivimos cerca de un bosque, pero puedes encontrar suficientes sustitutos donde quiera que estés: parques cercanos, regiones montañosas, la playa o un lago, tu patio trasero. No te preocupes mucho por lograr una meta en específico mientras te sumerges en la naturaleza. En cambio, sólo intenta absorber los sonidos, las imágenes y los olores de los seres vivos a tu alrededor, usando todos tus sentidos. ¡Si puedes, ve descalzo como parte de la experiencia! También puedes combinar tu tiempo en la naturaleza con otras actividades reductoras del ácido, como el ejercicio. Si sales a caminar por tu vecindario a primera hora de la mañana, por ejemplo, reestablecerás tu ritmo circadiano al exponerte a esa primera luz del día.

Practica restringir el tiempo de alimentación

Como dije en el capítulo 6, las investigaciones sobre las ventanas de alimentación (va) y el metabolismo indican que limitar tus comidas a un lapso de 12 horas puede mejorar la sensibilidad a la insulina, la presión sanguínea y la función inmunológica. También puede ayudar a disminuir la inflamación y apoyar el ritmo circadiano saludable del cuerpo. Los efectos te ayudarán a mantener los niveles de ácido úrico en rangos sanos.

Abajo se encuentran tres opciones para VA de las que puedes elegir. Si nunca has ayunado antes, toma la ruta del principiante y ve practicando hasta alcanzar la versión avanzada en la tercera semana.

- **Principiante:** consume todas tus comidas dentro de una ventana de 12 horas —digamos, entre 8:00 a. m. y 8:00 p. m.— y no comas nada fuera de ese marco de tiempo.
- **Intermedio:** ve si puedes empujar tu desayuno hasta media mañana (por ejemplo, las 10:00 a. m.) y luego dejar de comer hacia las 8:00 p. m. Recuerda, cada hora después de un ayuno de 12 horas te lleva hacia una mejor salud metabólica.
- **Avanzado:** no desayunes y consume tu primera comida al mediodía; que tu último alimento sea a las 8:00 p. m. A veces se le llama una división 16:8.
- **Extremo:** intenta hacer un ayuno de 24 o 48 horas. Sin embargo, no recomiendo llevar tu ayuno al nivel de 48 horas hasta que tu metabolismo esté bien sintonizado con el programa LUV y ya hayas establecido nuevos parámetros básicos sanos en tu salud metabólica.

Fuera de la ventana de alimentación puedes beber agua y, si estás retrasando o evitando el desayuno, puedes tomar café y té, pero no añadas ninguna caloría en la forma de leche o crema. Fuera de la ventana de alimentación, que todas tus bebidas carezcan enteramente de calorías.

Siéntete libre de combinar tus VA. Tal vez quieras mantener una división 12:12 lunes, miércoles, viernes y domingo, y cambiar a 16:8 el resto de los días, o viceversa. Acostumbrarse a una VA es como acostumbrarse al ejercicio cotidiano. Puede ser un reto al principio, pero con el tiempo y la práctica, conforme tu cuerpo se acostumbra a un nuevo metabolismo, se volverá más fácil, y un día sentirás la necesidad de poner horarios a tus comidas, así como pones horarios a casi todo lo importante en tu vida.

Capítulo 10

Semana 3: Una dulce oportunidad
Aplica LUV y vive bien

> *Sanar es cuestión de tiempo, pero a veces*
> *también es cuestión de oportunidad*
> HIPÓCRATES

Lo he dicho antes y lo digo ahora: lo que eliges comer y beber es una de las decisiones más importantes que haces todos los días. Bien podría ser *la* decisión más importante. La comida es una salida hacia manejar de forma exquisita el ácido úrico y, así, remodelar tu cuerpo. Es un boleto hacia una vida de salud vibrante y bienestar. Ahora que ya estás en la tercera semana, confío en que te encuentres en un mejor lugar que hace sólo un par de semanas. Ya estás decidiendo comer mejor, moverte más y enfocarte en tener un buen descanso. ¿Ahora qué?

Ésta es la semana en que vas a optimizar tu nueva rutina y poner especial atención a los puntos débiles en tu vida. Conforme avanzas, piensa qué más podrías estar haciendo para mejorar tu vida y hacer que tu salud crezca más.

Marca tu ritmo

¿Cuál fue el mayor reto de las últimas dos semanas? ¿Extrañaste tus comidas favoritas? ¿Te está costando trabajo irte a la cama a tiempo? ¿Es difícil encontrar el tiempo para entrenar o caminar en la naturaleza? ¿Te sientes abrumado? Si es así, usa esta semana para encontrar el ritmo de tu nueva rutina. Identifica áreas de tu vida donde luches por mantener encauzado tu protocolo y ve qué puedes hacer para rectificarlo. Abajo se encuentran algunos consejos que te podrían ser útiles en tu transformación.

Ubica tus fallos y enfócate en ellos: sé honesto contigo mismo. ¿Cuál es tu más grande debilidad? Todos tenemos por lo menos una. ¿Tu adicción a los alimentos procesados, azucarados y llenos de carbohidratos es muy difícil de abandonar? ¿El insomnio está haciendo fracasar tu mejor esfuerzo por dormir? ¿Te falta fuerza de voluntad para hacer ejercicio con regularidad? Escribe exactamente qué sigue siendo un problema y ve qué puedes hacer para desactivar esas bombas en tu vida. No les tengas miedo; haz algo al respecto. Establece por lo menos tres cosas que sean no negociables y a las que te puedas ceñir de una manera realista; por ejemplo, abstenerte de tomar refrescos y bebidas endulzadas, mantener tu teléfono fuera de la recámara en la noche, asegurarte de moverte por lo menos dos minutos cada hora y salir a empaparte de la Madre Naturaleza por lo menos una vez a la semana, incluso si es sólo en tu jardín o tu parque local. Responsabilízate de lo que haces.

Expresa tus metas y valores por escrito: escríbete una carta describiendo tus metas inmediatas y a largo plazo junto con los motivos por los que quieras transformar tu vida. Léela en voz alta cada mañana y cada noche, y déjala donde puedas verla constantemente —en tu escritorio, por ejemplo—. Encuentra lo que más te inspire y recuérdate todo el tiempo por qué estás haciendo esta inversión para tu futuro. Quizá quieras poder seguirles el paso a tus hijos, aliviar una condición grave de salud, perder una cantidad significativa de peso, tener una relación más íntima con tu pareja, sentirte más descansado y lleno de energía, o ser más eficiente y productivo en el trabajo. Cuando escribes tus intenciones y las articulas, lo más seguro es que puedas sustentar los hábitos que al final te ayudarán a alcanzar tus metas. Sé específico. Por ejemplo: "Quiero sentirme revitalizado todo el día", "Quiero escalar una montaña con mis hijos el próximo año", "Quiero perder 14 kilogramos" o "No quiero morir como lo hicieron mis padres". Mantén la mirada en el horizonte. Esto te ayudará no sólo a seguir un estilo de vida saludable, sino a retomar el cauce si te descuidas algunas veces.

Planea cada semana con antelación, con tanto detalle y precisión como te sea posible: es sorprendente lo mucho que la planificación cuidadosa puede ayudarnos a cumplir nuestros propósitos y alcanzar nuestras metas. No planeamos viajes grandes ni vacaciones exóticas en el extranjero sin trazar todo, y lo mismo debería ser para nuestros hábitos cotidianos. Ayuda apartar unos cuantos minutos el sábado o el domingo para planear la siguiente semana y tomar en consideración tu agenda, citas y compromisos. Designa tus comidas y tu lista de compras, anotando cuándo comprarás las cosas y dónde. En los días que necesites comer fuera de casa planea qué vas a comer e intenta llevar comidas que hayas preparado en casa para que tengas otra opción que no sea tomar comida preparada en otra parte (más sobre comer fuera de casa en breve).

Agenda tus entrenamientos y, si anticipas un día en que no te sea posible realizar una sesión completa, sé creativo. Por ejemplo, pasa una junta para comer en la tarde y usa tu descanso a mediodía para salir a caminar a un paso rápido. Bloquea tus horas de sueño cada noche y asegúrate de irte a la cama a la misma hora; sé escrupuloso en ello. Encuentra oportunidades para combinar el ejercicio con estar en la naturaleza (por ejemplo, paseos panorámicos, senderismo, carreras, ciclismo). Ten presentes los días en que sabes que llegarás tarde a casa y no tendrás tiempo ni energía para cocinar. Ten listo un plan alternativo. Es particularmente útil si tienes niños a quienes alimentar. Recuerda, esta transformación se trata de la gente a tu alrededor tanto como se trata de ti.

En el capítulo 8 recomendé llevar un diario nutricional, pero podrías expandir esto para incluir un calendario y un registro lo más detallado posibles. Sigue el ejemplo de atletas profesionales y olímpicos: planean rigurosamente cada minuto de su día, desde que se despiertan, sus entrenamientos y sus comidas, hasta los compromisos que tienen con otras personas y la hora en que se van a la cama. Es como pueden desempeñarse a su máxima capacidad. Tú también puedes.

Enfrenta el estrés tóxico: si no es más que estrés psicológico lo que sientes y ya probaste tus herramientas usuales para solventarlo, busca un terapeuta que te ayude a personalizar algunas estrategias mentales que te funcionen. Todos tenemos cierto nivel de estrés, pero algunas veces ayuda buscar apoyo profesional. Nunca ha sido más fácil encontrar un terapeuta, dado que la pandemia ayudó a promover la telemedicina. Ya no tienes que ir a ningún lado para buscar ayuda 24/7. Existen muchas aplicaciones en el mercado (y probablemente vengan más) que te conectan con profesionales de la salud metal de una manera segura y privada, a través de un smartphone, una tableta u otro dispositivo.

Hoy en día, gran parte del estrés proviene de la excesiva exposición que tenemos a un ciclo incesante de noticias negativas. Intenta ponerte a dieta de medios y ser estricto con las noticias a las que te expones. Limita tu tiempo diario frente a una pantalla. Todos tendemos a subestimar la cantidad de noticias que literalmente nos enferman. Los medios de comunicación que vemos y escuchamos a diario tienen un efecto en nuestro pensamiento, comportamiento, emociones e incluso en nuestra química corporal, ya que el estrés cambia nuestros patrones de alimentación y sueño, a la vez que disparan niveles no saludables de hormonas de estrés y alimentan más el miedo y la preocupación. Asegúrate en particular de evitar ver las noticias antes de dormir. Crea límites, incluso si eso implica no seguir a alguien en redes sociales que continuamente sube contenido que te altera. Sé tan juicioso con tu consumo mediático como lo eres con tu nutrición. Encuentra formas de desestresarte a través de prácticas conscientes. De nueva cuenta, puedes descargar aplicaciones que te ayuden a hacer justamente esto; permite que la tecnología actúe como una especie de terapeuta de bolsillo.

Sé constante, pero dispuesto a ser flexible: todos y cada uno nos alejamos de los buenos hábitos alguna vez, y eso es lo que nos vuelve humanos. Todos tenemos días en que somos sedentarios, comemos mal y aventamos por la ventana las estrategias promotoras de la salud. Después de seguir el programa lo más posible por tres semanas, intenta vivir a partir de los lineamientos de este libro por lo menos 80% del tiempo, y considera que te alejarás de ellos 20% del tiempo. Llenarás ese otro 20% con vacaciones, festividades, ocasiones especiales y cenas fuera de casa, y está bien. Sólo no permitas que ese pequeño desliz te desvíe para siempre.

Para ello, recuerda encontrar constancia en tus patrones diarios. La constancia no es cuestión de rigidez. Se trata de comportarte de una manera que te sea útil sin hacerte sentir que llegas a extremos o te obligas a hacer algo que no te gusta. Encontrar tu propia versión de constancia será la clave del éxito. Descubrirás qué te funciona mejor y qué no. La práctica hace al maestro, pero digamos que la práctica hace el progreso.

Comer fuera sensatamente

La mayoría de los días de la semana comprométete a comer lo que hayas preparado tú mismo. Tarde o temprano te enfrentarás a un compromiso en un restaurante y disfrutarás comidas preparadas por otros. Cuando veas un menú, enfócate en los platillos sanos, sencillos, y sigue las reglas de la dieta LUV (los 10 lineamientos en la página 210). Ve si puedes volver a tus restaurantes favoritos y ordenar algo del menú mientras permaneces dentro del protocolo. Si te parece demasiado difícil, busca nuevos restaurantes que puedan cubrir tus necesidades.

No es tan difícil hacer que cualquier menú funcione mientras seas inteligente con tus decisiones. Ten cuidado con los platillos elaborados que preparan con una plétora de ingredientes y salsas que probablemente están cargados de azúcar y sal. Dales prioridad a verduras frescas y ensaladas, con guarniciones de proteínas saludables y bajas en purinas, pero ten cuidado con ingredientes que no usarías en casa, como aceites vegetales comerciales, aderezos y condimentos. Olvídate de los platillos fritos y apégate a las opciones al vapor o al horno. Reemplaza acompañamientos almidonados como pan y papas por ensaladas verdes con un poco de aceite de oliva extra virgen, o lleva al restaurante una de mis vinagretas para reducir el ácido. Cuando tengas duda, pregunta acerca de los platillos y no tengas miedo de hablar directamente con el chef o el cocinero para que puedas saber exactamente qué hay en el menú. Como alguien con una grave alergia alimentaria, para quien un desliz podría acabar en un viaje a la sala de emergencias, mereces saber qué contiene la comida que pides.

Establece tus alimentos básicos

La gente que se mantiene delgada y en forma, con un metabolismo elevado, muchas veces recurre a las mismas comidas saludables todos los días y no se aleja demasiado (ni depende de comidas con muchos ingredientes). Tiene sus platillos básicos, en los cuales confía para mantenerse nutrida. Encontrarás una gran cantidad de recetas originales en el capítulo 11, así como en línea, en drperlmutter.com. A continuación verás comidas sencillas que puedes repetir un día tras otro. No subestimes el poder de las sobras: ¡siempre puedes preparar algo para la comida o la cena usando un poco de esas verduras cocidas o de la proteína del día anterior!

Ideas básicas para el desayuno (con café)

- Dos huevos de libre pastoreo preparados al gusto, con una guarnición de verduras de temporada salteadas con un poco de aceite de oliva extra virgen o mantequilla, más dos rebanadas de aguacate (un cuarto del fruto entero).
- Una porción (alrededor de una taza) de yogurt griego entero (con cultivos vivos), sin endulzar, con chía o linaza, nueces de Castilla picadas, moras frescas, una pizca de canela o cardamomo, y un rocío opcional de miel de abeja.
- Un licuado sencillo, hecho con un cuarto de taza de leche de coco de lata, sin endulzar; un cuarto de taza de agua (o más, dependiendo de la consistencia deseada); un cuarto de taza de moras congeladas; un cuarto de aguacate maduro; una cucharada de semillas de girasol o almendras crudas, sin sal; una cucharada de corazones de cáñamo (semillas de cáñamo sin cáscara); una cucharada de crema de semillas

de girasol, o de almendra orgánica, sin azúcares añadidos; un centímetro de jengibre pelado y picado, y media cucharadita de canela en polvo. O prueba mi licuado de frambuesa y tahini, o mi licuado de pay de manzana (ambos en la página 315).

Ideas básicas para la comida y la cena

- Una ensalada grande preparada con una mezcla de hojas verdes baby, verduras crudas picadas (por ejemplo, brócoli, pimiento morrón verde, apio y pepino), granos de granada, nueces crudas picadas sin sal, cebolla morada picada, jitomates cherry, una cucharada de tomillo fresco, una cucharada de romero fresco y 90 o 120 gramos de pechuga de pollo o de pavo cocida, picada, aderezada con vinagreta de cereza amarga (página 297) o sólo un poco de aceite de oliva extra virgen y el jugo de un limón amarillo.
- Entre 90 y 150 gramos de pollo al horno o rostizado, o pescado salvaje asado, con una guarnición de hortalizas al vapor y media taza de arroz integral o salvaje, mezclado con una cucharada de piñones crudos o almendras fileteadas.
- Mezcla de verduras (por ejemplo, brócoli, cebolla morada, ejotes, pimiento morrón, espárragos, coles de Bruselas, hongos) sofritos en aceite de aguacate, con 90 o 150 gramos de pollo asado, pescado salvaje de agua fría o filete de res de libre pastoreo, y una guarnición opcional de media taza de algún grano sin gluten.
- "Tacos" de verduras y proteína, preparados con verduras asadas o rostizadas, y salmón salvaje enlatado o pollo o cerdo asado, cortado en cubos, servido en tazones de lechuga y aderezados con una de mis vinagretas o sólo con aceite de oliva extra virgen.

Como podrás adivinar por estas sugerencias, deberías incluir por lo menos un ingrediente para disminuir el ácido en cada comida. Prepara porciones grandes de aderezos para ensalada que bajen el ácido —vinagreta de cereza amarga (página 297), aderezo de tahini con limón y semillas de brócoli (página 293), aderezo verde de tahini (página 292)— y puedan ser tus complementos básicos para ensaladas verdes y verduras rostizadas o al vapor.

Nunca te quedes sin verduras para complementar una comida; está perfecto que utilices verduras y moras congeladas al momento que mantengas como reserva en el congelador si no puedes comprar productos frescos por cualquier razón. Ten a la mano cerezas amargas o Bing como colación si te encantan las cerezas. También abastece ciertas opciones portátiles y nutritivas. Si me conoces, sabes que suelo viajar con aguacates, nueces y salmón rojo enlatado.

Los alimentos enlatados pueden ser fuentes excelentes de nutrición mientras tengas cuidado con cuáles compras y evites los azúcares añadidos y el sodio. Mis principales opciones enlatadas incluyen jitomates, espinacas (contienen más vitamina C por porción que su contraparte fresca), frijoles (por ejemplo, alubias, blancos, negros, pintos), garbanzos, aceitunas, ejotes, corazones de alcachofa y palmitos. Envases de sopas orgánicas (por ejemplo, lentejas, jitomate rostizado) que sean bajas en sodio y no contengan azúcares añadidos también pueden ser buenas opciones. Sólo asegúrate de leer las etiquetas. Puedes preparar una comida con estas sopas añadiendo más verduras y un puñado de proteína saludable, como pollo cocido picado o un trozo de pescado que te haya sobrado de la noche anterior. Ten cuidado con la fruta en lata etiquetada como "empacada en su propio jugo". Puede ser un eufemismo para concentrado de jugo de fruta, lo que no quieres.

EL PODER DE MEZCLAR ALIMENTOS

Lo que comes y cuándo lo comes importa. Pero también importa en qué *orden* te lo comes. Nunca comas lo que la doctora Casey Means llama carbohidratos desnudos —carbohidratos sin grasa, proteína o fibra que los acompañe. Las investigaciones han demostrado que, cuando se comen primero los carbohidratos en una comida, antes que cualquier proteína o grasa, la respuesta de la glucosa es mucho mayor que cuando se comen más adelante. Un estudio mostró que cuando se consumen verduras y pollo 15 minutos antes de los carbohidratos (en este estudio, pan chapata y jugo de naranja), los niveles de glucosa después de la comida descendían 27% después de 30 minutos y casi 37% después de 60 minutos.[1] Es más, los niveles de insulina una o dos horas después de la comida eran significativamente menores cuando se comía proteína y verduras antes de los carbohidratos. Combinar grasa y carbohidratos también puede ayudar a contrarrestar el pico de glucosa provocado por estos últimos. Sólo añadir unas cuantas nueces crudas a una comida cargada de carbohidratos puede tener efectos dramáticos en la forma como responde tu cuerpo.

Aunque espero que no vuelvas a comer pan blanco en el futuro, vale la pena saber que en un estudio en el que se les dio a los sujetos pan blanco con almendras, sus picos de glucosa posteriores eran mucho menores que los de quienes comían sólo el pan. Además, entre más almendras comían los participantes, más se reducía su glucosa.[2] Y en personas resistentes a la insulina, grandes cantidades de fibra demuestran una asociación no sólo con la reducción de picos de glucosa y los niveles de insulina después de la comida, sino con una menor variabilidad glucémica. La variabilidad glucémica, recordarás, es un factor determinante para tu metabolismo. Entre las mejores fuentes de fibra se encuentran las leguminosas, las hortalizas, las frutas enteras, las nueces y las semillas, como linaza, chía, calabaza y ajonjolí. Intenta comer un mínimo de 35 gramos de fibra al día.

Adquiere una nueva perspectiva y encuentra tus oportunidades

Mi lección final para ti en esta tercera semana es que empieces a ver la salud y, a su vez, la enfermedad, como grandes *oportunidades*. Tienes una oportunidad que quizá no habrías visto venir hasta que llegó la pandemia. Déjame explicarlo.

Mientras me acercaba al final de este manuscrito, la pandemia de covid-19 estaba brotando en muchas partes de Estados Unidos, y la variante Delta se esparcía con ferocidad, reclamando todavía más vidas. Todos pasamos dos años extremadamente difíciles, intensos y desgastantes, y espero que no se repitan pronto. Estamos aprendiendo a vivir con la amenaza de este nuevo virus, que al parecer durará para siempre en nuestro ambiente, o al menos por ahora. Pero hay algo bueno que podemos rescatar de todo esto: cuando se presenta una amenaza existencial que debemos enfrentar a diario, tenemos una fuerza motivacional muy poderosa para hacer todo lo que esté en nuestras manos para estar sanos en cuerpo y mente, y seguros. Y eso incluye mantener nuestro cuerpo en la mejor condición posible: una buena condición para nuestros órganos, sistemas, mentes y bienestar.

El virus que causa covid-19, Sars-CoV-2, no discrimina: infectará a quien pueda y empezará a replicarse. Cada ser humano es un portador potencial. Simplemente es lo que los virus hacen para sobrevivir. Pero hemos visto contrastes impresionantes en la forma como progresa la enfermedad resultante en diversas personas. Mientras que el virus no discrimina en términos de quién se infecta, sí lo hace en su manera de manifestarse. Quizá ningún otro agente infeccioso que los humanos hayan enfrentado ha sido tan astuto e impredecible como esta amenaza. El covid expuso todos nuestros problemas preexistentes, partiendo de la inequidad social hasta el verdadero estado de salud subyacente de cada individuo. Aunque nos gusta pensar que somos una nación sana, con los mejores servicios de salud en el mundo, el covid nos demostró otra cosa.

Cuando mi hijo, el doctor Austin Perlmutter, doctor en medicina interna, escribió un artículo para *Medium* que abordaba por qué el covid es una infección oportunista, me dejó pensando.[3] Lo que quiso decir es que el covid se aprovecha de los pacientes cuyo sistema inmunológico no funciona en óptimas condiciones. En el pasado hubiéramos considerado una función inmunológica menos que óptima como característica de personas que hubieran pasado por, digamos, quimioterapia o tratamientos con radiación, exposición a medicamentos inmunosupresores después de un trasplante de órganos, o a quienes hubieran diagnosticado alguna enfermedad autoinmune. Pero Austin señaló dolorosamente que ahora debemos ampliar nuestro panorama y aceptar la noción de que muchas de nuestras condiciones degenerativas más comunes, desde diabetes y obesidad, hasta demencia, comprometen la función inmunológica y le dan la oportunidad al virus de Sars-CoV-2 de hacer su terrible labor. Como escribió mi hijo: "Nuestras condiciones de salud crónicas han creado una base de inmunidad no saludable. Representan una susceptibilidad importante ante las infecciones, y el covid-19 ha demostrado ser capaz de explotar esta debilidad [...] La diferencia entre las infecciones y las enfermedades crónicas quizá no sea tan grande como alguna vez creímos. En cambio, nuestro riesgo de complicaciones severas por una infección podría deberse más a nuestra inmunidad subyacente que al patógeno mismo".

Vivimos en una era de enfermedades degenerativas y creadas por el hombre, padecimientos que nos buscamos nosotros mismos y que pudimos evitar casi en su totalidad. Así como cada uno puede elegir fumar y vivir con un riesgo mucho mayor de muerte, también podemos elegir estar metabólicamente enfermos y vivir con las consecuencias. Si vives en una nación industrializada, probablemente no morirás de desnutrición, hambre o incluso de infección si estás sano. Pero a nivel mundial, la presión alta, la obesidad, la hipertensión y fumar son cuatro de los principales factores de riesgo de muerte, todos prevenibles en su mayor parte.[4] Como te ha mostrado este libro, en el centro de nuestras dificultades de salud hoy en día se encuentra un viejo y profundamente arraigado problema con nuestro metabolismo, el cual se traduce de lleno en una disfunción inmunológica.

Si bien se necesitó una pandemia para exponer el hecho de que nuestras condiciones subyacentes no se llevan bien con el covid, los científicos han demostrado desde hace mucho que todo, desde cardiopatías hasta cáncer, se puede comprender a partir de los mecanismos de una inmunidad fallida. Y ésta se relaciona con un metabolismo defectuoso. En concreto, como ya viste, en el centro de la amenaza al metabolismo y, por ende, una función inmunológica estable, se encuentra una elevación persistente de ácido úrico, ahora común en los países desarrollados del mundo entero. Los problemas metabólicos son un estado inmunocomprometido adquirido, y manejar los niveles de ácido úrico está resultando ser una herramienta en extremo poderosa para mantenernos metabólicamente intactos… y fisiológicamente sanos. Cuando medimos las elevaciones anormales de ácido úrico, recibimos información que es en parte una advertencia y en parte una oportunidad para intervenir. Y ahora que conocemos el valor de optimizar la inmunidad ante una lucha prolongada con el covid, no hay mejor momento para controlar un metabolismo no sano y seguirle el rastro al ácido úrico a lo largo del camino.

Para tal fin, te invito a revisar las metas y los valores que escribiste, y añadir esa palabra: *oportunidad*. Luego agrega una lista de las cosas que quieras cambiar, revertir o aliviar. Adelante, escribe todas las cosas "malas" que esperas mejorar. Sé tan específico o general como te plazca. Ejemplos: poca energía, diabetes tipo 2, depresión, ansiedad severa, TOC, trastorno bipolar, sobrepeso, dolor crónico, artritis, dolores de cabeza, migrañas, problemas digestivos, niebla mental, atracones, psoriasis, enfermedad renal, gota, cardiopatía isquémica, envejecimiento prematuro… Lo que sea que escribas, añade la palabra *oportunidad*. Y piensa en eso por un momento. Asimílalo. Acéptalo. Abraza esta nueva perspectiva.

Y recuerda que tú controlas el destino de tu salud. Cuando aprendes la vida LUV, vives bien.

Capítulo 11

Recetas de LUV

En Daily Dose (DailyDoseLife.com) la fundadora y directora general, Tricia Williams, vive bajo el lema "Abre la alacena antes que el botiquín". Sin duda es una máxima que yo en definitiva apoyaría y pregonaría. La misión de Tricia es ayudar a la gente a tener una mejor salud a través de la comida y, como yo, comprende que el futuro del cuidado de la salud recae en la prevención. Después de una década de crear programas personalizados de alimentación para atletas profesionales, celebridades y deportistas de alto rendimiento, fundó Daily Dose para crear comidas sanas, deliciosas y con una preparación sencilla, accesibles para todos. Y conoce la ciencia y el arte del genio culinario. Obtuvo una certificación de terapia nutricional de Annemarie Colbin, en el Instituto Gourmet Natural, donde aprendió a emplear la cocina en lugar de una farmacia.

Fue un gusto colaborar con ella para crear recetas originales que cumplieran los lineamientos LUV y a la vez fueran fáciles de preparar y tremendamente suculentas, repletas de sabor y nutrientes. Además de estas recetas encontrarás una mayor selección en drperlmutter.com. Sólo toma 10 minutos preparar la mayoría de mis recetas como una comida diaria, pero puedes dedicarles más tiempo a algunas opciones preferidas que puedes disfrutar en el fin de semana con amigos y familia. En cuanto a ingredientes inusuales, te hice algunas notas en varias recetas para que no haya confusión sobre dónde encontrar elementos poco familiares. La buena noticia es que, entre la abundancia de alimentos que ahora encontramos en los mercados comunes y en línea, existe un amplio acceso a estos ingredientes. Los mercados locales también te pueden ofrecer los alimentos de temporada más frescos. Cuando sea posible, elige ingredientes orgánicos y sin OGM; busca pescado salvaje y huevos de libre pastoreo.

Si hay ingredientes que no te gusten, encuentra sustituciones adecuadas. Las cebollas, por ejemplo, aparecen en muchas de las recetas porque contienen compuestos para disminuir el ácido úrico (como quercetina), pero puedes escoger otra verdura, como apio o hinojo, para sustituirla. Los chalotes son parte de la familia de las cebollas, pero no tienen el mismo sabor fuerte y el picor intenso que una típica cebolla blanca o morada; a muchas personas les parece una alternativa excelente. Las semillas de brócoli son una maravilla para incluirlas en una variedad de platillos, y puedes comprar bolsas de 250 o 500 gramos para tenerlas a la mano, o mantener un molino de especias lleno para molerlas fácilmente cuando prepares la comida. (A veces las semillas de brócoli se usan enteras en recetas horneadas, para añadir textura, y en otras ocasiones se muelen o trocean para decorar o complementar ensaladas y cosas similares.)

Un comentario rápido sobre la sal: dadas las lecciones que aprendiste, por favor usa poca sal y con prudencia. La mayoría de estas recetas indica "una pizca de sal", "o al gusto", pero si estás lidiando con alguna cuestión metabólica, sería mejor que la evitaras por completo. El consumo de sal se puede controlar de manera experta cuando preparas comidas desde cero y no usas productos procesados ni preenvasados. Las recetas te ayudarán a aprender cómo ensamblar comidas deliciosas y con abundantes nutrientes sin añadir ingredientes que saboteen tu salud. Espero que experimentes con ellas y las personalices a tu gusto a partir de los lineamientos principales de la dieta LUV.

Bon appétit!

Desayuno

Budín de coco

....

Rinde: 4 porciones

Tiempo de preparación: 18 min. aprox.

....

Para el budín

450 gramos de pulpa de coco joven, fresca o descongelada
   (ve la nota en la siguiente página)

¼ de taza de agua

1 cucharada de alulosa granulada, o al gusto

1 cucharadita de extracto de vainilla

Para los complementos

¼ de taza de nueces de la India crudas, sin sal, picadas

½ cucharada de semillas de neguilla

1 cucharadita de corazones de cáñamo

½ taza de cerezas amargas frescas o descongeladas, sin
   hueso, cortadas a la mitad

½ taza de moras azules frescas o descongeladas

½ taza de frambuesas frescas o descongeladas

Licua la pulpa de coco, el agua, la alulosa y la vainilla hasta obtener una consistencia cremosa. Refrigera por una hora.

En un tazón pequeño, revuelve las nueces de la India, las semillas de neguilla y los corazones de cáñamo.

Sirve el budín en cuatro tazones individuales. Decora con las cerezas y las moras, y esparce un poco de la mezcla de nueces y semillas.

Nota: puedes encontrar pulpa de coco joven refrigerada o conge-
lada en la mayoría de los supermercados.

Yogurt con mermelada de jengibre y zanahoria

Rinde: 2 porciones
Tiempo de preparación: 30 min. aprox.

Para dar textura

1 cucharadita de corazones de cáñamo
1 cucharadita de semillas de neguilla

Para la mermelada

2 tazas de zanahoria pelada y rallada
2 manzanas Granny Smith con cáscara, descorazonadas y
    ralladas
2 tazas de agua
2 cucharaditas de ralladura de naranja
¼ de taza de jugo de limón amarillo recién exprimido
1 cucharadita de jengibre fresco pelado y rallado
½ cucharadita de cardamomo molido
½ taza de alulosa granulada
340 gramos de yogurt griego, o natural, entero,
    sin endulzar

Revuelve los corazones de cáñamo y las semillas de neguilla en
un tazón pequeño. Reserva.

Mezcla la zanahoria, la manzana, el agua y la ralladura de naranja en una cacerola mediana. Permite que hierva sobre fuego
medio-alto.

Baja la flama a fuego medio. Agrega el jugo de limón, el jengibre, el cardamomo y la alulosa. Continúa cocinando 20 minutos

o hasta que espese. Quita la cacerola del fuego y permite que la mezcla se enfríe a temperatura ambiente.

Sirve el yogurt en dos tazones individuales. Complementa con la mermelada de zanahoria y decora con la mezcla de semillas que reservaste.

Manzanas pochadas y yogurt

Rinde: 4 porciones
Tiempo de preparación: 30 min. aprox.

4 manzanas con cáscara, descorazonadas (ve la nota en la siguiente página)
½ taza de alulosa granulada
2 tazas de vino tinto afrutado
1 taza de agua
1 cucharada de extracto de cereza amarga (ve la nota en la siguiente página)
1 cucharadita de jugo de limón amarillo recién exprimido
1 raja de canela
2 vainas de cardamomo
340 gramos de yogurt natural, o labneh, entero, sin endulzar (ve la nota en la siguiente página)
2 cucharadas de almendras crudas, sin sal, fileteadas
2 cucharadas de nueces de la India crudas, sin sal, picadas

Corta las manzanas en cuartos y reserva.

Combina la alulosa, el vino tinto, el agua, el extracto de cereza amarga, el jugo de limón, la raja de canela y el cardamomo en una cacerola mediana, y permite que hierva sobre fuego medio-alto. Baja la flama a fuego lento y añade las manzanas. Cocínalas 25 minutos o hasta que se ablanden.

Saca las manzanas con una cuchara ranurada y resérvalas aparte. Devuelve el líquido para pochar a fuego medio y redúcelo tres cuartos; alrededor de 25 o 30 minutos. Quita la cacerola del fuego y permite que el líquido se enfríe hasta que esté ligeramente tibio o a temperatura ambiente.

Divide los cuartos de manzana reservados entre cuatro tazones individuales. Sirve el labneh sobre las manzanas, esparce almendras y nueces de la India, y vierte un poco del líquido para pochar encima del yogurt.

Nota: las manzanas Braeburn y Pink Lady son opciones ideales por su dulzura, pero puedes usar otras manzanas mientras evites variedades amargas, como las Granny Smith. No les quites la cáscara porque tiene quercetina. El labneh es un queso de medio oriente preparado con yogurt pasado por un colador; es más agrio, espeso y cremoso que el yogurt tradicional. Si no lo puedes encontrar en tu supermercado local, cualquier yogurt natural entero, sin endulzar, está bien. Puedes adquirir el extracto de cereza amarga en tiendas naturistas o en línea.

Budín de chía, crema de almendra y chocolate

Rinde: 2 porciones
Tiempo de preparación: 12 min. aprox.

½ taza de leche de coco de lata sin endulzar
½ taza de agua
2 cucharadas de cacao en polvo crudo
1 cucharada de alulosa granulada
1 cucharadita de extracto de vainilla
1 pizca de sal de mar, o al gusto
¼ de taza de semillas de chía

2 cucharadas de crema de almendra cruda, sin sal

¾ de taza de frambuesas frescas o descongeladas

Bate la leche de coco, el agua, el cacao, la alulosa, la vainilla y la sal en un tazón mediano. Incorpora las semillas de chía. Tapa la mezcla y déjala reposar una hora para permitir que las semillas se hidraten. Refrigéralo tapado por lo menos dos horas.

Sirve el budín en dos tazones individuales, complementa con la crema de almendra y las frambuesas.

Cereal de quinoa germinada

Rinde: 2 porciones
Tiempo de preparación: 18 min. aprox.

1 taza de quinoa sin cocer

1 taza de agua

1 taza de leche de almendra sin endulzar

2 cucharaditas de jengibre en polvo

2 cucharaditas de canela en polvo

1 pizca de sal de mar, o al gusto

¼ de taza de moras azules frescas o descongeladas

¼ de taza de frambuesas frescas o descongeladas

¼ de taza de nueces de Castilla crudas, sin sal, molidas

En un tazón, remoja la quinoa en el agua y permite que se hidrate durante una noche a temperatura ambiente. En la mañana, escurre y enjuaga la quinoa.

Revuelve la quinoa, la leche de almendra, el jengibre, la canela y la sal en una cacerola mediana. Permite que hierva y baja la flama a fuego lento durante 10 minutos. Quita la cacerola del fuego, sirve el cereal en tazones individuales y decora con las moras y las nueces.

Hot cakes LUV

Rinde: 4 porciones
(16 hot cakes aprox.)
Tiempo de preparación: 20 min. aprox.

Para la compota de cereza y moras

1 taza de cerezas amargas frescas o descongeladas,
    sin hueso
1 taza de frambuesas frescas o descongeladas
1 taza de moras azules frescas o descongeladas
2 cucharadas de alulosa granulada
¼ de taza de agua

Para los hot cakes

3 huevos grandes
2 cucharadas de alulosa granulada
1½ tazas de harina de almendra
1 pizca de sal de mar, o al gusto
¼ de cucharadita de canela en polvo
1 pizca de cardamomo en polvo
¼ de cucharadita de bicarbonato de sodio
1 cucharada de semillas de brócoli molidas (ve la nota en la
    siguiente página)
Mantequilla sin sal, o aceite de oliva extra virgen, para cocinar

Revuelve las cerezas, las moras, la alulosa y el agua en una olla mediana sobre fuego medio. Remueve ocasionalmente hasta que la mezcla espese; alrededor de 10 minutos. Reserva.

En un tazón grande, bate los huevos, la alulosa, la harina de almendra, la sal, la canela, el cardamomo, el bicarbonato de sodio y las semillas de brócoli. Déjalo reposar 10 minutos.

Calienta la mantequilla o el aceite en una sartén mediana sobre fuego medio. Vierte una cucharada de la masa en la sartén por cada hot cake, llenando la superficie con unos cuantos a la vez, y repite el proceso hasta terminar con la masa. Espera que se formen pequeñas burbujas en la superficie, luego voltea los hot cakes para que se doren uniformemente por ambos lados. Quítalos del fuego y acompáñalos con la compota reservada.

Nota: puedes encontrar semillas de brócoli fácilmente, ya sea en supermercados o en línea. Puedes molerlas con la hoja de un cuchillo, un molino de especias o de pimienta.

Pan de almendra y cereza

Rinde: 6 porciones
Tiempo de preparación: 45 min. aprox.

2½ tazas de harina de almendra

½ cucharadita de bicarbonato de sodio

1 cucharadita de canela molida

½ taza de alulosa granulada

3 huevos grandes

1 cucharadita de extracto de vainilla

¼ de taza (4 cucharadas) de mantequilla, sin sal, derretida y entibiada

½ taza de cerezas amargas frescas o descongeladas, sin hueso, cortadas a la mitad

Precalienta el horno a 180 °C.

Revuelve la harina de almendra, el bicarbonato de sodio, la canela y la alulosa en un tazón grande. En un tazón mediano aparte, bate los huevos, la vainilla y la mantequilla. Revuelve la mezcla húmeda y la mezcla de harina hasta incorporar por completo. Agrega las cerezas.

Vierte la masa en un molde para pan antiadherente de 23 centímetros y hornéalo por 30-35 minutos, o hasta que insertes un palillo o un probador en medio y salga limpio.

Frittata de germen de brócoli, pimiento verde y cebolla morada

Rinde: 2 porciones
Tiempo de preparación: 18 min. aprox.

6 huevos grandes
1 pizca de sal de mar, o al gusto
2 cucharadas de aceite de oliva extra virgen
¼ de taza de cebolla morada pelada y picada
¼ de taza de pimiento morrón verde picado
1 taza de germen de brócoli
½ cucharadita de semillas de brócoli molidas (ve la nota en la página 282)

Precalienta el horno a 150 °C.
Bate los huevos y la sal en un tazón mediano. Reserva.

Calienta el aceite de oliva sobre fuego medio en una sartén antiadherente para horno de 20 centímetros. Saltea la cebolla y el pimiento hasta que se transparente la cebolla; seis minutos aproximadamente. Esparce el germen de brócoli encima de manera uniforme. Vierte los huevos en la sartén, asegurándote de cubrir el germen.

Mete la sartén al horno y hornea la frittata durante 20 minutos, o hasta que los huevos estén cocidos.

Permite que se enfríe ligeramente, decora con las semillas de brócoli molidas y sirve.

Tazones de huevo a la griega

Rinde: 2 porciones
Tiempo de preparación: 25 min. aprox.

6 huevos grandes

1 pizca de sal de mar, o al gusto

1 cucharada de aceite de oliva extra virgen

¼ de taza de cebolla morada pelada y picada

1 manojo de hojas de kale lacinato cocidas al vapor y cortadas en tiras

90 gramos de queso feta desmoronado

Precalienta el horno a 150 °C.

Bate los huevos y la sal en un tazón mediano. Reserva.

Calienta el aceite de oliva en una sartén pequeña sobre fuego medio. Añade la cebolla y saltéala hasta que se transparente; cuatro minutos aproximadamente. Agrega el kale y saltéalo dos minutos más, o hasta que las hojas se suavicen.

Divide la mezcla de verduras equitativamente en cuatro tazones para panqué antiadherentes. Vierte la misma cantidad de huevo en cada uno de los tazones. Cubre al final con queso feta desmoronado.

Hornéalos 18 minutos o hasta que la mezcla de huevo esté cocida.

Bísquets con salmón ahumado y crema agria

Rinde: 4 porciones
Tiempo de preparación: 25 min. aprox.

Para la mezcla de especias

1 cucharadita de semillas de ajonjolí
1 cucharadita de semillas de brócoli (ve la nota en la
    página 282)
½ cucharadita de hojuelas de cebolla seca
½ cucharadita de ajo granulado
½ cucharadita de sal de mar

Para los bísquets

2½ tazas de harina de almendra
¼ de cucharadita de sal de mar
½ cucharadita de bicarbonato de sodio
¼ de taza (4 cucharadas) de mantequilla sin sal, derretida y
    templada
2 huevos grandes

Para el relleno

4 cucharadas de crema agria entera
120 gramos de salmón ahumado rebanado (8 rebanadas)
1 cebollita de cambray picada

Precalienta el horno a 180 °C.

Para preparar la mezcla de especias, revuelve las semillas de ajonjolí, las semillas de brócoli, las hojuelas de cebolla seca, el ajo granulado y la sal en un tazón pequeño. Reserva.

Para preparar los bísquets, revuelve la harina de almendra, la sal y el bicarbonato de sodio en un tazón pequeño. En un tazón aparte, revuelve la mantequilla y los huevos. Incorpora los huevos a la mezcla de harina hasta formar una masa.

Estira la masa hasta obtener dos centímetros de grosor. Con un cortador de bísquets de ocho centímetros, corta piezas en la masa. Pásalas a una charola para hornear forrada con papel pergamino. Esparce encima la mezcla de especias reservada y hornéalos 15 minutos, o hasta que los bísquets se vean dorados.

Permite que se enfríen. Luego córtalos por la mitad con un cuchillo de sierra y en cada uno sirve una cucharada de crema agria, dos rebanadas de salmón ahumado y cebollita de cambray picada.

Comida

Ensalada de pollo con pesto de germen de brócoli

Rinde: 2 porciones
Tiempo de preparación: 18 min. aprox.

Para el pesto
2 tazas de germen de brócoli
2 tazas de hojas de espinaca baby
½ taza de nueces de Castilla crudas, sin sal, picadas
1 cucharada de pasta miso blanca
½ cucharadita de sal de mar
¼ de cucharadita de hojuelas de chile de árbol
¾ de taza de aceite de oliva extra virgen

Para la ensalada de pollo
300 gramos de pechuga de pollo deshuesada, sin piel, cocida
    y picada
¼ de taza de pimiento morrón verde picado finamente
¼ de taza de cebolla morada pelada y picada finamente

Para la ensalada
4 tazas de hojas de espinacas baby
½ aguacate cortado en cubos
1 cucharada de aceite de oliva extra virgen
Jugo de ½ limón amarillo recién exprimido
Sal de mar, al gusto

Para preparar el pesto, mezcla el germen de brócoli, las espinacas, las nueces de Castilla, la pasta miso, la sal, las hojuelas de chile de árbol y el aceite de oliva en un procesador de alimentos, y muele hasta obtener una consistencia suave.

Para preparar la ensalada de pollo, revuelve el pollo, el pimiento y la cebolla en un tazón mediano. Agrega cuatro cucharadas de pesto, o más, al gusto. Remueve para combinar bien. (Puedes guardar el pesto sobrante en un contenedor hermético en refrigeración hasta por dos semanas.)

Para preparar la ensalada, revuelve las espinacas y el aguacate en un tazón mediano. Incorpora el aceite de oliva, el jugo de limón y la sal hasta cubrir. Añade la ensalada de pollo encima y sirve.

Tortitas de pavo con poro y menta

Rinde: 2 porciones
Tiempo de preparación: 18 min. aprox.

Para el aderezo

½ taza de nueces de la India crudas, sin sal

2 tazas de agua tibia

½ taza de leche de almendra sin endulzar

2½ cucharadas de vinagre de manzana

2 cucharadas de hojuelas de dulse (ve la nota en la siguiente
    página)

1 cucharada de pasta miso blanca

2 cucharadas de mostaza Dijon

Jugo de ½ limón amarillo recién exprimido

1 pizca de sal de mar y pimienta negra recién molida,
    o al gusto

Para las tortitas

2 cucharadas de aceite de oliva extra virgen

½ taza de poro rebanado finamente

340 gramos de pavo magro molido

5 hojas de menta fresca cortadas en tiritas

1 pizca de sal de mar, o al gusto

Para la ensalada

1 manojo de hojas de kale lacinato cocidas al vapor y picadas
¼ de cebolla morada pelada y rebanada finamente

Para preparar el aderezo, remoja las nueces de la India en el agua tibia durante una hora. Escurre las nueces y desecha el agua de remojo. Licua las nueces de la India con la leche de almendra, el vinagre, las hojuelas de dulse, la pasta miso, la mostaza, el jugo de limón, la sal y la pimienta, hasta obtener una consistencia suave y cremosa.

Para las tortitas, calienta el aceite de oliva en una sartén mediana a fuego medio. Agrega el poro y saltéalo hasta dorar; alrededor de cinco minutos. Permite que se enfríe aparte durante algunos minutos.

En un tazón mediano, revuelve el poro ya frío, el pavo, la menta y la sal. Forma cuatro tortitas.

Calienta la sartén de nuevo a fuego medio. Cocina las tortitas por tres minutos de cada lado, aproximadamente, y retíralas del fuego.

Para preparar la ensalada, mezcla el kale y la cebolla morada en un tazón mediano; transfiérela después a una ensaladera. Acomoda las tortitas sobre el kale y la cebolla, y sirve la cantidad deseada de aderezo encima. (Puedes guardar el aderezo sobrante en un contenedor hermético en refrigeración hasta por dos semanas.)

Nota: las hojuelas de dulse son algas rojas comestibles que crecen en las aguas heladas del Pacífico Norte y el Atlántico Norte. Como todas las demás algas comestibles, la dulse aporta fibra y proteína, y es rica en vitaminas, minerales traza, ácidos grasos saludables y antioxidantes (cuando se fríen, algunas personas dicen que saben a tocino). Las puedes encontrar en casi todos los supermercados bien abastecidos y en línea.

Ensalada picada

Rinde: 2 porciones
Tiempo de preparación: 10 min. aprox.

3 cabezas de lechuga romana baby cortada en cuartos

1 jitomate heirloom, o corazón de buey, picado en cubos

1 aguacate picado en cubos

1 pimiento morrón verde picado

1 lata de 240 gramos de lentejas enjuagadas y escurridas

2 cucharadas de aderezo verde de tahini (página 292),
   o al gusto

Acomoda la lechuga en una ensaladera. Agrega el jitomate, el aguacate, el pimiento morrón y las lentejas. Rocía aderezo verde de tahini.

Filetes de calabacita asada con pesto

Rinde: 2 porciones
Tiempo de preparación: 14 min. aprox.

1 manojo de hojas de kale lacinato cocidas al vapor y picadas

3 cucharadas de aceite de oliva extra virgen separadas

2 calabacitas medianas

1 pizca de sal de mar, o al gusto

2 cucharadas de pesto de germen de brócoli (página 287)

¾ de taza de jitomates cherry cortados a la mitad

Precalienta una parrilla a fuego medio-alto. En un tazón mediano, masajea las hojas de kale con 1½ cucharadas de aceite de oliva. Reserva.

Corta la calabacita a la mitad, longitudinalmente. Barniza ambos lados con el aceite de oliva restante y sazona con sal. Asa por tres minutos de cada lado. Quita las calabacitas del fuego y extiende el pesto uniformemente sobre el lado del corte. Sirve encima de una cama de kale y acompaña con los jitomates.

Ensalada de huevo tibio y coles de Bruselas con parmesano

Rinde: 2 porciones
Tiempo de preparación: 20 min. aprox.

Para el aderezo

½ taza de nueces de la India crudas, sin sal

2 tazas de agua tibia

1 cucharada de mostaza Dijon

2 cucharadas de jugo de limón amarillo recién exprimido

¼ de cucharadita de sal de mar

½ taza de agua

Para los huevos

3 tazas de coles de Bruselas cortadas en tiritas

½ cebolla morada pelada y rebanada finamente

4 huevos grandes en su cascarón

60 gramos de lajas de queso parmesano

Para preparar el aderezo, remoja las nueces de la India en el agua tibia durante una hora. Cuélalas y desecha el agua de remojo. Licua las nueces de la India, la mostaza, el jugo de limón, la sal y el agua hasta obtener una consistencia suave y cremosa.

En un tazón mediano, revuelve las coles de Bruselas y la cebolla con la cantidad que desees de aderezo. (Puedes guardar el aderezo sobrante en un contenedor hermético en refrigeración hasta por dos semanas.) Divide la ensalada en dos tazones individuales y reserva.

Llena una olla pequeña con agua y permite que hierva. Baja la flama a fuego medio y sumerge los huevos con cuidado. Cocínalos por cinco minutos. Sumerge después los huevos en un tazón con agua helada durante dos minutos. Retira el cascarón y corta los huevos a la mitad. Acomódalos encima de las coles de Bruselas y decora con el parmesano.

Coliflor entera rostizada con aderezo verde de tahini

Rinde: 2 porciones
Tiempo de preparación: 1 hora aprox.

Para el aderezo

¼ de taza de tahini

1 manojo de perejil italiano fresco

Jugo de 2 limones verdes recién exprimidos

1 diente de ajo pelado

½ cucharadita de sal de mar

1 cucharadita de semillas de brócoli (ve la nota en la página 282)

¼ de taza de agua fría

¼ de taza de aceite de oliva extra virgen

Para la coliflor

1 cabeza pequeña de coliflor

5 cucharadas de aceite de oliva extra virgen separadas

1 pizca de sal de mar, o al gusto

⅓ de taza de pistaches crudos, sin sal, molidos

⅓ de taza de granos de granada fresca

¼ de cebolla morada pelada y rebanada finamente

Precalienta el horno a 160 °C.

Licua el tahini, el perejil, el jugo de limón, el ajo, la sal, las semillas de brócoli, el agua y el aceite de oliva hasta obtener una consistencia suave y cremosa. Reserva.

Acomoda la coliflor en una charola para hornear forrada con papel pergamino. Barnízala con tres cucharadas de aceite de oliva y sazónala con sal. Rostízala 40 minutos. Saca la coliflor del horno y barnízala con el aceite restante. Sube la temperatura a 200 °C y cocínala otros 15 minutos, o hasta que se dore ligeramente.

Sirve la cantidad deseada de aderezo sobre la coliflor. (Puedes guardar el aderezo restante en un contenedor hermético en refrigeración hasta por dos semanas.) Corta la coliflor en cuartos para servir. Acompaña con pistaches, granada y cebolla.

Ensalada de garbanzos y zaatar con aderezo de tahini con limón y semillas de brócoli

Rinde: 2 porciones
Tiempo de preparación: 15 min. aprox.

Para los garbanzos

1 lata de 425 gramos de garbanzos escurridos y enjuagados
2 cucharadas de aceite de oliva extra virgen
2 cucharadas de sazonador zaatar
Jugo de ½ limón amarillo recién exprimido
Sal de mar, al gusto

Para el aderezo

¼ de taza de tahini
1 cucharadita de ralladura de limón amarillo
Jugo de 1 limón amarillo recién exprimido
1 diente de ajo pelado

½ cucharadita de sal de mar

1 cucharadita de semillas de brócoli (ve la nota en la
   página 282)

¼ de taza de agua fría

¼ de taza de aceite de oliva extra virgen

Para la ensalada

4 tazas de arúgula

½ taza de jitomates uva cortados a la mitad

¼ de cebolla morada pelada y rebanada finamente

Para preparar los garbanzos, revuélvelos en un tazón con el aceite de oliva, el zaatar, el jugo de limón y la sal. Permite que se marinen en refrigeración por lo menos una hora.

Para preparar el aderezo, licua el tahini, la ralladura y el jugo de limón, el ajo, la sal, las semillas de brócoli, el agua y el aceite de oliva hasta obtener una consistencia suave y cremosa.

Para la ensalada, en un tazón grande, cubre la arúgula, los jitomates y la cebolla con la cantidad deseada de aderezo. (Puedes guardar el aderezo sobrante en un contenedor hermético en refrigeración hasta por dos semanas.) Decora con los garbanzos y sirve.

Tacos de lechuga y yaca

Rinde: 2 porciones
Tiempo de preparación: 12 min. aprox.

Para la yaca

1 lata, o bolsa, de 400 gramos de yaca escurrida y enjuagada
   (ve la nota en la página siguiente)

1½ cucharadas de aceite de oliva extra virgen

1 cucharadita de comino molido

1 cucharadita de hojas de cilantro picadas

1 chile serrano fresco, desvenado y rebanado

Jugo de ½ limón verde recién exprimido

1 pizca de sal de mar, o al gusto

Para los tacos

6 hojas de lechuga romana grande

1 taza de col morada, o verde, cortada en tiras

1 taza de aguacate picado en cubos

¼ de taza de rábanos rebanados finamente

En un tazón mediano, revuelve la yaca, el aceite de oliva, el comino, el cilantro, el chile, el jugo de limón y la sal.

Llena cada hoja de lechuga con col, acomoda encima la mezcla de yaca y decora con el aguacate y los rábanos.

Nota: la yaca proviene de un árbol tropical que crece en Asia, África y Sudamérica. Es la fruta arbórea más grande del mundo, y es pariente de los higos. Su textura parecida a la carne deshebrada la vuelve un sustituto común de proteína entre veganos y vegetarianos. Se vende en muchos supermercados y en línea, y está lista para usarse recién salida de la bolsa.

Cena

Lomo de cerdo rostizado con tomillo

Rinde: 2 porciones
Tiempo de preparación: 25 min. aprox.

Para el cerdo
1 cucharada de aceite de oliva extra virgen
1 lomo de cerdo de 350 gramos
1 pizca de sal de mar, o al gusto
6 ramas de tomillo fresco

Para el brócoli
1 cucharada de sal de mar
2 tazas de floretes de brócoli
1½ cucharadas de aceite de oliva extra virgen

Para las manzanas
¾ de taza de manzanas pochadas (página 278)

Precalienta el horno a 200 °C.

Para preparar el cerdo, calienta el aceite de oliva en una sartén grande sobre fuego medio-alto. Sazona el cerdo con la sal y séllalo dos minutos de cada lado. Pasa el lomo a un asador para horno, cúbrelo con las ramas de tomillo y hornéalo 12-15 minutos, o hasta que la temperatura interna alcance 63 °C. Descarta las ramas de tomillo y permite que repose 20 minutos antes de rebanar.

Mientras, prepara el brócoli. Calienta seis tazas de agua con la sal hasta que suelte el hervor. Agrega el brócoli y hiérvelo tres minutos. Escúrrelo y barnízalo con el aceite de oliva.

Rebana el cerdo y sírvelo con el brócoli y las manzanas.

Costillar de cordero con corteza de zaatar, arúgula y vinagreta de cereza amarga

Rinde: 2 porciones
Tiempo de preparación: 40 min. aprox.

Para el cordero

1 costillar de cordero lechal, 450 gramos aproximadamente, sin grasa y sin huesos
1 pizca de sal de mar, o al gusto
1 cucharada de aceite de oliva extra virgen
3 cucharadas de sazonador zaatar
1 limón amarillo pequeño, rebanado en rodajas

Para la vinagreta

¼ de taza de cerezas amargas frescas o descongeladas, sin hueso
2 vainas de cardamomo
1½ cucharadas de vinagre de manzana
1½ cucharaditas de mostaza Dijon
¼ de taza de aceite de oliva extra virgen
Sal de mar y pimienta negra recién molida, al gusto

Para la ensalada

4 tazas de arúgula u otra hoja verde oscura
¼ de taza de granos de granada fresca
¼ de cebolla morada pelada y rebanada finamente

Permite que el cordero repose 30 minutos a temperatura ambiente. Precalienta el horno a 230 °C.

Sazona el cordero con la sal. Barnízalo uniformemente con el aceite de oliva y luego unta el zaatar. Acomoda el cordero en una charola para hornear y cúbrelo con las rodajas de limón. Hornéalo

15 minutos o hasta que la temperatura interna alcance 63 °C. Permite que la carne repose 20 minutos y luego rebana las costillas individuales.

Mientras tanto, muele las cerezas, el cardamomo, el vinagre y la mostaza en una licuadora hasta que quede martajada. Con la licuadora encendida en bajo, vierte el aceite de oliva. Sazona con sal y pimienta.

Combina la arúgula con la cantidad deseada de aderezo. (Puedes guardar el aderezo sobrante en un contenedor hermético en refrigeración hasta por dos semanas.) Divide la ensalada en dos platos individuales, acomoda encima las costillas y decora con la granada y la cebolla.

Guisado instantáneo de shawarma de res

Rinde: 4 porciones
Tiempo de preparación: 2 horas aprox.
(más 4 horas por lo menos, para marinar)

1 cucharada de sal de mar

1 cucharada de comino molido

1 cucharadita de cúrcuma en polvo

½ cucharadita de pimienta gorda molida

½ cucharadita de canela en polvo

½ cucharadita de jengibre en polvo

¼ de cucharadita de clavo de olor en polvo

¼ de cucharadita de pimienta cayena

¼ de taza de aceite de oliva extra virgen

3 cucharadas de vinagre de manzana

900 gramos de aguja de res de libre pastoreo, sin hueso,
    cortada a la mitad

1 cabeza de ajo sin pelar, cortada de la parte de arriba

1 taza de agua

1 chalote pelado y rebanado finamente

1 pimiento morrón rojo rebanado finamente

1 pimiento morrón verde, rebanado finamente

¼ de taza de rábanos rebanados finamente

En un tazón grande, mezcla la sal, el comino, la cúrcuma, la pimienta gorda, la canela, el jengibre, el clavo, la cayena, el aceite de oliva y el vinagre. Agrega la carne y el ajo, asegurándote de que ambos queden cubiertos con una capa generosa de la mezcla. Tapa el tazón y déjalo marinar en refrigeración por lo menos cuatro horas o toda la noche.

Pasa la carne y el ajo a una olla de presión. Agrega el agua, sella la tapa y cocínala a presión alta por 90 minutos. Permite que la presión se libere durante 10 minutos.

Pasa la carne a un recipiente para servir y deshébrala con dos tenedores. Retira el ajo y deséchalo. Añade la mitad del líquido de la cocción y decora la carne con el chalote, los pimientos y el rábano.

Pollo, cerezas amargas y aceitunas verdes en olla de presión

Rinde: 4 porciones

Tiempo de preparación: 30 min. aprox.

8 muslos de pollo sin piel, con hueso

1 cucharadita de sal de mar

2 cucharadas de aceite de oliva extra virgen, separadas

½ taza de vino blanco seco

1 limón amarillo grande rebanado en rodajas

4 dientes de ajo pelados y aplastados

2 chalotes pelados y rebanados finamente

4 ramas de tomillo fresco

1 taza de aceitunas de Castelvetrano sin hueso y cortadas a la mitad

1 taza de cerezas amargas frescas o descongeladas sin hueso y cortadas a la mitad

Sazona el pollo con la sal y reserva.

Programa una olla de presión a una temperatura media en la modalidad de saltear. Agrega una cucharada de aceite de oliva. Una vez caliente, agrega el pollo. Dóralo dos minutos y medio de cada lado y pásalo a un plato.

Agrega el vino a la olla y raspa el fondo con una espátula para separar los residuos. Devuelve el pollo a la olla, agrega el limón, el ajo, el chalote y el tomillo. Cocínalo a presión media durante 10 minutos. Permite que la presión se libere 10 minutos más. Descarta las ramas de tomillo.

Acomoda el pollo, el chalote y el limón en un recipiente para servir. Decora con las aceitunas y las cerezas, y rocía encima el aceite de oliva restante.

Halibut a la parrilla con jitomates y palmitos

Rinde: 2 porciones
Tiempo de preparación: 15 min. aprox.

2 filetes de halibut de 180 gramos
3 cucharadas de aceite de oliva extra virgen, separadas
1 pizca de sal de mar, o al gusto
2 jitomates heirloom, o corazón de buey, rebanados
4 palmitos de lata rebanados
2 cebollitas de cambray picadas
8 hojas de albahaca fresca troceadas
½ cucharadita de ralladura de limón amarillo

½ cucharadita de semillas de brócoli molidas (ve la nota en la página 282)

Precalienta la parrilla a temperatura media-alta.

Barniza el halibut por ambos lados con una cucharada y media de aceite de oliva. Sazona con la sal. Asa el halibut hasta que esté completamente cocido; cuatro minutos de cada lado aproximadamente.

Sirve los jitomates, los palmitos, las cebollitas y la albahaca en dos platos individuales. Acomoda encima el halibut. Rocía el aceite de oliva restante sobre el pescado y esparce la ralladura de limón y las semillas de brócoli.

Halibut rostizado con harissa y calabacitas, jitomates, pimientos y cebolla morada

Rinde: 2 porciones
Tiempo de preparación: 25 min. aprox.

Para el halibut

1 cucharadita de sal de mar
1 cucharadita de cardamomo molido
½ cucharadita de comino molido
½ cucharadita de cúrcuma en polvo
2 cucharadas de harissa
1 diente de ajo pelado y picado finamente
2 cucharaditas de aceite de oliva extra virgen
2 filetes de halibut de 180 gramos

Para las verduras

2 cucharadas de aceite de oliva extra virgen
¼ de cebolla morada pelada y rebanada finamente

1 calabacita mediana cortada en rodajas de 0.5 centímetros

½ pimiento morrón verde picado en cubos de 1.5 centímetros

½ taza de jitomates uva cortados a la mitad

1 pizca de sal de mar, o al gusto

Precalienta el horno a 180 °C.

Para el pescado, revuelve la sal, el cardamomo, el comino, la cúrcuma, la harissa, el ajo y el aceite de oliva en un tazón pequeño. Acomoda los filetes de halibut en una charola para hornear forrada con papel pergamino. Cubre los filetes uniformemente con la mezcla de especias. Rostízalos entre 15-18 minutos, o hasta que estén bien cocidos. Pásalos a dos platos individuales y déjalos reposar 10 minutos.

Mientras, para preparar las verduras, calienta el aceite de oliva en una sartén grande sobre fuego medio. Añade la cebolla y saltéala hasta que esté ligeramente crujiente; 10 minutos aproximadamente. Agrega la calabacita y los pimientos verdes, y cocínalos moviendo frecuentemente; alrededor de cuatro minutos. Incorpora el jitomate y sigue cocinando dos minutos más. Sazona con sal y sirve como guarnición del pescado.

Lenguado al horno con nueces de Castilla y cebollín

Rinde: 2 porciones
Tiempo de preparación: 25 min. aprox.

Para el lenguado

2 filetes de lenguado de 180 gramos

1 pizca de sal de mar, o al gusto

1 cucharada de aceite de oliva extra virgen

½ taza de nueces de Castilla crudas, sin sal, molidas

2 cucharadas de cebollín fresco picado

Para la ensalada

2 cucharadas de vinagreta de cereza amarga (página 297), o al gusto

1 manojo grande de kale lacinato cocido al vapor y picado

¾ de taza de frambuesas frescas o descongeladas

1 pepino persa rebanado finamente

Precalienta el horno a 160 °C.

Acomoda los filetes de lenguado en una charola para hornear forrada con papel pergamino. Sazónalos con sal y rocía encima el aceite de oliva. Cubre uniformemente con las nueces molidas. Hornéalos entre 12-15 minutos, o hasta que los filetes estén bien cocidos. Pásalos a dos platos individuales y permite que se enfríen 10 minutos. Decora con el cebollín.

En un tazón mediano, mezcla el kale con la cantidad deseada de aderezo. Agrega las frambuesas y el pepino, y sirve para acompañar el lenguado.

Camarones con espárragos y salsa de limón

Rinde: 2 porciones
Tiempo de preparación: 18 min. aprox.

Para la salsa

2 limones amarillos

2 cucharadas de almendras crudas fileteadas, sin sal

2 cucharadas de hojas de perejil italiano fresco picadas

Para los camarones

1½ cucharadas de mantequilla sin sal, derretida

1½ cucharadas de aceite de oliva extra virgen

1 manojo de espárragos frescos sin la base

1 pizca de sal de mar, o al gusto

450 gramos de camarones salvajes medianos crudos, pelados y limpios

Precalienta el horno a 200 °C.

Pela y pica los limones, quitándoles las semillas. En un tazón pequeño, revuelve los limones, las almendras y el perejil. Reserva.

Bate la mantequilla y el aceite de oliva en un tazón pequeño.

Acomoda los espárragos en una sola capa en la mitad de una charola para hornear forrada con papel pergamino y rocía con la mitad de la mezcla de mantequilla y aceite. Sazona con sal. Extiende los camarones uniformemente en el otro lado de la charola y rocía encima la mezcla de mantequilla y aceite restante. Sazona con sal. Rostízalos entre 8-10 minutos, o hasta que los camarones se tornen rosas.

Divide los espárragos en dos platos individuales, sirve los camarones encima y termina con la salsa de limón.

Bacalao al horno con brocolini

Rinde: 2 porciones
Tiempo de preparación: 18 min. aprox.

2 tazas de brocolini picado

½ cebolla morada pelada y rebanada

1 pimiento morrón verde rebanado

3 cucharadas de aceite de oliva extra virgen, separadas

1 pizca de sal de mar, o al gusto

1 cucharada de cebollín fresco picado finamente

½ taza de aceitunas de Castelvetrano sin hueso y cortadas a la mitad

2 filetes de bacalao de 180 gramos

Precalienta el horno a 200 °C.

Revuelve el brocolini, la cebolla y el pimiento verde con dos cucharadas de aceite de oliva en un tazón grande. Sazona con sal. Extiende la mezcla uniformemente sobre una charola para hornear forrada con papel pergamino. Rostiza las verduras durante 12-15 minutos, devuélvelas al tazón e incorpora el cebollín y las aceitunas.

Baja la temperatura del horno a 190 °C. Sazona los filetes de bacalao con sal. Calienta el aceite de oliva restante en una sartén grande para horno sobre fuego medio-alto. Sella el bacalao por tres minutos de cada lado y después mete la sartén al horno durante ocho minutos, o hasta que los filetes estén cocidos. Divide la mezcla de brocolini en dos platos individuales y acomoda el bacalao encima.

Chili de yaca y *jerk*

Rinde: 6 porciones
Tiempo de preparación: 30 min. aprox.

2 cucharadas de aceite de oliva extra virgen

1 cebolla morada pequeña pelada y picada

1 cucharada de sazonador *jerk*

2 jitomates heirloom, o corazón de buey, grandes frescos, picados en cubos

1 lata, o bolsa, de 400 gramos de yaca escurrida y enjuagada (ve la nota en la página 295)

1 lata de 425 gramos de frijoles negros escurridos y enjuagados

1 lata de 425 gramos de frijoles aduki (también llamados adzuki o azuki) escurridos y enjuagados

1 taza de leche de coco de lata sin endulzar

1 pizca de sal de mar, o al gusto

2 tazas de hojas de espinaca baby

Calienta el aceite de oliva en una olla grande sobre fuego medio. Agrega la cebolla y cocínala hasta que se transparente; tres minutos aproximadamente. Incorpora el sazonador *jerk* y continúa cocinando un minuto. Añade el jitomate, la yaca, los frijoles negros, los frijoles aduki y la leche de coco. Sazona con sal. Permite que hierva, luego baja la flama a fuego lento por 20 minutos, moviendo ocasionalmente.

Incorpora las espinacas justo antes de servir.

Ensalada de tallarines de verduras arcoíris

Rinde: 2 porciones

Tiempo de preparación: 15 min. aprox.

Para la salsa

3 cucharadas de crema de almendra cruda, sin sal

1 cucharada de pasta miso blanca

1 cucharadita de jengibre fresco pelado y picado

2 cucharadas de vinagre de manzana

1 cucharada de jugo de limón verde recién exprimido

1 pizca de pimienta cayena

1 pizca de sal de mar, o al gusto

3 cucharadas de aceite de oliva extra virgen

Para la ensalada

1 taza de tallarines de calabacita

1 taza de tallarines de calabaza mantequilla

½ cebolla morada pelada y rebanada finamente

1 pimiento morrón verde rebanado finamente

½ taza de zanahoria rallada

1 cucharadita de hojas de cilantro fresco picadas

¼ de taza de nueces de la India crudas, sin sal

1 cucharadita de semillas de ajonjolí

Licua la crema de almendra, la pasta miso, el jengibre, el vinagre, el jugo de limón, la cayena y la sal hasta obtener una consistencia cremosa. Con la licuadora encendida en velocidad baja, vierte el aceite de oliva hasta que la salsa quede suave y cremosa.

En un tazón grande, revuelve los tallarines de calabacita, los tallarines de calabaza, la cebolla, el pimiento morrón y la zanahoria. Incorpora la cantidad deseada de salsa. (Puedes guardar la salsa sobrante en un contenedor hermético en refrigeración hasta por dos semanas; es un gran complemento para crudités.) Decora con el cilantro, las nueces de la India y el ajonjolí.

Calabaza espagueti rostizada con pesto de germen de brócoli

Rinde: 2 porciones
Tiempo de preparación: 45 min. aprox.

1 calabaza espagueti mediana

2 cucharadas de aceite de oliva extra virgen

1 pizca de sal de mar, o al gusto

½ taza de pesto de germen de brócoli (página 287)

½ taza de jitomates uva cortados a la mitad

½ taza de jitomates cherry cortados a la mitad

1 cucharadita de semillas de brócoli molidas (ve la nota en la página 282)

Precalienta el horno a 200 °C.

Corta la calabaza espagueti a la mitad longitudinalmente. Extrae las semillas. Rocía el interior con el aceite de oliva y sazona con la sal. Acomoda ambas partes boca abajo en una charola para hornear forrada con papel pergamino. Usa un tenedor para agujerar unas cuantas veces la cáscara de la calabaza. Rostízala entre 35 y 40 minutos, o hasta que la calabaza esté suave. Permite que se enfríe 10 minutos.

Con un tenedor, raspa la carne de la calabaza hacia un tazón mediano. Revuelve con el pesto y decora con los jitomates y las semillas de brócoli.

"Alitas" de coliflor rostizada con salsa romesco de germen de brócoli

Rinde: 2 porciones
Tiempo de preparación: 30 min. aprox.

Para la salsa romesco

2 pimientos morrones verdes
2 tazas de germen de brócoli
½ taza de almendras crudas, sin sal
2 cucharadas de pasta miso blanca
1 pizca de sal de mar, o al gusto
¾ de taza de aceite de oliva extra virgen
Jugo de ½ limón amarillo recién exprimido

Para la coliflor

4 tazas de floretes de coliflor
4 cucharadas de aceite de oliva extra virgen
1 pizca de sal, o al gusto

Precalienta el horno a 190 °C.

Para preparar la salsa, rostiza los pimientos a fuego medio, directamente sobre la flama, rotándolos ocasionalmente hasta que todos los lados estén negros. Retíralos del fuego y permite que se enfríen. Retira la piel, las venas y las semillas.

Muele los pimientos, el germen de brócoli, las almendras, la pasta miso, la sal, el aceite de oliva y el jugo de limón en un procesador de alimentos, hasta obtener una consistencia cremosa.

Para preparar la coliflor, revuelve los floretes, el aceite de oliva y la sal en un tazón grande. Extiende los floretes en una sola capa sobre una charola para hornear forrada con papel pergamino. Rostízalos 20-25 minutos, volteándolos a la mitad del tiempo, hasta que se doren. Sirve con la salsa romesco.

"Boloñesa" de hongos

Rinde: 4 porciones
Tiempo de preparación: 40 min. aprox.

2 cucharadas de aceite de oliva extra virgen

2 cucharadas de mantequilla sin sal

¼ de taza de chalotes pelados y picados finamente

½ taza de apio picado finamente

2 dientes de ajo pelados y aplastados

1 rama de romero fresco

450 gramos de hongos shiitake rebanados

1 pizca de sal de mar, o al gusto

1 taza de caldo de verduras

1 taza de jitomates frescos, o de lata, aplastados

1 preparación de calabaza espagueti rostizada
(sin el pesto; ve la página 307), o 4 tazas de tallarines de verduras cocidos

En una olla grande, calienta el aceite de oliva y la mantequilla sobre fuego medio. Agrega el chalote y el apio, y cocínalos hasta que se transparenten; tres minutos aproximadamente. Añade el ajo, el romero y los hongos. Cocínalos hasta que los hongos se caramelicen un poco, moviendo ocasionalmente; alrededor de 15 minutos. Sazona con la sal.

Incorpora el caldo de verduras y los jitomates aplastados. Permite que hierva, baja la flama a fuego lento y cocina la boloñesa 15-20 minutos. Sirve sobre calabaza espagueti o tus tallarines de verduras preferidos.

Botanas

Budín de coco y chía

Rinde: 4 porciones
Tiempo de preparación: 10 min. aprox.

2 tazas de leche de coco de lata, sin endulzar
1 cucharadita de extracto de vainilla
1 cucharada de alulosa granulada
1 pizca de sal de mar, o al gusto
¼ de taza de semillas de chía
Frambuesas frescas o descongeladas, cerezas amargas o
    moras azules, para decorar
Ralladura de chocolate amargo, para decorar

Bate la leche de coco, la vainilla, la alulosa y la sal en un tazón mediano. Incorpora la chía, tapa el tazón y permite que se hidrate una hora a temperatura ambiente. Refrigérala tapada durante dos horas antes de servir. Decora con moras o cerezas, y chocolate rallado.

Huevos cocidos fermentados con cúrcuma

Rinde: 4 porciones
Tiempo de preparación: 25 min. aprox.

2 tazas de vinagre de manzana
½ taza de agua
1 cucharadita de alulosa granulada
1 cucharadita de sal de mar

2 cucharaditas de cúrcuma en polvo

8 huevos cocidos pelados

3 chalotes pelados y rebanados finamente

2 ramas de tomillo fresco

1 cucharada de pimienta negra entera

En una cacerola mediana, calienta el vinagre, el agua, la alulosa, la sal y la cúrcuma hasta que suelte vapor. Permite que se enfríe a temperatura ambiente.

Acomoda los huevos en un frasco hermético grande (500 mililitros) con el chalote, el tomillo y la pimienta. Vierte la mezcla de vinagre encima. Cierra el frasco y refrigéralo tres días por lo menos. (Los huevos se conservan en refrigeración hasta por dos semanas.)

Yogurt con cúrcuma y canela

Rinde: 2 porciones
Tiempo de preparación: 10 min. aprox.

340 gramos de yogurt griego natural entero, sin endulzar

¾ de cucharadita de cúrcuma en polvo

¾ de cucharadita de canela en polvo

1 pizca de cardamomo molido

1 pizca de pimienta negra recién molida

1 cucharadita de alulosa granulada

Moras azules frescas o descongeladas, para decorar

Nueces de Castilla crudas, sin sal, picadas, para decorar

Revuelve el yogurt griego, la cúrcuma, la canela, el cardamomo, la pimienta negra y la alulosa en un tazón mediano hasta incorporar por completo. Disfrútalo solo o con moras azules y nueces.

Crudités con mayonesa de nuez de la India y sriracha

Rinde: 4 porciones
Tiempo de preparación: 12 min. aprox.

Para los crudités

2 pepinos persas

2 zanahorias peladas

1 pimiento morrón verde

1 taza de jitomates cherry frescos

Para la mayonesa

½ taza de nueces de la India crudas, sin sal

1 taza de agua tibia

⅓ de taza de agua

1 cucharada de jugo de limón verde recién exprimido

1 pizca de sal de mar, o al gusto

1 cucharadita de salsa tamari sin trigo

1 cucharada de salsa sriracha

Corta los pepinos, las zanahorias y el pimiento morrón en juliana. Corta los jitomates cherry a la mitad.

Para preparar la mayonesa, remoja las nueces de la India en el agua tibia durante una hora. Escúrrelas y desecha el agua de remojo. Licua las nueces de la India con ⅓ de taza de agua, el jugo de limón, la sal, la tamari y la sriracha hasta obtener una consistencia suave y cremosa. Sirve con los crudités.

Kimchi de coles de Bruselas

Rinde: 4 porciones
Tiempo de preparación: 15 min. aprox.

2 cucharaditas de sal de mar

1 litro de agua

½ cebolla morada pelada y rebanada

4 dientes de ajo pelados

1 cucharadita de jengibre fresco pelado y picado

1 cucharadita de semillas de hinojo

1 cucharadita de semillas de cilantro

1 cucharada de salsa tamari sin trigo

2 cucharaditas de *gochugaru* (ve la nota en la página siguiente)

2 cucharaditas de salsa sriracha

450 gramos de coles de Bruselas sin rabo y cortadas en cuartos

Disuelve la sal en el agua y reserva. Muele la cebolla, el ajo, el jengibre, el hinojo, el cilantro, la tamari, el *gochugaru* y la sriracha en un procesador de alimentos hasta obtener una consistencia suave. Disuelve por completo la pasta en el agua salada.

Acomoda las coles de Bruselas en dos frascos de vidrio grandes (500 mililitros), esterilizados. Cúbrelas con la salmuera. Asegúrate de que las coles de Bruselas estén totalmente sumergidas. Deja tres centímetros de espacio libre en el frasco. Coloca las tapas y permite que reposen a temperatura ambiente tres a cinco días, o hasta que la mezcla empiece a generar burbujas.

Puedes guardar el kimchi en refrigeración hasta por seis semanas.

Nota: el *gochugaru* es una mezcla coreana de chiles en polvo que puedes comprar en línea, en tiendas orientales o en supermercados comunes que tengan una sección específica de productos orientales. Si no encuentras *gochugaru*, puedes sustituirlo con hojuelas de chile de árbol molidas, pimienta cayena o incluso paprika.

Bebidas

Licuado de frambuesa y tahini

Rinde: 2 porciones
Tiempo de preparación: 10 min. aprox.

1 taza de frambuesas congeladas

2 higos frescos

2 cucharadas de tahini

1 cucharadita de alulosa granulada, o al gusto

1 taza de leche de coco de lata, sin endulzar

1 taza de agua

1 taza de hielo

Licua las frambuesas, los higos, el tahini, la alulosa, la leche de coco, el agua y el hielo a velocidad alta, hasta obtener una consistencia suave y cremosa.

Licuado de pay de manzana

Rinde: 2 porciones
Tiempo de preparación: 10 min. aprox.

1 manzana McIntosh, o de otra variedad roja, con cáscara, descorazonada y picada en cubos

1 taza de leche de almendra sin endulzar

1 taza de yogurt griego natural entero, sin endulzar

2 cucharadas de crema de almendra cruda, sin sal

1 cucharadita de canela en polvo

½ cucharadita de extracto de vainilla

1 pizca de nuez moscada molida

1 pizca de jengibre molido

1 cucharadita de alulosa granulada, o al gusto

1 cucharadita de semillas de brócoli (ve la nota en la página 282)

1 taza de hielo

Licua la manzana, la leche de almendra, el yogurt, la mantequilla de almendra, la canela, la vainilla, la nuez moscada, el jengibre, la alulosa, las semillas de brócoli y el hielo hasta obtener una consistencia suave y cremosa.

Coctel de limón y cereza amarga sin alcohol

Rinde: 2 porciones

Tiempo de preparación: 10 min. aprox.

2 cucharadas de extracto de cereza amarga (ve la nota en la página 279)

500 mililitros de agua mineral

2 rodajas de limón verde

Vierte el extracto de cereza en una jarra para servir. Vierte el agua mineral y sirve sobre hielo. Decora con las rodajas de limón.

Café frío con almendra y cacao crudo

Rinde: 2 porciones

Tiempo de preparación: 10 min. aprox.

¾ de taza de leche de almendra sin endulzar

1 cucharada de cacao crudo en polvo

½ cucharadita de canela en polvo

¼ de cucharadita de cardamomo molido

1 pizca de sal de mar

1 cucharadita de alulosa granulada, o al gusto

500 mililitros de café percolado frío

Bate la leche de almendra, el cacao, la canela, el cardamomo, la sal y la alulosa en un tazón pequeño. Vierte el café en una jarra para servir y añade la mezcla de leche de almendra. Revuelve y sirve sobre hielo.

Limonada con menta y frambuesas

Rinde: 4 porciones

Tiempo de preparación: 10 min. aprox.

1 cucharada de extracto de cereza amarga (ve la nota en la página 279)

1 taza de frambuesas frescas o descongeladas machacadas

1 taza de agua

¼ de taza de jugo de limón amarillo

⅓ de taza de alulosa granulada

4 ramas de menta fresca

Mezcla el extracto de cereza, las frambuesas, el agua, el jugo de limón y la alulosa en una jarra para servir. Revuelve bien y sirve sobre hielo. Decora con las ramas de menta.

Epílogo

Si no te gusta el camino por donde vas,
empieza a pavimentar otro.
DOLLY PARTON

Si tuvieras que mencionar los mejores avances médicos en la historia de la humanidad, aquellos que cambiaron el mundo y les
permitieron a las personas vivir más y mejor, ¿qué se te ocurriría?
Una vez que lo piensas realmente, surge una lista interminable
de descubrimientos y acontecimientos, algunos bastante básicos y otros de alta tecnología: anestesia, vacunas, antibióticos,
higiene de las manos, insulina para los diabéticos tipo 1, trasplantes de órganos, secuencias genómicas, imagenología médica
(rayos X, tomografías computarizadas y resonancias magnéticas),
tratamientos con células madre, inmunoterapias, inteligencia artificial... y la lista continúa. Sería difícil calificar estos saltos cuán-
ticos en la medicina.

Uno de mis favoritos, sin embargo, es el descubrimiento de
que fumar tabaco causa cáncer de pulmón. Por rudimentario
e incontrovertible que suene ahora, generar la conexión entre

fumar cigarros y el cáncer, en particular el pulmonar, ha sido alabado como uno de nuestros más grandes logros en la medicina. Ayudó a dirigir una seria atención hacia los comportamientos y los factores medioambientales que afectan la salud, con lo que, subsecuentemente, las campañas en contra de fumar también empezaron a considerar a los fumadores pasivos. Se pueden crear analogías entre este importante avance y el descubrimiento de los peligros de tener el ácido úrico alto, a lo que llegaré en un momento. Pero primero, un breve trasfondo.

El cigarro se ha llegado a conocer como "el artefacto más mortífero de la historia de la civilización humana".[1] Hasta que fumar adquirió popularidad hacia finales del siglo XIX, el cáncer pulmonar era tan raro que casi nadie había escuchado de él. En 1929 Fritz Lickint, un médico alemán que había estado obsesionado con estudiar los efectos de fumar en la salud, publicó la primera evidencia estadística formal que vinculó fumar tabaco con el cáncer de pulmón. Aunque otros científicos ya habían mostrado una asociación entre el uso de tabaco y el cáncer pulmonar, entre ellos el médico estadounidense Isaac Adler, quien sugirió más de una década antes que el acto de fumar se encontraba detrás de las tasas incrementales de cáncer pulmonar, nadie había informado sobre estudios respaldados con tal cantidad de datos rigurosos. La evidencia era tan clara y obvia para Lickint, que no consideró necesarios estudios adicionales, ya que la solución era prohibir fumar. Declaró obstinadamente que la prevención era mejor que la cura. Lástima que la medicina preventiva todavía no se había comprendido ni aplicado totalmente; en ese entonces, la medicina seguía enfocada sobre todo en tratar enfermedades.

Como dicen, el tiempo es todo. Los hallazgos de Lickint pasaron desapercibidos en gran parte porque aparecieron durante el periodo de agitaciones en Alemania que precedieron la Segunda Guerra Mundial. Él pasaría a la historia como "uno de los grandes héroes anónimos de la ciencia médica del siglo XX".[2] El hombre que recibió más crédito por el vínculo entre el cigarro y el cáncer de pulmón fue Richard Doll, un médico británico que en 1950 intentó hacer sonar la alarma de que fumar estaba desatando una epidemia de cáncer de pulmón en el Reino Unido de la posguerra. En 1951 Doll demostró la conexión de manera categórica cuando empezó un estudio longitudinal de 50 años, en el cual expuso cómo la mitad de todos los fumadores moría por su adicción y que dejar de fumar reducía significativamente o eliminaba tal riesgo. Pero las advertencias de Doll quedaron opacadas por la poderosa industria del tabaco, que siguió promoviendo incesantemente los beneficios de salud de su producto: "Más doctores fuman Camel que cualquier otro cigarro" y "¡Fuma Lucky para sentirte mejor que nunca!" estaban entre los anuncios de la época; las empresas incluso afirmaban que los cigarros mejoraban la digestión y te ayudaban a mantener una figura más delgada.

Ahora ya sabemos que no es así, pero no fue sino hasta 1964, cuando el director general de Salud Pública de Estados Unidos publicó el primer reporte para informar a la población sobre los efectos increíblemente tóxicos de fumar, que las personas al fin registraron la verdad. Hacia finales de la década de 1960 las encuestas mostraban que la mayoría de la gente creía que fumar podía causar cáncer. Lo que es increíble, sin embargo, es que sólo un tercio de todos los médicos en Estados Unidos consideraba establecido el caso contra los cigarros (y muchos doctores fumaban).

El motivo por el que saco a colación este pequeño episodio en la historia es porque podemos hacer paralelismos entre la historia de cómo tomamos conciencia sobre fumar y el tabaco, y comprender el daño que tiene el ácido úrico elevado a largo plazo. Para considerar el comparativo desde otro ángulo podemos ver el ácido úrico elevado como otra clase de humo, aunque ojalá no le tome a la gente otro medio siglo comprender el mensaje. Como me gusta decir —y perdona el cliché—, donde hay humo, hay fuego. Así como el humo precede al fuego, el ácido úrico elevado precede muchos resultados indeseables y tiene una conexión directa con un pandemonio biológico. Ya no podemos seguir ignorando la información sobre esta otra verdad oculta, otra revelación que podemos, de hecho, controlar en nuestra vida. Vivir con ácido úrico alto es, en gran parte, una decisión, dado lo mucho que sabemos sobre los factores de estilo de vida que disparan elevaciones peligrosas.

Para todas las cosas vivas, la vida es un ciclo incesante de destrucción y construcción. Y queremos que el equilibrio entre esas dos fuerzas sea el correcto en nuestro interior. Es impactante que el equilibrio comience con un cuerpo en equilibrio: resultado directo de las decisiones de estilo de vida que tomamos a diario. Como he dicho a lo largo de este libro, la elevación crónica del ácido úrico es una clara y evidente señal de que algo está mal en el cuerpo y necesitas atenderlo antes de que se arraiguen los síntomas de una condición más grave. La buena noticia es que bajar el ácido es tan fácil como tomar los pequeños pasos que describí en estas páginas, y en efecto empieza con lo que metes a tu boca.

A lo largo de mi labor como médico, orador y autor, he contestado muchas preguntas sobre todos los temas que puedas concebir en lo referente a la salud y el bienestar (puedes leer mi lista de las principales preguntas y respuestas en línea, en drperlmutter.com, bajo la pestaña "Learn" [aprender]). Ésta es una de mis favoritas: Si tuviera 15 minutos para enseñarle a otro médico lo que fuera, ¿qué sería, y por qué?

Tiene una respuesta sencilla. Simplemente, la nutrición importa más de lo que te puedas imaginar. La comida es nuestro aliado más relevante en la salud. Creo que, si todos hacemos un pequeño cambio hoy para mejorar nuestra dieta, ya sea eliminar los azúcares refinados o convertir una dieta centrada en carnes y carbohidratos en una alimentación en su mayoría vegetal, experimentaríamos mejoras dramáticas en nuestra salud... y muy rápido. Al buscar una vida mejor, más sana y más plena, tienes que empezar en algún lado, y la nutrición es una puerta de entrada. No los medicamentos, no las dolorosas dietas extremas ni los protocolos de ejercicio poco realistas. Sólo mi palabra favorita: *alimento*. Me da gusto ver un movimiento que al fin toma forma dentro de la comunidad sanitaria para apreciar y defender el poder de la comida en la medicina.

Si una de cada cinco muertes en todo el mundo ahora se atribuye a una dieta subóptima —más de las que se atribuyen a cualquier otro factor de riesgo, incluyendo el tabaco—, ¿no es eso una señal? Todos estamos conscientes del peligro de fumar. Ahora debemos aceptar el peligro de una alimentación deficiente, la cual resulta en disfunción metabólica, la clase de manifestaciones que incluyen la desregulación del ácido úrico. Y ahora que ya etiquetamos al ácido úrico como un "director en la sinfonía mundial" de enfermedades crónicas, una expresión que recordarás del capítulo 1, debemos hacer todo lo posible por equilibrar este importante metabolito.

Aplaudo a los científicos que ahora impulsan más investigaciones usando intervenciones con "comida como medicina" para prevenir, manejar, tratar y quizá revertir las enfermedades. Imagina un futuro donde un doctor prescriba comidas personalizadas médicamente. La integración de la "comida es medicina" en el cuidado de la salud requerirá cambios radicales en el entrenamiento médico y la educación, así como financiamientos sustentables para promover programas que apoyen dicho movimiento. Esto por supuesto incluiría atender la inseguridad alimentaria, un problema que no sólo existe en zonas subdesarrolladas del mundo, sino a lo largo de las naciones más ricas.

La pandemia de covid-19 no sólo ha puesto en relieve de manera inequívoca la fragilidad de los sistemas de salud en el mundo entero, sino que, además, ha iluminado la fragilidad de los sistemas alimentarios, incluyendo los índices exorbitantes de inseguridad alimentaria y la falta de acceso a comida saludable para personas que luchan con enfermedades relacionadas con la nutrición. Poner fin a esta crisis empieza al incorporar el método "comida como medicina" en los sistemas de salud. También implica hacer un cambio heroico lejos de los subsidios al maíz, la soya y el azúcar (el "cartel cubierto de caramelo", como el Instituto Cato llama a nuestro programa nacional de azúcar), y en cambio dar respaldos a agricultores que cosechan una gran variedad de alimentos saludables.[3] Las recompensas podrían ser inmensas. Investigadores en Estados Unidos han encontrado que, a la larga, por ejemplo, 30% del subsidio en frutas y verduras prevendría 1.93 millones de eventos de cardiopatía y ahorraría aproximadamente 40 000 millones de dólares en costos sanitarios.[4]

En Massachusetts y California ya se están aplicando intervenciones de "comida como medicina" en poblaciones de alto riesgo, personas que tienen condiciones mentales u otros problemas complejos de salud, gente que tiene dificultad para realizar las actividades básicas de la vida cotidiana y personas que frecuentemente terminan en la sala de emergencias.[5] En Massachusetts, por ejemplo, se lanzó un programa en 2019 para llevar directo a casa comidas, despensa, herramientas de cocina, educación nutricional y transporte para personas que necesitan tener acceso a buenos alimentos. Los resultados del experimento, pagado por el sistema de salud pública del gobierno de Estados Unidos, se empezarán a desplegar en 2022. Y en California, la Coalición de la Comida es Medicina es un programa que coordina un esfuerzo entre agencias estatales para proveer servicios nutricionales y comidas personalizadas médicamente que beneficien a la población vulnerable. Su labor está rindiendo frutos: estudios realizados en años recientes han mostrado reducciones dramáticas en los costos de salud y hospitalizaciones entre pacientes que recibieron nutrición médica completa durante seis meses.[6] Ese término por sí solo —*nutrición médica*— es uno de los que deberíamos incorporar cada vez más en nuestra conciencia y nuestro vocabulario.

Estoy seguro de que veremos más de esta clase de resultados positivos, lo que estimulará todavía más programas similares a lo largo del país y en otras partes del mundo. La otra buena noticia es que el gobierno de Estados Unidos se apropió millones de dólares del fondo para la agricultura para establecer "programas de prescripción de frutas y verduras" en ocho estados del país. Dichos programas otorgan vales o tarjetas de débito, distribuidos por proveedores de salud, que se pueden cambiar por alimentos frescos gratis o con descuento en diversas locaciones. También hay programas en ciernes en los principales hospitales, universidades e instituciones para ayudar e informar a la gente en sus comunidades sobre cómo aplicar la comida como medicina.

Alabo estas campañas, las cuales pueden ayudar a pavimentar nuevos caminos hacia una mejor salud para todos, sin importar la edad, la raza, el estatus socioeconómico y la locación geográfica. Pero hasta que programas así se desarrollen a una escala masiva, y hasta que podamos rediseñar la industria de alimentos y bebidas, todos nosotros necesitamos hacer nuestra parte, empezando con nuestra vida individual. Como se dice, piensa globalmente, actúa localmente (y personalmente).

Mi esperanza es que te haya dado información que puedas aplicar para crear un cambio cada vez más positivo en tu vida. La meta es vivir en armonía con los procesos naturales de tu cuerpo, un sistema desarrollado a lo largo de millones de años de evolución.

Hoy estamos hambrientos por el sustento adecuado que apoye nuestra salud. Estamos hambrientos por más movimiento y sueño refrescante. Y estamos ansiosos de marcar el comienzo de esta revolución en nuestra evolución. En los más de 50 años desde que comenzó la lucha antitabaco después del informe del director de Salud Pública, más de ocho millones de vidas estadounidenses se han salvado. ¿Cuántos millones de vidas se pudieron haber salvado desde entonces si hubiéramos sabido del papel que tiene el ácido úrico para alimentar fuegos por todo el cuerpo?

Ve y haz tu parte. Pavimenta tu nuevo camino hacia el futuro.

Encuentra tu punto medio, donde puedas seguir el protocolo LUV y hacer una diferencia, empezando contigo mismo. Luego comparte tu experiencia.

Yo seguiré haciendo mi parte.

Acompáñame.

Agradecimientos

Los libros de esta naturaleza surgen del esfuerzo colectivo de muchas personas creativas y con diversos talentos enfocadas en una sola meta. Me siento profundamente agradecido con las siguientes personas que volvieron todo esto posible.

Gracias a mi querida amiga y agente literaria Bonnie Solow. Hace años tu entusiasmo con *Cerebro de pan* cristalizó todo lo que ha pasado desde entonces. Mi gratitud por tu liderazgo, tu atención a los detalles y tu constante fuente de sabiduría editorial es inconmensurable.

Gracias al incansable equipo de Little, Brown Spark, que han defendido mi trabajo a través de los años. Un agradecimiento especial a Tracy Behar, mi editora, que tiene un don sin igual para asegurarse de que el mensaje sea claro, sucinto y práctico. Desde el primer manuscrito hasta el último, tu genio editorial convirtió estas páginas en un mejor libro. Gracias además a Michael Pietsch, Bruce Nichols, Ian Straus, Jessica Chun, Juliana Horbachevsky, Craig Young, Sabrina Callahan, Julianna Lee, Barbara Clark, Pat Jalbert-Levine y Melissa Mathlin. Siempre es un placer trabajar con un equipo tan dedicado y profesional.

Gracias a Amy Stanton y Rebecca Reinbold, de Stanton & Company, por su labor creativa y visionaria en el marketing de esta obra, y por su maravillosa capacidad para colaborar de manera tan impecable con el equipo de Little, Brown Spark. Y a Jonathan Jacobs y Accelerate360, por su increíblemente conocedor enfoque para incrementar nuestra exposición en redes sociales.

Gracias a Tricia Williams, de Daily Dose, quien creó recetas maravillosas acordes con los lineamientos de la dieta LUV y volvió divertida la cocina.

Debo agradecer además a Kate Workman, nuestra directora de operaciones, por ser tan circunspecta en cada aspecto de todos nuestros proyectos.

Gracias, asimismo, a Jerry Adams Jr. y Ellyne Lonergan por su diligencia y creatividad al volver manifiesto el especial de PBS para acompañar este libro.

Estoy agradecido con mi esposa, Leize, y con mis hijos, Austin y Reisha, quienes nunca han dejado de apoyarme e impulsarme en mi viaje.

Y por último un agradecimiento muy especial y de corazón a mi corredactora, Kristin Loberg, por nuestra amistad, nuestras historias de pesca y el honor, nuevamente, de poder compartir esta gran aventura, creando un libro tan importante.

Notas

A continuación se encuentra una lista parcial de ensayos científicos, libros, artículos y fuentes en línea que te podrían ser útiles para conocer más sobre algunas de las ideas y conceptos expresados en este libro. De ninguna manera se trata de una lista exhaustiva, pero es un buen principio para adoptar una nueva perspectiva y respaldar los principios de *Baja el ácido*. Muchas de las citas hacen referencia a estudios mencionados brevemente o descritos a detalle en el texto. Estos materiales también pueden abrir puertas hacia otras investigaciones y cuestionamientos. Si no ves listada aquí alguna referencia que mencioné en el libro, por favor visita drperlmutter.com, donde tendrás acceso a más estudios y una lista continuamente actualizada de referencias.

Introducción. La prueba del ácido

1. Visita <https://peterattiamd.com/>.
2. Consulta los Centros para el Control y la Prevención de Enfermedades, en <www.cdc.gov>, y la Asociación Americana del Corazón, en <www.heart.org>.

3. Consulta "Hidden in Plain Sight", SugarScience, Universidad de California en San Francisco, <https://sugarscience.ucsf.edu/hidden-in-plain-sight/>.

4. Alexander Haig, *Uric Acid as a Factor in the Causation of Disease: A Contribution to the Pathology of High Arterial Tension, Headache, Epilepsy, Mental Depression, Paroxysmal Hæmoglobinuria and Anæmia, Bright's Disease, Diabetes, Gout, Rheumatism, and Other Disorders*, Londres, Franklin Classics, 2018. También consulta Alexander Haig, "Uric Acid as a Factor in the Causation of Disease—A Contribution to the Pathology of High Blood Pressure, Headache, Epilepsy, Mental Depression, Paroxysmal Hemoglobinuria and Anemia, Bright's Disease, Gout, Rheumatism and other Disorders", *JAMA*, vol. 31, núm. 3, 1898, p. 139, <https://doi.org/10.1001/jama.1898.02450030041022>.

5. Theodora Fragkou, Konstantina Goula y Ourania Drakoulogkona, "The History of Gout Through Centuries", *Nephrology Dialysis Transplantation*, vol. 30, suplemento 3, mayo de 2015, pp. iii377-iii380, <https://doi.org/10.1093/ndt/gfv186.05>.

6. *Diccionario Oxford de Inglés*, 2a ed., Reino Unido, Oxford University Press, 2004.

7. George Nuki y Peter A. Simkin, "A Concise History of Gout and Hyperuricemia and Their Treatment", *Arthritis Research & Therapy*, vol. 8, suplemento 1, 2006, p. S1, <https://doi.org/10.1186/ar1906>.

8. Julie Maurer, "Early Gout Is Bad for the Heart: Recent Research Context", *Med-Page Today*, 28 de noviembre de 2019, <https://www.medpagetoday.com/reading-room/acrr/generalrheumatology/83581>. También consulta Yan Li *et al.*, "Clinical Characteristics of Early-Onset Gout in Outpatient Setting", *ACR Open Rheumatology*, vol. 1, núm. 7, 2019, pp. 397-402, <https://doi.org/10.1002/acr2.11057>.

9. Jasvinder A. Singh, "Gout: Will the 'King of Diseases' Be the First Rheumatic Disease to Be Cured?", *BMC Medicine*, vol. 14, 2016, p. 180, <https://doi.org/10.1186/s12916-016-0732-1>.

10. Christina George y David A. Minter, "Hyperuricemia", *StatPearls*, Florida, 2021, <https://www.ncbi.nlm.nih.gov/books/NBK459218/>.

11. Jiunn-Horng Chen *et al.*, "Serum Uric Acid Level as an Independent Risk Factor for All- Cause, Cardiovascular, and Ischemic Stroke Mortality: A Chinese Cohort Study", *Arthritis & Rheumatology*, vol. 61, núm. 2, febrero de 2009, pp. 225-232, <https://doi.org/10.1002/art.24164>. También consulta Erick Prado de Oliveira y Roberto Carlos Burini, "High Plasma Uric Acid Concentration: Causes and Consequences", *Diabetology & Metabolic Syndrome*, vol. 4, abril de 2012, p. 12, <https://doi.org/10.1186/1758-5996-4-12>.

12. Rashika El Ridi y Hatem Tallima, "Physiological Functions and Pathogenic Potential of Uric Acid: A Review", *Journal of Advanced Research*, vol. 8, núm. 5, septiembre de 2017, pp. 487-493, <https://doi.org/10.1016/j.jare.2017.03.003>.

13. *Idem*.

14. James J. DiNicolantonio, James H. O'Keefe y Sean C. Lucan, "Added Fructose: A Principal Driver of Type 2 Diabetes Mellitus and Its Consequences", *Mayo Clinic Proceedings*, vol. 90, núm. 3, marzo de 2015, pp. 372-381, <https://doi.org/10.1016/j.mayocp.2014.12.019 Jiunn-Horng Chen>.

15. Fiorenzo Stirpe *et al.*, "Fructose-induced Hyperuricaemia", *The Lancet*, vol. 296, núm. 7686, diciembre de 1970, pp. 1310-1311, <https://doi.org/10.1016/s0140-6736(70)92269-5>.

16. Michael I. Goran *et al.*, "The Obesogenic Effect of High Fructose Exposure During Early Development", *Nature Reviews Endocrinology*, vol. 9, núm. 8, agosto de 2013, pp. 494-500.

17. Christopher Rivard *et al.*, "Sack and Sugar, and the Aetiology of Gout in England Between 1650 and 1900", *Rheumatology*, vol. 52, núm. 3, marzo de 2013, pp. 421-426, <https://doi.org/10.1093/rheumatology/kes297>.

18. Lina Zgaga *et al.*, "The Association of Dietary Intake of Purine-Rich Vegetables, Sugar-Sweetened Beverages and Dairy with Plasma Urate, in a Cross-Sectional Study", *PLOS ONE*, vol. 7, núm. 6, 2012, p. e38123, <https://doi.org/10.1371/journal.pone.0038123>.

19. Jasvinder A. Singh, Supriya G. Reddy y Joseph Kundukulam, "Risk Factors for Gout and Prevention: A Systematic Review of the Literature", *Current Opinion in Rheumatology*, vol. 23, núm. 2, marzo de 2011, pp. 192-202, <https://doi.org/10.1097/BOR.0b013e3283438e13>.

20. Christian Enzinger *et al.*, "Risk Factors for Progression of Brain Atrophy in Aging: Six-Year Follow-Up of Normal Subjects", *Neurology*, vol. 64, núm. 10, 24 de mayo de 2005, pp. 1704-1711, <https://doi.org/10.1212/01.WNL.0000161871.83614.BB>.

21. Paul K. Crane *et al.*, "Glucose Levels and Risk of Dementia", *New England Journal of Medicine*, vol. 369, núm. 6, agosto de 2013, pp. 540-548, <https://doi.org/10.1056/NEJMoa1215740>.

Capítulo 1. U definido

1. Gertrude W. Van Pelt, "A Study of Haig's Uric Acid Theory", *Boston Medical and Surgical Journal*, vol. 134, núm. 6, 1896, pp. 129-134, <https://doi.org/10.1056/NEJM189602061340601>.

2. Richard J. Johnson *et al.*, "Lessons from Comparative Physiology: Could Uric Acid Represent a Physiologic Alarm Signal Gone Awry in Western Society?", *Journal of Comparative Physiology B: Biochemical, Systemic, and Environmental Physiology*, vol. 179, núm. 1, enero de 2009, pp. 67-76, <https://doi.org/10.1007/s00360-008-0291-7>.

3. Visita el Estudio Framingham del Corazón, <http://www.framinghamheartstudy.org>.

4. Bruce F. Culleton *et al.*, "Serum Uric Acid and Risk for Cardiovascular Disease and Death: The Framingham Heart Study", *Annals of Internal Medicine*, vol. 131, núm. 1, julio de 1999, pp. 7-13, <https://doi.org/10.7326/0003-4819-131-1-199907060-00003>.

5. Para tener acceso a un listado parcial de los artículos de investigación del doctor Richard J. Johnson, visita su página Google Scholar en <https://scholar.google.com/citations?user=dTgECeMAAAAJ&hl=en>.

6. Richard J. Johnson y Peter Andrews, "The Fat Gene", *Scientific American*, vol. 313, núm. 4, octubre de 2015, pp. 64-69, <https://doi.org/10.1038/scientificamerican1015-64>.

7. *Idem.*

8. *Idem.*

9. Daniel I. Feig, Beth Soletsky y Richard J. Johnson, "Effect of Allopurinol on Blood Pressure of Adolescents with Newly Diagnosed Essential Hypertension: A Randomized Trial", *JAMA*, vol. 300, núm. 8, agosto de 2008, pp. 924-932, <https://doi.org/10.1001/jama.300.8.924>.

10. Mehmet Kanbay *et al.*, "A Randomized Study of Allopurinol on Endothelial Function and Estimated Glomular Filtration Rate in Asymptomatic Hyperuricemic Subjects with Normal Renal Function", *Clinical Journal of the American Society of Nephrology*, vol. 6, núm. 8, agosto de 2011, pp. 1887-1894, <https://doi.org/10.2215/CJN.11451210>. También consulta Jacob George y Allan D. Struthers, "Role of Urate, Xanthine Oxidase and the Effects of Allopurinol in Vascular Oxidative Stress", *Vascular Health and Risk Management*, vol. 5, núm. 1, 2009, pp. 265-272, <https://doi.org/10.2147/vhrm.s4265>; Scott W. Muir *et al.*, "Allopurinol Use Yields Potentially Beneficial Effects on Inflammatory Indices in Those with Recent Ischemic Stroke: A Randomized, Double-Blind, Placebo-Controlled Trial", *Stroke*, vol. 39, núm. 12, diciembre de 2008, pp. 3303-3037, <https://doi.org/10.1161/STROKEAHA.108.519793>; Jesse Dawson *et al.*, "The Effect of Allopurinol on the Cerebral Vasculature of Patients with Subcortical Stroke; a Randomized Trial", *British Journal of Clinical Pharmacology*, vol. 68, núm. 5, noviembre de 2009, pp. 662-668, <https://doi.org/10.1111/j.1365-2125.2009.03497.x>; Fernando E. García Arroyo *et al.*, "Allopurinol Prevents the Lipogenic Response Induced by an Acute Oral Fructose Challenge in Short-Term Fructose Fed Rats", *Biomolecules*, vol. 9, núm. 10, octubre de 2019, p. 601, <https://doi.org/10.3390/biom9100601>; Jasvinder A. Singh y Shaohua Yu, "Allopurinol and the Risk of Stroke in Older Adults Receiving Medicare", *BMC Neurology*, vol. 16, núm. 1, septiembre de 2016, p. 164, <https://doi.org/10.1186/s12883-016-0692-2>; Marilisa Bove *et al.*, "An Evidence-Based Review on Urate-Lowering Treatments: Implications for Optimal Treatment of Chronic Hyperuricemia", *Vascular Health and Risk Management*, vol. 13, febrero de 2017, pp. 23-28, <https://doi.org/10.2147/VHRM.S115080>.

11. Federica Piani, Arrigo F. G. Cicero y Claudio Borghi, "Uric Acid and Hypertension: Prognostic Role and Guide for Treatment", *Journal of Clinical Medicine*, vol. 10, núm. 3, enero de 2021, p. 448, <https://doi.org/10.3390/jcm10030448>. También consulta Qing Xiong, Jie Liu y Yancheng Xu, "Effects of Uric Acid on Diabetes Mellitus and Its Chronic Complications", *International Journal of Endocrinology*, octubre de 2019, <https://doi.org/10.1155/2019/9691345>; Anju Gill *et al.*, "Correlation of the Serum Insu-

lin and the Serum Uric Acid Levels with the Glycated Haemoglobin Levels in the Patients of Type 2 Diabetes Mellitus", *Journal of Clinical and Diagnostic Research*, vol. 7, núm. 7, julio de 2013, pp. 1295-1297, <https://doi.org/10.7860/JCDR/2013/6017.3121>; Zohreh Soltani *et al.*, "Potential Role of Uric Acid in Metabolic Syndrome, Hypertension, Kidney Injury, and Cardiovascular Diseases: Is It Time for Reappraisal?", *Current Hypertension Reports*, vol. 15, núm. 3, junio de 2013, pp. 175-181, <https://doi.org/10.1007/s11906-013-0344-5>; Magdalena Madero *et al.*, "A Pilot Study on the Impact of a Low Fructose Diet and Allopurinol on Clinic Blood Pressure Among Overweight and Prehypertensive Subjects: A Randomized Placebo Controlled Trial", *Journal of the American Society of Hypertension*, vol. 9, núm. 11, noviembre de 2015, pp. 837-844, <https://doi.org/10.1016/j.jash.2015.07.008>.

12. James T. Kratzer *et al.*, "Evolutionary History and Metabolic Insights of Ancient Mammalian Uricases", *Proceedings of the National Academy of Sciences*, vol. 111, núm. 10, marzo de 2014, pp. 3763-3768, <https://doi.org/10.1073/pnas.1320393111>.

13. Catarina Rendeiro *et al.*, "Fructose Decreases Physical Activity and Increases Body Fat Without Affecting Hippocampal Neurogenesis and Learning Relative to an Isocaloric Glucose Diet", *Scientific Reports*, vol. 5, 2015, p. 9589, <https://doi.org/10.1038/srep09589>. También consulta Instituto Beckman de Ciencia Avanzada y Tecnología, "Fructose Contributes to Weight Gain, Physical Inactivity, and Body Fat, Researchers Find", *ScienceDaily*, 1º de junio de 2015, <www.sciencedaily.com/releases/2015/06/150601122540.htm>.

14. Dianne P. Figlewicz *et al.*, "Effect of Moderate Intake of Sweeteners on Metabolic Health in the Rat", *Physiology & Behavior*, vol. 98, núm. 5, diciembre de 2009, pp. 618-624, <https://doi.org/10.1016/j.physbeh.2009.09.016>. También consulta Isabelle Aeberli *et al.*, "Moderate Amounts of Fructose Consumption Impair Insulin Sensitivity in Healthy Young Men: A Randomized Controlled Trial", *Diabetes Care*, vol. 36, núm. 1, enero de 2013, pp. 150-156, <https://doi.org/10.2337/dc12-0540>.

15. Mehmet Kanbay *et al.*, "Uric Acid in Metabolic Syndrome: From an Innocent Bystander to a Central Player", *European Journal of Internal Medicine*, vol. 29, abril de 2016, pp. 3-8, <https://doi.org/10.1016/j.ejim.2015.11.026>.

16. Tsuneo Konta *et al.*, "Association Between Serum Uric Acid Levels and Mortality: A Nationwide Community-Based Cohort Study", *Scientific Reports*, vol. 10, núm. 1, abril de 2020, p. 6066, <https://doi.org/10.1038/s41598-020-63134-0>.

17. Jiunn-Horng Chen *et al.*, "Serum Uric Acid Level as an Independent Risk Factor for All-Cause, Cardiovascular, and Ischemic Stroke Mortality: A Chinese Cohort Study", *Arthritis & Rheumatology*, vol. 61, núm. 2, febrero de 2009, pp. 225-232, <https://doi.org/10.1002/art.24164>.

18. Yan-Ci Zhao *et al.*, "Nonalcoholic Fatty Liver Disease: An Emerging Driver of Hypertension", *Hypertension*, vol. 75, núm. 2, febrero de 2020, pp. 275-284, <https://doi.org/10.1161/HYPERTENSIONAHA.119.13419>. También

consulta Philipp Kasper *et al.*, "NAFLD and Cardiovascular Diseases: A Clinical Review", *Clinical Research in Cardiology*, vol. 110, núm. 7, julio de 2021, pp. 921-937, <https://doi.org/10.1007/s00392-020-01709-7>.

19. Zobair M. Younossi, "Non-alcoholic Fatty Liver Disease—A Global Public Health Perspective", *Journal of Hepatology*, vol. 70, núm. 3, marzo de 2019, pp. 531-544, <https://doi.org/10.1016/j.jhep.2018.10.033>.

20. Guntur Darmawan, Laniyati Hamijoyo e Irsan Hasan, "Association Between Serum Uric Acid and Non-alcoholic Fatty Liver Disease: A Meta-Analysis", *Acta Medica Indonesiana*, vol. 49, núm. 2, abril de 2017, pp. 136-147. También consulta Ekaterini Margariti *et al.*, "Non-Alcoholic Fatty Liver Disease May Develop in Individuals with Normal Body Mass Index", *Annals of Gastroenterology*, vol. 25, núm. 1, 2012, pp. 45-51; Alihan Oral *et al.*, "Relationship Between Serum Uric Acid Levels and Nonalcoholic Fatty Liver Disease in Non-Obese Patients", *Medicina*, vol. 55, núm. 9, septiembre de 2019, p. 600, <https://doi.org/10.3390/medicina55090600>.

21. Paschalis Paschos *et al.*, "Can Serum Uric Acid Lowering Therapy Contribute to the Prevention or Treatment of Nonalcoholic Fatty Liver Disease?", *Current Vascular Pharmacology*, vol. 16, núm. 3, 2018, pp. 269-275, <https://doi.org/10.2174/1570161115666170621082237>.

22. Rosangela Spiga *et al.*, "Uric Acid Is Associated with Inflammatory Biomarkers and Induces Inflammation via Activating the NF-κB Signaling Pathway in HepG2 Cells", *Arteriosclerosis, Thrombosis, and Vascular Biology*, vol. 37, núm. 6, junio de 2017, pp. 1241-1249, <https://doi.org/10.1161/ATVBAHA.117.309128>. También consulta Toshiko Tanaka *et al.*, "A Double-Blind Placebo Controlled Randomized Trial of the Effect of Acute Uric Acid Changes on Inflammatory Markers in Humans: A Pilot Study", *PLOS ONE*, vol. 12, núm. 8, agosto de 2017, p. e0181100, <https://doi.org/10.1371/journal.pone.0181100>; Carmelinda Ruggiero *et al.*, "Uric Acid and Inflammatory Markers", *European Heart Journal*, vol. 27, núm. 10, mayo de 2006, pp. 1174-1181, <https://doi.org/10.1093/eurheartj/ehi879>.

23. Christine Gorman, Alice Park y Kristina Dell, "Health: The Fires Within", *Time*, vol. 163, núm. 8, 23 de febrero de 2004.

24. *Idem.*

25. *Idem.*

26. Escucha mi podcast del 3 de enero de 2016 con el doctor Ludwig, en <https://www.drperlmutter.com/>. Para más información sobre el doctor Ludwig y su labor, visita <https://www.drdavidludwig.com/>.

27. Carmelinda Ruggiero *et al.*, "Usefulness of Uric Acid to Predict Changes in C-Reactive Protein and Interleukin-6 in 3-Year Period in Italians Aged 21 to 98 Years", *American Journal of Cardiology*, vol. 100, núm. 1, julio de 2007, pp. 115-121, <https://doi.org/10.1016/j.amjcard.2007.02.065>.

28. Dietrich Rothenbacher *et al.*, "Relationship Between Inflammatory Cytokines and Uric Acid Levels with Adverse Cardiovascular Outcomes in Patients with Stable Coronary Heart Disease", *PLOS ONE*, vol. 7, núm. 9, 2012, p. e45907, <https://doi.org/10.1371/journal.pone.0045907>.

29. Norman K. Pollock *et al.*, "Greater Fructose Consumption Is Associated with Cardiometabolic Risk Markers and Visceral Adiposity in Adolescents",

Journal of Nutrition, vol. 142, núm. 2, febrero de 2012, pp. 251-257, <https://doi.org/10.3945/jn.111.150219>. También consulta Lucía Pacífico *et al.*, "Pediatric Nonalcoholic Fatty Liver Disease, Metabolic Syndrome and Cardiovascular Risk", *World Journal of Gastroenterology*, vol. 17, núm. 26, julio de 2011, pp. 3082-3091; Jia Zheng *et al.*, "Early Life Fructose Exposure and Its Implications for Long-Term Cardiometabolic Health in Offspring", *Nutrients*, vol. 8, núm. 11, noviembre de 2016, p. 685, <https://doi.org/10.3390/nu8110685>; Sarah C. Couch *et al.*, "Fructose Intake and Cardiovascular Risk Factors in Youth with Type 1 Diabetes: SEARCH for Diabetes in Youth Study", *Diabetes Research and Clinical Practice*, vol. 100, núm. 2, mayo de 2013, pp. 265-271, <https://doi.org/10.1016/j.diabres.2013.03.013>; Bohyun Park *et al.*, "Association Between Serum Levels of Uric Acid and Blood Pressure Tracking in Childhood", *American Journal of Hypertension*, vol. 30, núm. 7, julio de 2017, pp. 713-718, <https://doi.org/10.1093/ajh/hpx037>.

30. Arnold B. Alper Jr. *et al.*, "Childhood Uric Acid Predicts Adult Blood Pressure: The Bogalusa Heart Study", *Hypertension*, vol. 45, núm. 1, enero de 2005, pp. 34-38, <https://doi.org/10.1161/01.HYP.0000150783.79172.bb>. También consulta "Increased Uric Acid Levels in Early Life May Lead to High Blood Pressure Later On", News-Medical.Net, 15 de marzo de 2017, <https://www.news-medical.net/news/20170315/Increased-uric-acid-levels-in-early-life-may-lead-to-high-blood-pressure-later-on.aspx>.

31. Darlle Santos Araujo *et al.*, "Salivary Uric Acid Is a Predictive Marker of Body Fat Percentage in Adolescents", *Nutrition Research*, vol. 74, febrero de 2020, pp. 62-70, <https://doi.org/10.1016/j.nutres.2019.11.007>.

32. Consulta "Obesity and Overweight", Centro Nacional de Estadísticas de Salud, <https://www.cdc.gov/nchs/fastats/obesity-overweight.htm>.

33. *Idem.*

34. Zachary J. Ward *et al.*, "Projected U. S. State-Level Prevalence of Adult Obesity and Severe Obesity", *New England Journal of Medicine*, vol. 381, diciembre de 2019, pp. 2440-2450, <https://doi.org/10.1056/NEJMsa1909301>.

35. "Obesity and Overweight", *op. cit.*

36. *Idem.*

37. Grishma Hirode y Robert J. Wong, "Trends in the Prevalence of Metabolic Syndrome in the United States, 2011-2016", *JAMA*, vol. 323, núm. 24, junio de 2020, pp. 2526-2528, <https://doi.org/10.1001/jama.2020.4501>.

38. Ting Huai Shi, Binhuan Wang y Sundar Natarajan, "The Influence of Metabolic Syndrome in Predicting Mortality Risk Among US Adults: Importance of Metabolic Syndrome Even in Adults with Normal Weight", *Preventing Chronic Disease*, vol. 17, mayo de 2020, p. E36, <https://doi.org/10.5888/pcd17.200020>.

39. Richard J. Johnson *et al.*, "Redefining Metabolic Syndrome as a Fat Storage Condition Based on Studies of Comparative Physiology", *Obesity*, vol. 21, núm. 4, abril de 2013, pp. 659-664, <https://doi.org/10.1002/oby.20026>.

40. Shreyasi Chatterjee y Amritpal Mudher, "Alzheimer's Disease and Type 2 Diabetes: A Critical Assessment of the Shared Pathological Traits", *Frontiers*

in Neuroscience, vol. 12, junio de 2018, p. 383, <https://doi.org/10.3389/fnins.2018.00383>. También consulta Sujung Yoon *et al.*, "Brain Changes in Overweight/Obese and Normal-Weight Adults with Type 2 Diabetes Mellitus", *Diabetologia*, vol. 60, núm. 7, 2017, pp. 1207-1217, <https://doi.org/10.1007/s00125-017-4266-7>.

41. Claudio Barbiellini Amidei *et al.*, "Association Between Age at Diabetes Onset and Subsequent Risk of Dementia", *JAMA*, vol. 325, núm. 16, abril de 2021, pp. 1640-1649, <https://doi.org/10.1001/jama.2021.4001>.

42. Fanfan Zheng *et al.*, "HbA1c, Diabetes and Cognitive Decline: The English Longitudinal Study of Ageing", *Diabetologia*, vol. 61, núm. 4, abril de 2018, pp. 839-848, <https://doi.org/10.1007/s00125-017-4541-7>.

43. Richard J. Johnson *et al.*, "Cerebral Fructose Metabolism as a Potential Mechanism Driving Alzheimer's Disease", *Frontiers in Aging Neuroscience*, vol. 12, septiembre de 2020, p. 560865, <https://doi.org/10.3389/fnagi.2020.560865>.

44. Prateek Lohia *et al.*, "Metabolic Syndrome and Clinical Outcomes in Patients Infected with COVID-19: Does Age, Sex, and Race of the Patient with Metabolic Syndrome Matter?", *Journal of Diabetes*, vol. 13, núm. 5, enero de 2021, pp. 420-429, <https://doi.org/10.1111/1753-0407.13157>.

45. Bo Chen *et al.*, "Serum Uric Acid Concentrations and Risk of Adverse Outcomes in Patients With covid-19", *Frontiers in Endocrinology*, vol. 12, mayo de 2021, p. 633767, <https://doi.org/10.3389/fendo.2021.633767>.

46. Maxime Taquet *et al.*, "6-Month Neurological and Psychiatric Outcomes in 236 379 Survivors of covid-19: A Retrospective Cohort Study Using Electronic Health Records", *Lancet Psychiatry*, vol. 8, núm. 5, mayo de 2021, pp. 416-427, <https://doi.org/10.1016/S2215-0366(21)00084-5>.

47. Barry M. Popkin *et al.*, "Individuals with Obesity and covid-19: A Global Perspective on the Epidemiology and Biological Relationships", *Obesity Reviews*, vol. 21, núm. 11, noviembre de 2020, p. e13128, <https://doi.org/10.1111/obr.13128>.

48. Firoozeh Hosseini-Esfahani *et al.*, "Dietary Fructose and Risk of Metabolic Syndrome in Adults: Tehran Lipid and Glucose Study", *Nutrition & Metabolism*, vol. 8, núm. 1, julio de 2011, p. 50, <https://doi.org/10.1186/1743-7075-8-50>.

49. Laura Billiet *et al.*, "Review of Hyperuricemia as New Marker for Metabolic Syndrome", *ISRN Rheumatology*, febrero de 2014, <https://doi.org/10.1155/2014/852954>. También consulta Christopher King *et al.*, "Uric Acid as a Cause of the Metabolic Syndrome", *Contributions to Nephrology*, vol. 192, 2018, pp. 88-102, <https://doi.org/10.1159/000484283>; Marek Kretowicz *et al.*, "The Impact of Fructose on Renal Function and Blood Pressure", *International Journal of Nephrology*, 2011, <https://doi.org/10.4061/2011/315879>; Clive M. Brown *et al.*, "Fructose Ingestion Acutely Elevates Blood Pressure in Healthy Young Humans", *American Journal of Physiology—Regulatory, Integrative and Comparative Physiology*, vol. 294, núm. 3, marzo de 2008, pp. R730-R737, <https://doi.org/10.1152/ajpregu.00680.2007>; Alice Victoria Klein y Hosen Kiat, "The Mechanisms Underlying Fructose-

Induced Hypertension: A Review", *Journal of Hypertension*, vol. 33, núm. 5, mayo de 2015, pp. 912-920, <https://doi.org/10.1097/HJH.00000000000 00551>.

50. Kanbay *et al.*, "Uric Acid in Metabolic Syndrome".

51. Usama A. A. Sharaf El Din, Mona M. Salem y Dina O. Abdulazim, "Uric Acid in the Pathogenesis of Metabolic, Renal, and Cardiovascular Diseases: A Review", *Journal of Advanced Research*, vol. 8, núm. 5, septiembre de 2017, pp. 537-548, <https://doi.org/10.1016/j.jare.2016.11.004>. También consulta Seung Jae Lee, Byeong Kil Oh y Ki-Chul Sung, "Uric Acid and Cardiometabolic Diseases", *Clinical Hypertension*, vol. 26, artículo 13, junio de 2020, <https://doi.org/10.1186/s40885-020-00146-y>; Takahiko Naka-gawa *et al.*, "Unearthing Uric Acid: An Ancient Factor with Recently Found Significance in Renal and Cardiovascular Disease", *Kidney International*, vol. 69, núm. 10, mayo de 2006, pp. 1722-1725, <https://doi.org/10.1038/sj.ki.5000391>; Takahiko Nakagawa *et al.*, "The Conundrum of Hyperuri-cemia, Metabolic Syndrome, and Renal Disease", *Internal and Emergency Medicine*, vol. 3, núm. 4, diciembre de 2008, pp. 313-318, <https://doi.org/10.1007/s11739-008-0141-3>.

52. Zahra Bahadoran *et al.*, "Hyperuricemia-Induced Endothelial Insulin Resis-tance: The Nitric Oxide Connection", *Pflügers Archiv: European Journal of Physiology*, julio de 2021, <https://doi.org/10.1007/s00424-021-02606-2>.

53. Hong Wang *et al.*, "Nitric Oxide Directly Promotes Vascular Endothelial Insulin Transport", *Diabetes*, vol. 62, núm. 12, diciembre de 2013, pp. 4030-4042, <https://doi.org/10.2337/db13-0627>.

54. Christine Gersch *et al.*, "Inactivation of Nitric Oxide by Uric Acid", *Nucleo-sides, Nucleotides & Nucleic Acids*, vol. 27, núm. 8, agosto de 2008, pp. 967-978, <https://doi.org/10.1080/15257770802257952>. También consulta Giuseppe Mercuro *et al.*, "Effect of Hyperuricemia Upon Endothelial Function in Patients at Increased Cardiovascular Risk", *American Journal of Cardiology*, vol. 94, núm. 7, octubre de 2004, pp. 932-935, <https://doi.org/10.1016/j.amjcard.2004.06.032>.

55. Anju Gill *et al.*, "Correlation of the Serum Insulin and the Serum Uric Acid Levels with the Glycated Haemoglobin Levels in the Patients of Type 2 Diabetes Mellitus", *Journal of Clinical and Diagnostic Research*, vol. 7, núm. 7, julio de 2013, pp. 1295-1297, <https://doi.org/10.7860/JCDR/2013/60 17.3121>.

56. Sepehr Salem *et al.*, "Serum Uric Acid as a Risk Predictor for Erectile Dys-function", *Journal of Sexual Medicine*, vol. 11, núm. 5, mayo de 2014, pp. 1118-1124, <https://doi.org/10.1111/jsm.12495>. También consulta Yal-cin Solak *et al.*, "Uric Acid Level and Erectile Dysfunction in Patients with Coronary Artery Disease", *Journal of Sexual Medicine*, vol. 11, núm. 1, enero de 2014, pp. 165-172, <https://doi.org/10.1111/jsm.12332>; Alessandra Ba-rassi *et al.*, "Levels of Uric Acid in Erectile Dysfunction of Different Aetio-logy", *Aging Male*, vol. 21, núm. 3, septiembre de 2018, pp. 200-205, <https://doi.org/10.1080/13685538.2017.1420158>.

57. Jan Adamowicz y Tomasz Drewa, "Is There a Link Between Soft Drinks and Erectile Dysfunction?", *Central European Journal of Urology*, vol. 64, núm. 3, 2011, pp. 140-143, <https://doi.org/10.5173/ceju.2011.03.art8>.

58. Leo A. B. Joosten *et al.*, "Asymptomatic Hyperuricaemia: A Silent Activator of the Innate Immune System", *Nature Reviews Rheumatology*, vol. 16, núm. 2, febrero de 2020, pp. 75-86, <https://doi.org/10.1038/s41584-019-0334-3>. También consulta Georgiana Cabau *et al.*, "Urate-Induced Immune Programming: Consequences for Gouty Arthritis and Hyperuricemia", *Immunological Reviews*, vol. 294, núm. 1, marzo de 2020, pp. 92-105, <https://doi.org/10.1111/imr.12833>.

59. Sung Kweon Cho *et al.*, "U-Shaped Association Between Serum Uric Acid Level and Risk of Mortality: A Cohort Study", *Arthritis & Rheumatology*, vol. 70, núm. 7, julio de 2018, pp. 1122-1132, <https://doi.org/10.1002/art.40472>.

Capítulo 2. La supervivencia del más gordo

1. Malcolm W. Browne, "Pity a Tyrannosaur? Sue Had Gout", *New York Times*, 22 de mayo de 1997.

2. James V. Neel, "Diabetes Mellitus: A 'Thrifty' Genotype Rendered Detrimental by 'Progress'?", *American Journal of Human Genetics*, vol. 14, núm. 4, diciembre de 1962, pp. 353-362.

3. Loren Cordain *et al.*, "Origins and Evolution of the Western Diet: Health Implications for the 21st Century", *American Journal of Clinical Nutrition*, vol. 81, núm. 2, febrero de 2005, pp. 341-354, <https://doi.org/10.1093/ajcn.81.2.341>.

4. Pedro Carrera Bastos *et al.*, "The Western Diet and Lifestyle and Diseases of Civilization", *Research Reports in Clinical Cardiology*, vol. 2, 2011, pp. 15-35, <https://doi.org/10.2147/RRCC.S16919>.

5. Herman Pontzer, Brian M. Wood y David A. Raichlen, "Hunter-Gatherers as Models in Public Health", *Obesity Reviews*, vol. 19, suplemento 1, diciembre de 2018, pp. 24-35, <https://doi.org/10.1111/obr.12785>.

6. Johnson y Andrews, "The Fat Gene".

7. *Idem.*

8. Una infinidad de estudios cubren este fenómeno; consulta Christina Cicerchi *et al.*, "Uric Acid-Dependent Inhibition of AMP Kinase Induces Hepatic Glucose Production in Diabetes and Starvation: Evolutionary Implications of the Uricase Loss in Hominids", *FASEB Journal*, vol. 28, núm. 8, agosto de 2014, pp. 3339-3350, <https://doi.org/10.1096/fj.13-243634>. También consulta Richard J. Johnson *et al.*, "Uric Acid, Evolution and Primitive Cultures", *Seminars in Nephrology*, vol. 25, núm. 1, enero de 2005, pp. 3-8, <https://doi.org/10.1016/j.semnephrol.2004.09.002>.

9. Belinda S. W. Chan, "Ancient Insights into Uric Acid Metabolism in Primates", *Proceedings of the National Academy of Sciences*, vol. 111, núm. 10, marzo de 2014, pp. 3657-3658, <https://doi.org/10.1073/pnas.1401037111>.

10. Richard J. Johnson *et al.*, "Metabolic and Kidney Diseases in the Setting of Climate Change, Water Shortage, and Survival Factors", *Journal of the American Society of Nephrology*, vol. 27, núm. 8, agosto de 2016, pp. 2247-2256, <https://doi.org/10.1681/ASN.2015121314>. También consulta Elza Muscelli *et al.*, "Effect of Insulin on Renal Sodium and Uric Acid Handling in Essential Hypertension", *American Journal of Hypertension*, vol. 9, núm. 8, agosto de 1996, pp. 746-752, <https://doi.org/10.1016/0895-7061(96)00098-2>.

11. Richard J. Johnson *et al.*, "Fructose Metabolism as a Common Evolutionary Pathway of Survival Associated with Climate Change, Food Shortage and Droughts", *Journal of Internal Medicine*, vol. 287, núm. 3, marzo de 2020, pp. 252-262, <https://doi.org/10.1111/joim.12993>.

12. Abundan las investigaciones en la literatura desde hace décadas que implican a la fructosa en el desarrollo de hiperuricemia y de muchas otras patologías. Éstas son unas cuantas joyas: Jaakko Perheentupa y Kari Raivio, "Fructose-Induced Hyperuricaemia", *The Lancet*, vol. 290, núm. 7515, septiembre de 1967, pp. 528-531, <https://doi.org/10.1016/s0140-6736(67)90494-1>; Takahiko Nakagawa *et al.*, "A Causal Role for Uric Acid in Fructose-Induced Metabolic Syndrome", *American Journal of Physiology—Renal Physiology*, vol. 290, núm. 3, marzo de 2006, pp. F625-F631, <https://doi.org/10.1152/ajprenal.00140.2005>; Sally Robertson, "High Uric Acid Precursor of Obesity, Metabolic Syndrome", News-Medical.Net, 20 de septiembre de 2012, <https://www.news-medical.net/news/20120920/High-uric-acid-precursor-of-obesity-metabolic-syndrome.aspx>; Geoffrey Livesey y Richard Taylor, "Fructose Consumption and Consequences for Glycation, Plasma Triacylglycerol, and Body Weight: Meta-Analyses and Meta-Regression Models of Intervention Studies", *American Journal of Clinical Nutrition*, vol. 88, núm. 5, noviembre de 2008, pp. 1419-1437; Food Insight, "Questions and Answers About Fructose", 29 de septiembre de 2009, Fundación del Consejo Internacional de Información Alimentaria, <https://foodinsight.org/questions-and-answers-about-fructose/>; Masanari Kuwabara *et al.*, "Asymptomatic Hyperuricemia Without Comorbidities Predicts Cardiometabolic Diseases: Five-Year Japanese Cohort Study", *Hypertension*, vol. 69, núm. 6, junio de 2017, pp. 1036-1044, <https://doi.org/10.1161/HYPERTENSIONAHA.116.08998>; Magdalena Madero *et al.*, "The Effect of Two Energy-Restricted Diets, a Low-Fructose Diet Versus a Moderate Natural Fructose Diet, on Weight Loss and Metabolic Syndrome Parameters: A Randomized Controlled Trial", *Metabolism*, vol. 60, núm. 11, noviembre de 2011, pp. 1551-1559, <https://doi.org/10.1016/j.metabol.2011.04.001>; Vivian L. Choo *et al.*, "Food Sources of Fructose-Containing Sugars and Glycaemic Control: Systematic Review and Meta-Analysis of Controlled Intervention Studies", *The BMJ*, vol. 363, noviembre de 2018, p. k4644, <https://doi.org/10.1136/bmj.k4644>; Isao Muraki *et al.*, "Fruit Consumption and Risk of Type 2 Diabetes: Results from Three Prospective Longitudinal Cohort Studies", *The BMJ*, vol. 347, agosto de 2013, p. f5001, <https://doi.org/10.1136/bmj.f5001>; Ravi Dhingra *et al.*, "Soft Drink Con-

sumption and Risk of Developing Cardiometabolic Risk Factors and the Metabolic Syndrome in Middle-Aged Adults in the Community", *Circulation*, vol. 116, núm. 5, julio de 2007, pp. 480-488, <https://doi.org/10.1161/CIRCULATIONAHA.107.689935>; Zhila Semnani-Azad *et al.*, "Association of Major Food Sources of Fructose-Containing Sugars with Incident Metabolic Syndrome: A Systematic Review and Meta-Analysis", *JAMA Network Open*, vol. 3, núm. 7, julio de 2020, p. e209993, <https://doi.org/10.1001/jamanetworkopen.2020.9993>; William Nseir, Fares Nassar y Nimer Assy, "Soft Drinks Consumption and Nonalcoholic Fatty Liver Disease", *World Journal of Gastroenterology*, vol. 16, núm. 21, junio de 2010, pp. 2579-2588, <https://doi.org/10.3748/wjg.v16.i21.2579>; Manoocher Soleimani y Pooneh Alborzi, "The Role of Salt in the Pathogenesis of Fructose-Induced Hypertension", *International Journal of Nephrology*, 2011, <https://doi.org/10.4061/2011/392708>; James J. DiNicolantonio y Sean C. Lucan, "The Wrong White Crystals: Not Salt but Sugar as Aetiological in Hypertension and Cardiometabolic Disease", *Open Heart*, vol. 1, núm. 1, noviembre de 2014, p. e000167, <https://doi.org/10.1136/openhrt-2014-000167>; Jonathan Q. Purnell *et al.*, "Brain Functional Magnetic Resonance Imaging Response to Glucose and Fructose Infusions in Humans", *Diabetes, Obesity and Metabolism*, vol. 13, núm. 3, marzo de 2011, pp. 229-234, <https://doi.org/10.1111/j.1463-1326.2010.01340.x>.

13. Sanjay Basu *et al.*, "The Relationship of Sugar to Population-Level Diabetes Prevalence: An Econometric Analysis of Repeated Cross-Sectional Data", *PLOS ONE*, vol. 8, núm. 2, 2013, p. e57873, <https://doi.org/10.1371/journal.pone.0057873>.

14. Consulta SugarScience, "How Much Is Too Much? The Growing Concern over Too Much Added Sugar in Our Diets", Universidad de San Francisco, <https://sugarscience.ucsf.edu/the-growing-concern-of-overconsumption.html#.YShIyVNKjX0>.

15. Ryan W. Walker, Kelly A. Dumke y Michael I. Goran, "Fructose Content in Popular Beverages Made with and Without High-Fructose Corn Syrup", *Nutrition*, vol. 30, núms. 7-8, julio-agosto de 2014, pp. 928-935, <https://doi.org/10.1016/j.nut.2014.04.003>.

16. James P. Casey, "High Fructose Corn Syrup—A Case History of Innovation", *Research Management*, vol. 19, núm. 5, septiembre de 1976, pp. 27-32, <https://doi.org/10.1080/00345334.1976.11756374>. También consulta Kara Newman, *The Secret Financial Life of Food: From Commodities Markets to Supermarkets*, Nueva York, Columbia University Press, 2013.

17. James M. Rippe (ed.), *Fructose, High Fructose Corn Syrup, Sucrose and Health*, Nueva York, Springer, 2014. También consulta Mark S. Segal, Elizabeth Gollub y Richard J. Johnson, "Is the Fructose Index More Relevant with Regards to Cardiovascular Disease Than the Glycemic Index?", *European Journal of Nutrition*, vol. 46, núm. 7, octubre de 2007, pp. 406-417, <https://doi.org/10.1007/s00394-007-0680-9>.

18. Anna L. Gosling, Elizabeth Matisoo-Smith y Tony R. Merriman, "Hyperuricaemia in the Pacific: Why the Elevated Serum Urate Levels?", *Rheumato-*

logy International, vol. 34, núm. 6, junio de 2014, pp. 743-757, <https://doi.
org/10.1007/s00296-013-2922-x>.

19. Meera Senthilingam, "How Paradise Became the Fattest Place in the World",
CNN.com, 1º de mayo de 2015, <https://www.cnn.com/2015/05/01/health/
pacific-islands-obesity/index.html>.

20. Senthilingham, "How Paradise Became the Fattest Place in the World".

21. Consulta el informe de la Organización Mundial de la Salud *Overweight and
Obesity in the Western Pacific Region: An Equity Perspective*, Manila, Oficina
Regional de la Organización Mundial de la Salud del Pacífico Occidental,
2017.

22. Barry S. Rose, "Gout in the Maoris", *Seminars in Arthritis and Rheumatism*,
vol. 5, núm. 2, noviembre de 1975, pp. 121-145, >https://doi.org/10.10
16/0049-0172(75)90002-5>.

23. *Idem.*

24. Hanxiao Sun *et al.*, "The Impact of Global and Local Polynesian Genetic
Ancestry on Complex Traits in Native Hawaiians", *PLOS Genetics*, vol. 17,
núm. 2, febrero de 2021, p. e1009273, <https://doi.org/10.1371/journal.
pgen.1009273>. También consulta Liufu Cui *et al.*, "Prevalence and Risk
Factors of Hyperuricemia: Results of the Kailuan Cohort Study", *Modern
Rheumatology*, vol. 27, núm. 6, noviembre de 2017, pp. 1066-1071, <https://
doi.org/10.1080/14397595.2017.1300117>.

25. Veronica Hackethal, "Samoan 'Obesity' Gene Found in Half of Population
There", *Medscape Medical News*, 3 de agosto de 2016, <https://www.med
scape.com/viewarticle/866987>.

26. Tony R. Merriman y Nicola Dalbeth, "The Genetic Basis of Hyperuricaemia
and Gout", *Joint Bone Spine*, vol. 78, núm. 1, enero de 2011, pp. 35-40,
<https://doi.org/10.1016/j.jbspin.2010.02.027>.

27. Robert G. Hughes y Mark A. Lawrence, "Globalization, Food and Health in
Pacific Island Countries", *Asia Pacific Journal of Clinical Nutrition*, vol. 14,
núm. 4, abril de 2005, pp. 298-306.

28. Nurshad Ali *et al.*, "Prevalence of Hyperuricemia and the Relationship
Between Serum Uric Acid and Obesity: A Study on Bangladeshi Adults",
PLOS ONE, vol. 13, núm. 11, noviembre de 2018, p. e0206850, <https://
doi.org/10.1371/journal.pone.0206850>. También consulta Mahantesh
I. Biradar *et al.*, "The Causal Role of Elevated Uric Acid and Waist Cir-
cumference on the Risk of Metabolic Syndrome Components", *International Journal of Obesity*, vol. 44, núm. 4, abril de 2020, pp. 865-874, <https://
doi.org/10.1038/s41366-019-0487-9>.

29. Miguel A. Lanaspa *et al.*, "Opposing Activity Changes in AMP Deaminase
and AMP-Activated Protein Kinase in the Hibernating Ground Squirrel",
PLOS ONE, vol. 10, núm. 4, abril de 2015, p. e0123509, <https://doi.org/
10.1371/journal.pone.0123509>.

30. Miguel A. Lanaspa *et al.*, "Counteracting Roles of AMP Deaminase and AMP
Kinase in the Development of Fatty Liver", *PLOS ONE*, vol. 7, núm. 11,
2012, p. e48801, <https://doi.org/10.1371/journal.pone.0048801>.

31. Qiulan Lv *et al.*, "Association of Hyperuricemia with Immune Disorders and Intestinal Barrier Dysfunction", *Frontiers in Physiology*, vol. 11, noviembre de 2020, p. 524236, <https://doi.org/10.3389/fphys.2020.524236>.

32. Zhuang Guo *et al.*, "Intestinal Microbiota Distinguish Gout Patients from Healthy Humans", *Scientific Reports*, vol. 6, febrero de 2016, p. 20602, <https://doi.org/10.1038/srep20602>.

Capítulo 3. La falacia de la fructosa

1. Brian Melley, "Sugar and Corn Syrup Industries Square Off in Court Over Ad Claims", NBC News, 2 de noviembre de 2015, <https://www.nbcnews.com/business/business-news/sugar-corn-syrup-industries-square-court-over-ad-claims-n455951>. También consulta Lisa McLaughlin, "Is High-Fructose Corn Syrup Really Good for You?", *Time*, 17 de septiembre de 2008, <http://content.time.com/time/health/article/0,8599,1841910,00.html>.

2. Para un resumen de la demanda, consulta Eric Lipton, "Rival Industries Sweet-Talk the Public", *New York Times*, 11 de febrero de 2014.

3. Sarah N. Heiss y Benjamin R. Bates, "When a Spoonful of Fallacies Helps the Sweetener Go Down: The Corn Refiner Association's Use of Straw-Person Arguments in Health Debates Surrounding High-Fructose Corn Syrup", *Health Communication*, vol. 31, núm. 8, agosto de 2016, pp. 1029-1035, <https://doi.org/10.1080/10410236.2015.1027988>.

4. Sarah N. Heiss, " 'Healthy' Discussions About Risk: The Corn Refiners Association's Strategic Negotiation of Authority in the Debate Over High Fructose Corn Syrup", *Public Understanding of Science*, vol. 22, núm. 2, febrero de 2013, pp. 219-235, <https://doi.org/10.1177/0963662511402281>.

5. Jeff Gelski, "Sweet Ending: Sugar Groups, Corn Refiners Settle Lawsuit", *Food Business News*, 20 de noviembre de 2015, <https://www.foodbusinessnews.net/articles/5376-sweet-ending-sugar-groups-corn-refiners-settle-lawsuit>.

6. "Abundance of Fructose Not Good for the Liver, Heart", Harvard Health Publishing, Escuela de Medicina de Harvard, 1º de septiembre de 2011, <https://www.health.harvard.edu/heart-health/abundance-of-fructose-not-good-for-the-liver-heart>.

7. Miriam B. Vos *et al.*, "Dietary Fructose Consumption Among US Children and Adults: The Third National Health and Nutrition Examination Survey", *Medscape Journal of Medicine*, vol. 10, núm. 7, julio de 2008, p. 160.

8. Emily E. Ventura, Jaimie N. Davis y Michael I. Goran, "Sugar Content of Popular Sweetened Beverages Based on Objective Laboratory Analysis: Focus on Fructose Content", *Obesity*, vol. 19, núm. 4, abril de 2011, pp. 868-874, <https://doi.org/10.1038/oby.2010.255>.

9. Kristen Domonell, "Just How Bad Is Sugar for You, Really?", *Right as Rain*, Escuela de Medicina de la Universidad de Washington, 30 de octubre de 2017, <https://rightasrain.uwmedicine.org/body/food/just-how-bad-sugar-

you-really>. También consulta Associated Press, "Just How Much Sugar Do Americans Consume? It's Complicated", *STAT*, 20 de septiembre de 2016, <https://www.statnews.com/2016/09/20/sugar-consumption-americans/>.

10. Sabrina Ayoub-Charette *et al.*, "Important Food Sources of Fructose-Containing Sugars and Incident Gout: A Systematic Review and Meta-Analysis of Prospective Cohort Studies", *BMJ Open*, vol. 9, núm. 5, mayo de 2019, p. e024171, <https://doi.org/10.1136/bmjopen-2018-024171>. También consulta Nicola Dalbeth *et al.*, "Body Mass Index Modulates the Relationship of Sugar-Sweetened Beverage Intake with Serum Urate Concentrations and Gout", *Arthritis Research & Therapy*, vol. 17, núm. 1, septiembre de 2015, p. 263, <https://doi.org/10.1186/s13075-015-0781-4>.

11. Robert H. Lustig, "The Fructose Epidemic", *The Bariatrician*, primavera de 2009, pp. 10-19, <http://dustinmaherfitness.com/wp-content/uploads/2011/04/Bariatrician-Fructose.pdf>.

12. Richard O. Marshall y Earl R. Kooi, "Enzymatic Conversion of D-Glucose to D-Fructose", *Science*, vol. 125, núm. 3249, abril de 1957, pp. 648-649, <https://doi.org/10.1126/science.125.3249.648>.

13. "High Fructose Corn Syrup Production Industry in the US—Market Research Report", IBISWorld.com (actualizado en diciembre de 2020). También consulta Barry M. Popkin y Corinna Hawkes, "Sweetening of the Global Diet, Particularly Beverages: Patterns, Trends, and Policy Responses", *Lancet Diabetes Endocrinology*, vol. 4, núm. 2, febrero de 2016, pp. 174-186, <https://doi.org/10.1016/S2213-8587(15)00419-2>.

14. Jean-Pierre Després y Susan Jebb, "Sugar-Sweetened Beverages: One Piece of the Obesity Puzzle?", *Journal of Cardiovascular Magnetic Resonance*, vol. 3, núm. 3, diciembre de 2010, pp. 2-4. También consulta Dong-Mei Zhang, Rui-Qing Jiao y Ling-Dong Kong, "High Dietary Fructose: Direct or Indirect Dangerous Factors Disturbing Tissue and Organ Functions", *Nutrients*, vol. 9, núm. 4, marzo de 2017, p. 335, <https://doi.org/10.3390/nu9040335>.

15. Drew DeSilver, "What's on Your Table? How America's Diet Has Changed Over the Decades", Centro de Investigación Pew, 13 de diciembre de 2016, <https://www.pewresearch.org/fact-tank/2016/12/13/whats-on-your-table-how-americas-diet-has-changed-over-the-decades/>.

16. Michael I. Goran, Stanley J. Ulijaszek y Emily E. Ventura, "High Fructose Corn Syrup and Diabetes Prevalence: A Global Perspective", *Global Public Health*, vol. 8, núm. 1, 2013, pp. 55-64, <https://doi.org/10.1080/17441692.2012.736257>.

17. Jonathan E. Shaw, Richard A. Sicree y Paul Z. Zimmet, "Global Estimates of the Prevalence of Diabetes for 2010 and 2030", *Diabetes Research and Clinical Practice*, vol. 87, núm. 1, enero de 2010, pp. 4-14, <https://doi.org/10.1016/j.diabres.2009.10.007>.

18. Veronique Douard y Ronaldo P. Ferraris, "The Role of Fructose Transporters in Diseases Linked to Excessive Fructose Intake", *Journal of Physiology*, vol. 591, núm. 2, enero de 2013, pp. 401-414, <https://doi.org/10.1113/jphysiol.2011.215731>. También consulta Manal F. Abdelmalek *et al.*,

"Higher Dietary Fructose Is Associated with Impaired Hepatic Adenosine Triphosphate Homeostasis in Obese Individuals with Type 2 Diabetes", *Hepatology*, vol. 56, núm. 3, 2012, pp. 952-960, <https://doi.org/10.1002/hep.25741>.

19. Miguel A. Lanaspa *et al.*, "Uric Acid Stimulates Fructokinase and Accelerates Fructose Metabolism in the Development of Fatty Liver", *PLOS ONE*, vol. 7, núm. 10, 2012, p. e47948, <https://doi.org/10.1371/journal.pone.0047948>.

20. He acumulado grandes cantidades de estudios sobre los efectos de la fructosa en el cuerpo. Éstas son algunas fuentes para iniciarte en el tema: Kimber L. Stanhope *et al.*, "Consumption of Fructose and High Fructose Corn Syrup Increase Postprandial Triglycerides, LDL-Cholesterol, and Apolipoprotein-B in Young Men and Women", *Journal of Clinical Endocrinology and Metabolism*, vol. 96, núm. 10, octubre de 2011, pp. E1596-E1605, <https://doi.org/10.1210/jc.2011-1251>; Karen W. Della Corte *et al.*, "Effect of Dietary Sugar Intake on Biomarkers of Subclinical Inflammation: A Systematic Review and Meta-Analysis of Intervention Studies", *Nutrients*, vol. 10, núm. 5, mayo de 2018, p. 606, <https://doi.org/10.3390/nu10050606>; Reza Rezvani *et al.*, "Effects of Sugar-Sweetened Beverages on Plasma Acylation Stimulating Protein, Leptin and Adiponectin: Relationships with Metabolic Outcomes", *Obesity*, vol. 21, núm. 12, diciembre de 2013, pp. 2471-2480, <https://doi.org/10.1002/oby.20437>; Xiaosen Ouyang *et al.*, "Fructose Consumption as a Risk Factor for Non-alcoholic Fatty Liver Disease", *Journal of Hepatology*, vol. 48, núm. 6, junio de 2008, pp. 993-999, <https://doi.org/10.1016/j.jhep.2008.02.011>; Sharon S. Elliott *et al.*, "Fructose, Weight Gain, and the Insulin Resistance Syndrome", *American Journal of Clinical Nutrition*, vol. 76, núm. 5, noviembre de 2002, pp. 911-922, <https://doi.org/10.1093/ajcn/76.5.911>; Gjin Ndrepepa, "Uric Acid and Cardiovascular Disease", *Clinica Chimica Acta*, vol. 484, septiembre de 2018, pp. 150-163, <https://doi.org/10.1016/j.cca.2018.05.046>; Ali Abid *et al.*, "Soft Drink Consumption Is Associated with Fatty Liver Disease Independent of Metabolic Syndrome", *Journal of Hepatology*, vol. 51, núm. 5, noviembre de 2009, pp. 918-924, <https://doi.org/10.1016/j.jhep.2009005.033>; Roya Kelishadi, Marjan Mansourian y Motahar Heidari-Beni, "Association of Fructose Consumption and Components of Metabolic Syndrome in Human Studies: A Systematic Review and Meta-Analysis", *Nutrition*, vol. 30, núm. 5, mayo de 2014, pp. 503-510, <https://doi.org/10.1016/j.nut.2013.08.014>; Olena Glushakova *et al.*, "Fructose Induces the Inflammatory Molecule ICAM-1 in Endothelial Cells", *Journal of the American Society of Nephrology*, vol. 19, núm. 9, septiembre de 2008, pp. 1712-1720, <https://doi.org/10.1681/ASN.2007121304>; Zeid Khitan y Dong Hyun Kim, "Fructose: A Key Factor in the Development of Metabolic Syndrome and Hypertension", *Journal of Nutrition and Metabolism*, 2013, <https://doi.org/10.1155/2013/682673>; Richard J. Johnson *et al.*, "Hypothesis: Could Excessive Fructose Intake and Uric Acid Cause Type 2 Diabetes?", *Endocrine Reviews*, vol. 30, núm. 1, febrero de 2009, pp. 96-116, <https://doi.

org/10.1210/er.2008-0033>; Richard J. Johnson *et al.*, "Potential Role of Sugar (Fructose) in the Epidemic of Hypertension, Obesity and the Metabolic Syndrome, Diabetes, Kidney Disease, and Cardiovascular Disease", *American Journal of Clinical Nutrition*, vol. 86, núm. 4, octubre de 2007, pp. 899-906; Miguel A. Lanaspa *et al.*, "Uric Acid Induces Hepatic Steatosis by Generation of Mitochondrial Oxidative Stress: Potential Role in Fructose-Dependent and -Independent Fatty Liver", *Journal of Biological Chemistry*, vol. 287, núm. 48, noviembre de 2012, pp. 40732-40744, <https://doi.org/10.1074/jbc.M112.399899>; Young Hee Rho, Yanyan Zhu y Hyon K. Choi, "The Epidemiology of Uric Acid and Fructose", *Seminars in Nephrology*, vol. 31, núm. 5, septiembre de 2011, pp. 410-419, <https://doi.org/10.1016/j.semnephrol.2011.08.004>; Richard J. Johnson *et al.*, "Sugar, Uric Acid, and the Etiology of Diabetes and Obesity", *Diabetes*, vol. 62, núm. 10, octubre de 2013, pp. 3307-3315, <https://doi.org/10.2337/db12-1814>.

21. Amy J. Bidwell, "Chronic Fructose Ingestion as a Major Health Concern: Is a Sedentary Lifestyle Making It Worse? A Review", *Nutrients*, vol. 9, núm. 6, mayo de 2017, p. 549, <https://doi.org/10.3390/nu9060549>.

22. Kimber L. Stanhope *et al.*, "Consuming Fructose-Sweetened, Not Glucose-Sweetened, Beverages Increases Visceral Adiposity and Lipids and Decreases Insulin Sensitivity in Overweight/Obese Humans", *Journal of Clinical Investigation*, vol. 119, núm. 5, mayo de 2009, pp. 1322-1334, <https://doi.org/10.1172/JCI37385>. También consulta Kimber L. Stanhope y Peter J. Havel, "Endocrine and Metabolic Effects of Consuming Beverages Sweetened with Fructose, Glucose, Sucrose, or High-Fructose Corn Syrup", *American Journal of Clinical Nutrition*, vol. 88, núm. 6, diciembre de 2008, pp. 1733S-1737S, <https://doi.org/10.3945/ajcn.2008.25825D>; Chad L. Cox *et al.*, "Circulating Concentrations of Monocyte Chemoattractant Protein-1, Plasminogen Activator Inhibitor-1, and Soluble Leukocyte Adhesion Molecule-1 in Overweight/Obese Men and Women Consuming Fructose- or Glucose-Sweetened Beverages for 10 weeks", *Journal of Clinical Endocrinology and Metabolism*, vol. 96, núm. 12, diciembre de 2011, pp. E2034-E2038, <https://doi.org/10.1210/jc.2011-1050>.

23. Michael M. Swarbrick *et al.*, "Consumption of Fructose- Sweetened Beverages for 10 weeks Increases Postprandial Triacylglycerol and Apolipoprotein-B Concentrations in Overweight and Obese Women", *British Journal of Nutrition*, vol. 100, núm. 5, noviembre de 2008, pp. 947-952, <https://doi.org/10.1017/S0007114508968252>.

24. D. David Wang *et al.*, "Effect of Fructose on Postprandial Triglycerides: A Systematic Review and Meta-Analysis of Controlled Feeding Trials", *Atherosclerosis*, vol. 232, núm. 1, enero de 2014, pp. 125-133, <https://doi.org/10.1016/j.atherosclerosis.2013.10.019>.

25. Blossom C. M. Stephan *et al.*, "Increased Fructose Intake as a Risk Factor for Dementia", *Journals of Gerontology, Series A*, vol. 65A, núm. 8, agosto de 2010, pp. 809-814, <https://doi.org/10.1093/gerona/glq079>. También consulta Mario Siervo *et al.*, "Reemphasizing the Role of Fructose Intake as a

Risk Factor for Dementia", *Journals of Gerontology, Series A*, vol. 66A, núm. 5, mayo de 2011, pp. 534-536, <https://doi.org/10.1093/gerona/glq222>.

26. Centro Médico de la Universidad de Chicago, "Sleep Loss Boosts Appetite, May Encourage Weight Gain", *ScienceDaily*, 7 de diciembre de 2004, <www.sciencedaily.com/releases/2004/12/041206210355.htm>.

27. Alexandra Shapiro *et al.*, "Fructose-Induced Leptin Resistance Exacerbates Weight Gain in Response to Subsequent High-Fat Feeding", *American Journal of Physiology—Regulatory, Integrative and Comparative Physiology*, vol. 295, núm. 5, noviembre de 2008, pp. R1370-R1375, <https://doi.org/10.1152/ajpregu.00195.2008>.

28. Karen L. Teff, "Dietary Fructose Reduces Circulating Insulin and Leptin, Attenuates Postprandial Suppression of Ghrelin, and Increases Triglyceri-des in Women", *Journal of Clinical Endocrinology and Metabolism*, vol. 89, núm. 6, junio de 2004, pp. 2963-2972, <https://doi.org/10.1210/jc.2003-031855>.

29. Miguel A. Lanaspa *et al.*, "High Salt Intake Causes Leptin Resistance and Obesity in Mice by Stimulating Endogenous Fructose Production and Me-tabolism", *Proceedings of the National Academy of Sciences*, vol. 115, núm. 12, marzo de 2018, pp. 3138-3143, <https://doi.org/10.1073/pnas.1713 837115>.

30. Takahiko Nakagawa *et al.*, "A Causal Role for Uric Acid in Fructose-Indu-ced Metabolic Syndrome", *American Journal of Physiology—Renal Physio-logy*, vol. 290, núm. 3, marzo de 2006, pp. F625-F631, <https://doi.org/10.1152/ajprenal.00140.2005>.

31. Los siguientes artículos incluyen una revisión de la ciencia: Daniel I. Feig, Beth Soletsky y Richard J. Johnson, "Effect of Allopurinol on Blood Pres-sure of Adolescents with Newly Diagnosed Essential Hypertension: A Randomized Trial", *JAMA*, vol. 300, núm. 8, agosto de 2008, pp. 924-932, <https://doi.org/10.1001/jama.300.8.924>; Beth Soletsky y Daniel I. Feig, "Uric Acid Reduction Rectifies Prehypertension in Obese Adolescents", *Hypertension*, vol. 60, núm. 5, noviembre de 2012, pp. 1148-1156, <https://d oi.org/10.1161/HYPERTENSIONAHA.112.196980>; Daniel I. Feig, Duk-Hee Kang y Richard J. Johnson, "Uric Acid and Cardiovascular Risk", *New England Journal of Medicine*, vol. 359, núm. 17, octubre de 2008, pp. 1811-1821, <https://doi.org/10.1056/NEJMra0800885>; Cristiana Caliceti *et al.*, "Fructose Intake, Serum Uric Acid, and Cardiometabolic Disorders: A Critical Review", *Nutrients*, vol. 9, núm. 4, abril de 2017, p. 395, <https://doi.org/10.3390/nu9040395>; Marek Kretowicz *et al.*, "The Impact of Fructose on Renal Function and Blood Pressure", *International Journal of Nephrology*, 2011, <https://doi.org/10.4061/2011/315879>; Zeid Khitan y Dong Hyun Kim, "Fructose: A Key Factor in the Development of Meta-bolic Syndrome and Hypertension", *Journal of Nutrition and Metabolism*, 2013, <https://doi.org/10.1155/2013/682673>.

32. Allison M. Meyers, Devry Mourra y Jeff A. Beeler, "High Fructose Corn Syrup Induces Metabolic Dysregulation and Altered Dopamine Signaling in the Absence of Obesity", *PLOS ONE*, vol. 12, núm. 12, diciembre de 2017, p. e0190206, <https://doi.org/10.1371/journal.pone.0190206>.

33. Consulta "Data and Statistics About ADHD", en la página de los CDC, <https://www.cdc.gov/ncbddd/adhd/data.html>.

34. Institutos Nacionales de Salud, "Prescribed Stimulant Use for ADHD Continues to Rise Steadily", 28 de septiembre de 2011, <https://www.nih.gov/news-events/news-releases/prescribed-stimulant-use-adhd-continues-rise-steadily>.

35. Richard J. Johnson et al., "Attention- Deficit/Hyperactivity Disorder: Is It Time to Reappraise the Role of Sugar Consumption?", *Postgraduate Medical Journal*, vol. 123, núm. 5, septiembre de 2011, pp. 39-49, <https://doi.org/10.3810/pgm.2011.09.2458>.

36. Carlos M. Barrera, Robert E. Hunter y William P. Dunlap, "Hyperuricemia and Locomotor Activity in Developing Rats", *Pharmacology Biochemistry and Behavior*, vol. 33, núm. 2, junio de 1989, pp. 367-369, <https://doi.org/10.1016/0091-3057(89)90515-7>.

37. Angelina R. Sutin et al., "Impulsivity Is Associated with Uric Acid: Evidence from Humans and Mice", *Biological Psychiatry*, vol. 75, núm. 1, enero de 2014, pp. 31-37, <https://doi.org/10.1016/j.biopsych.2013.02.024>.

38. Paul Manowitz et al., "Uric Acid Level Increases in Humans Engaged in Gambling: A Preliminary Report", *Biological Psychology*, vol. 36, núm. 3, septiembre de 1993, pp. 223-229, <https://doi.org/10.1016/0301-0511(93)90019-5>.

39. Amaal Alruwaily et al., "Child Social Media Influencers and Unhealthy Food Product Placement", *Pediatrics*, vol. 146, núm. 5, noviembre de 2020, p. e20194057, <https://doi.org/10.1542/peds.2019-4057>.

40. Norman K. Pollock et al., "Greater Fructose Consumption Is Associated with Cardiometabolic Risk Markers and Visceral Adiposity in Adolescents", *Journal of Nutrition*, vol. 142, núm. 2, febrero de 2012, pp. 251-257, <https://doi.org/10.3945/jn.111.150219>. También consulta Josiane Aparecida de Miranda et al., "The Role of Uric Acid in the Insulin Resistance in Children and Adolescents with Obesity", *Revista Paulista de Pediatría*, vol. 33, núm. 4, diciembre de 2015, pp. 431-436, <https://doi.org/10.1016/j.rpped.2015.03.009>; Michael I. Goran et al., "The Obesogenic Effect of High Fructose Exposure During Early Development", *Nature Reviews Endocrinology*, vol. 9, núm. 8, agosto de 2013, pp. 494-500, <https://doi.org/10.1038/nrendo.2013.108>.

41. David Perlmutter y Casey Means, "Op-Ed: The Bitter Truth of USDA's Sugar Guidelines", *MedPage Today*, 21 de febrero de 2021, <https://www.medpagetoday.com/primarycare/dietnutrition/91281>.

Capítulo 4. La bomba U en tu cerebro

1. Para datos y cifras actualizadas sobre la enfermedad de Alzheimer, visita la página de la Asociación de Alzheimer, en <www.alz.org>. También visita la página del Instituto Nacional del Envejecimiento dedicada a estos datos, en <https://www.nia.nih.gov/health/alzheimers-disease-fact-sheet>.

2. Dan J. Stein e Ilina Singh (eds.), *Global Mental Health and Neuroethics*, Práctica de Salud Mental Global, vol. 1, Cambridge, Academic Press, 2020, p. 229.

3. Rachel A. Whitmer *et al.*, "Obesity in Middle Age and Future Risk of Dementia: A 27 Year Longitudinal Population Based Study", *The BMJ*, vol. 330, núm. 7504, junio de 2005, p. 1360, <https://doi.org/10.1136/bmj.38446.466238.E0>.

4. Kazushi Suzuki *et al.*, "Elevated Serum Uric Acid Levels Are Related to Cognitive Deterioration in an Elderly Japanese Population", *Dementia and Geriatric Cognitive Disorders Extra*, vol. 6, núm. 3, septiembre-diciembre de 2016, pp. 580-588, <https://doi.org/10.1159/000454660>.

5. Sjoerd M. Euser *et al.*, "Serum Uric Acid and Cognitive Function and Dementia", *Brain*, vol. 132, núm. 2, febrero de 2009, pp. 377-382, <https://doi.org/10.1093/brain/awn316>. También consulta Aamir A. Khan *et al.*, "Serum Uric Acid Level and Association with Cognitive Impairment and Dementia: Systematic Review and Meta-Analysis", *Age*, vol. 38, núm. 1, febrero de 2016, p. 16, <https://doi.org/10.1007/s11357-016-9871-8>; Augustin Latourte *et al.*, "Uric Acid and Incident Dementia Over 12 Years of Follow-Up: A Population-Based Cohort Study", *Annals of the Rheumatic Diseases*, vol. 77, núm. 3, marzo de 2018, pp. 328-335, <https://doi.org/10.1136/annrheumdis-2016-210767>; Giovambattista Desideri *et al.*, "Uric Acid Amplifies Aβ Amyloid Effects Involved in the Cognitive Dysfunction/Dementia: Evidences from an Experimental Model in Vitro", *Journal of Cellular Physiology*, vol. 232, núm. 5, mayo de 2017, pp. 1069-1078, <https://doi.org/10.1002/jcp.25509>; May A. Beydoun *et al.*, "Serum Uric Acid and Its Association with Longitudinal Cognitive Change Among Urban Adults", *Journal of Alzheimer's Disease*, vol. 52, núm. 4, abril de 2016, pp. 1415-1430, <https://doi.org/10.3233/JAD-160028>.

6. "Mini-Strokes Linked to Uric Acid Levels", *ScienceDaily*, 5 de octubre de 2007, <https://www.sciencedaily.com/releases/2007/10/071001172809.htm>. También consulta "Mini Strokes Linked to Uric Acid Levels", Johns Hopkins Medicine, <https://www.hopkinsmedicine.org/news/media/releases/mini_strokes_linked_to_uric_acid_levels>.

7. Baris Afsar *et al.*, "Relationship Between Uric Acid and Subtle Cognitive Dysfunction in Chronic Kidney Disease", *American Journal of Nephrology*, vol. 34, núm. 1, 2011, pp. 49-54, <https://doi.org/10.1159/000329097>.

8. Shaheen E. Lakhan y Annette Kirchgessner, "The Emerging Role of Dietary Fructose in Obesity and Cognitive Decline", *Journal of Nutrition*, vol. 12, artículo núm. 114, agosto de 2013, <https://doi.org/10.1186/1475-2891-12-114>.

9. *Idem*.

10. Eric Steen *et al.*, "Impaired Insulin and Insulin- Like Growth Factor Expression and Signaling Mechanisms in Alzheimer's Disease—Is This Type 3 Diabetes?", *Journal of Alzheimer's Disease*, vol. 7, núm. 1, 2005, pp. 63-80, <https://doi.org/10.3233/JAD-2005-7107>.

11. Maria Stefania Spagnuolo, Susanna Iossa y Luisa Cigliano, "Sweet but Bitter: Focus on Fructose Impact on Brain Function in Rodent Models", *Nutrients*,

vol. 13, núm. 1, diciembre de 2020, p. 1, <https://doi.org/10.3390/nu130 10001>.

12. Kathleen A. Page *et al.*, "Effects of Fructose vs Glucose on Regional Cerebral Blood Flow in Brain Regions Involved with Appetite and Reward Pathways", *JAMA*, vol. 309, núm. 1, enero de 2013, pp. 63-70, <https://doi.org/10.1001/jama.2012.116975>.

13. Pedro Cisternas *et al.*, "Fructose Consumption Reduces Hippocampal Synaptic Plasticity Underlying Cognitive Performance", *Biochimica et Biophysica Acta*, vol. 1852, núm. 11, noviembre de 2015, pp. 2379-2390, <https://doi.org/10.1016/j.bbadis.2015.08.016>.

14. Karin van der Borght *et al.*, "Reduced Neurogenesis in the Rat Hippocampus Following High Fructose Consumption", *Regulatory Peptides*, vol. 167, núm. 1, febrero de 2011, pp. 26-30, <https://doi.org/10.1016/j.reg pep.2010.11.002>.

15. Rahul Agrawal *et al.*, "Dietary Fructose Aggravates the Pathobiology of Traumatic Brain Injury by Influencing Energy Homeostasis and Plasticity", *Journal of Cerebral Blood Flow & Metabolism*, vol. 36, núm. 5, mayo de 2016, pp. 941-953, <https://doi.org/10.1177/0271678X15606719>.

16. Matthew P. Pase *et al.*, "Sugary Beverage Intake and Preclinical Alzheimer's Disease in the Community", *Alzheimer's & Dementia*, vol. 13, núm. 9, septiembre de 2017, pp. 955-964, <https://doi.org/10.1016/j.jalz.2017.01.024>.

17. Richard J. Johnson *et al.*, "Cerebral Fructose Metabolism as a Potential Mechanism Driving Alzheimer's Disease", *Frontiers in Aging Neuroscience*, vol. 12, septiembre de 2012, p. 560865, <https://doi.org/10.3389/fna gi.2020.560865>. También consulta Jonathan Q. Purnell *et al.*, "Brain Functional Magnetic Resonance Imaging Response to Glucose and Fructose Infusions in Humans", *Diabetes, Obesity and Metabolism*, vol. 13, núm. 3, marzo de 2011, pp. 229-234, <https://doi.org/10.1111/j.1463-1326.20 10.01340.x>.

18. Matthew C. L. Phillips *et al.*, "Randomized Crossover Trial of a Modified Ketogenic Diet in Alzheimer's Disease", *Alzheimer's Research & Therapy*, vol. 13, artículo núm. 51, febrero de 2021, <https://doi.org/10.1186/s131 95-021-00783-x>.

19. Jasvinder A. Singh y John D. Cleveland, "Comparative Effectiveness of Allopurinol Versus Febuxostat for Preventing Incident Dementia in Older Adults: A Propensity-Matched Analysis", *Arthritis Research & Therapy*, vol. 20, artículo núm. 167, agosto de 2018, <https://doi.org/10.1186/s13 075-018-1663-3>.

20. Mumtaz Takir *et al.*, "Lowering Uric Acid with Allopurinol Improves Insulin Resistance and Systemic Inflammation in Asymptomatic Hyperuricemia", *Journal of Investigative Medicine*, vol. 63, núm. 8, diciembre de 2015, pp. 924-929, <https://doi.org/10.1097/JIM.0000000000000242>.

21. Jane P. Gagliardi, "What Can We Learn from Studies Linking Gout with Dementia?", *American Journal of Geriatric Psychiatry*, febrero de 2021, p. S1064, <zhttps://doi.org/10.1016/j.jagp.2021.02.044>.

22. David J. Schretlen *et al.*, "Serum Uric Acid and Cognitive Function in Com-munity-Dwelling Older Adults", *Neuropsychology*, vol. 21, núm. 1, enero de 2007, pp. 136-140, <https://doi.org/10.1037/0894-4105.21.1.136>.

Capítulo 5. Lluvia ácida

1. William Osler, *The Principles and Practice of Medicine, Designed for the Use of Practitioners and Students of Medicine*, vol. 1, s. l., Andesite Press, 2015.
2. J. T. Scott, "Factors Inhibiting the Excretion of Uric Acid", *Journal of the Royal Society of Medicine*, vol. 59, núm. 4, abril de 1966, pp. 310-313, <https://doi.org/10.1177/003591576605900405>.
3. Para una vista panorámica de la relación entre el sueño y la salud, consulta Instituto Nacional de Trastornos Neurológicos e Infarto, "Brain Basics: Un-derstanding Sleep", <https://www.ninds.nih.gov/Disorders/Patient-Caregi ver-Education/Understanding-Sleep>. También consulta las obras del doc-tor Michael Breus, una connotada autoridad en la medicina del sueño: <http://www.thesleepdoctor.com/>. Consulta además Matthew Walker, *¿Por qué dormimos? La nueva ciencia del sueño*, Nueva York, Scribner, 2017.
4. Karine Spiegel, Rachel Leproult y Eve Van Cauter, "Impact of Sleep Debt on Metabolic and Endocrine Function", *The Lancet*, vol. 354, núm. 9188, oc-tubre de 1999, pp. 435-439, <https://doi.org/10.1016/S0140-6736(99)01 376-8>.
5. Para una gran cantidad de información sobre el sueño y las estadísticas de qué tanto dormimos, consulta la Fundación Nacional del Sueño, en <https://sleepfoundation.org/>.
6. Carla S. Moller-Levet *et al.*, "Effects of Insufficient Sleep on Circadian Rhythmicity and Expression Amplitude of the Human Blood Transcripto-me", *Proceedings of the National Academy of Sciences*, vol. 110, núm. 12, marzo de 2013, pp. E1132-E1141, <https://doi.org/10.1073/pnas.121 7154110>.
7. Janet M. Mullington *et al.*, "Sleep Loss and Inflammation", *Best Practice & Research Clinical Endocrinology & Metabolism*, vol. 24, núm. 5, octubre de 2010, pp. 775-784, <https://doi.org/10.1016/j.beem.2010.08.014>.
8. Michael R. Irwin, Richard Olmstead y Judith E. Carroll, "Sleep Disturban-ce, Sleep Duration, and Inflammation: A Systematic Review and Meta-Analysis of Cohort Studies and Experimental Sleep Deprivation", *Biological Psychiatry*, vol. 80, núm. 1, julio de 2016, pp. 40-52, <https://doi.org/ 10.1016/j.biopsych.2015.05.014>.
9. Francesco P. Cappuccio *et al.*, "Sleep Duration and All- Cause Mortality: A Systematic Review and Meta-Analysis of Prospective Studies", *Sleep*, vol. 33, núm. 5, mayo de 2010, pp. 585-592, <https://doi.org/10.1093/ sleep/33.5.585>.
10. Andrew J. Westwood *et al.*, "Prolonged Sleep Duration as a Marker of Early Neurodegeneration Predicting Incident Dementia", *Neurology*, vol. 88, núm. 12, marzo de 2017, pp. 1172-1179, <https://doi.org/10.1212/ WNL.0000000000003732>.

11. De nueva cuenta, visita la página de la Fundación Nacional del Sueño, en <https://sleepfoundation.org/>.

12. Dorit Koren, Magdalena Dumin y David Gozal, "Role of Sleep Quality in the Metabolic Syndrome", *Diabetes, Metabolic Syndrome and Obesity: Targets and Therapy*, vol. 9, agosto de 2016, pp. 281-310, <https://doi.org/10.2147/DMSO.S95120>.

13. Francesco P. Cappuccio *et al.*, "Meta-Analysis of Short Sleep Duration and Obesity in Children and Adults", *Sleep*, vol. 31, núm. 5, mayo de 2008, pp. 619-626, <https://doi.org/10.1093/sleep/31.5.619>.

14. Chan-Won Kim *et al.*, "Sleep Duration and Progression to Diabetes in People with Prediabetes Defined by HbA1c Concentration", *Diabetic Medicine*, vol. 34, núm. 11, noviembre de 2017, pp. 1591-1598, <https://doi.org/10.1111/dme.13432>. También consulta Karine Spiegel *et al.*, "Effects of Poor and Short Sleep on Glucose Metabolism and Obesity Risk", *Nature Reviews Endocrinology*, vol. 5, núm. 5, mayo de 2009, pp. 253-261, <https://doi.org/10.1038/nrendo.2009.23>.

15. Christopher Papandreou *et al.*, "Sleep Duration Is Inversely Associated with Serum Uric Acid Concentrations and Uric Acid to Creatinine Ratio in an Elderly Mediterranean Population at High Cardiovascular Risk", *Nutrients*, vol. 11, núm. 4, abril de 2019, p. 761, <https://doi.org/10.3390/nu11040761>.

16. Yu-Tsung Chou *et al.*, "Association of Sleep Quality and Sleep Duration with Serum Uric Acid Levels in Adults", *PLOS ONE*, vol. 15, núm. 9, septiembre de 2020, p. e0239185, <https://doi.org/10.1371/journal.pone.0239185>.

17. Caiyu Zheng *et al.*, "Serum Uric Acid Is Independently Associated with Risk of Obstructive Sleep Apnea-Hypopnea Syndrome in Chinese Patients with Type 2 Diabetes", *Disease Markers*, 2019, <https://doi.org/10.1155/2019/4578327>.

18. Jeffrey J. Iliff *et al.*, "A Paravascular Pathway Facilitates CSF Flow Through the Brain Parenchyma and the Clearance of Interstitial Solutes, Including Amyloid β", *Science Translational Medicine*, vol. 4, núm. 147, agosto de 2012, p. 147ra111, <https://doi.org/10.1126/scitranslmed.3003748>.

19. Miguel A. Lanaspa *et al.*, "High Salt Intake Causes Leptin Resistance and Obesity in Mice by Stimulating Endogenous Fructose Production and Metabolism", *Proceedings of the National Academy of Sciences*, vol. 115, núm. 12, marzo de 2018, pp. 3138-3143, <https://doi.org/10.1073/pnas.1713837115>.

20. Lanaspa *et al.*, "High Salt Intake". También consulta Masanari Kuwabara *et al.*, "Relationship Between Serum Uric Acid Levels and Hypertension Among Japanese Individuals Not Treated for Hyperuricemia and Hypertension", *Hypertension Research*, vol. 37, núm. 8, agosto de 2014, pp. 785-789, <https://doi.org/10.1038/hr.2014.75>; Yang Wang *et al.*, "Effect of Salt Intake on Plasma and Urinary Uric Acid Levels in Chinese Adults: An Interventional Trial", *Scientific Reports*, vol. 8, artículo núm. 1434, enero de 2018, <https://doi.org/10.1038/s41598-018-20048-2>.

21. Susan J. Allison, "High Salt Intake as a Driver of Obesity", *Nature Reviews Nephrology*, vol. 14, núm. 5, mayo de 2018, p. 285, <https://doi.org/10.10 38/nrneph.2018.23>.

22. Giuseppe Faraco *et al.*, "Dietary Salt Promotes Cognitive Impairment Through Tau Phosphorylation", *Nature*, vol. 574, núm. 7780, octubre de 2019, pp. 686-690, <https://doi.org/10.1038/s41586-019-1688-z>.

23. Chaker Ben Salem, "Drug-Induced Hyperuricaemia and Gout", *Rheumatology*, vol. 56, núm. 5, mayo de 2017, pp. 679-688, <https://doi.org/10.1093/rheumatology/kew293>. También consulta Mara A. McAdams DeMarco *et al.*, "Diuretic Use, Increased Serum Urate Levels, and Risk of Incident Gout in a Population- Based Study of Adults with Hypertension: The Atherosclerosis Risk in Communities Cohort Study", *Arthritis & Rheumatology*, vol. 64, núm. 1, enero de 2012, pp. 121-129, <https://doi.org/10.1002/art.33315>.

24. "Long-Term Use of PPIs Has Consequences for Gut Microbiome", *Clínica Cleveland*, <https://consultqd.clevelandclinic.org/long-term-use-of-ppis-has-consequences-for-gut-microbiome/>. También consulta William B. Lehault y David M. Hughes, "Review of the Long-Term Effects of Proton Pump Inhibitors", *Federal Practitioner*, vol. 34, núm. 2, febrero de 2017, pp. 19-23.

25. Tuhina Neogi *et al.*, "Alcohol Quantity and Type on Risk of Recurrent Gout Attacks: An Internet-Based Case-Crossover Study", *American Journal of Medicine*, vol. 127, núm. 4, abril de 2014, pp. 311-318, <https://doi.org/10.1016/j.amjmed.2013.12.019>. También consulta Hyon K. Choi y Gary Curhan, "Beer, Liquor, and Wine Consumption and Serum Uric Acid Level: The Third National Health and Nutrition Examination Survey", *Arthritis Care & Research*, vol. 51, núm. 6, diciembre de 2004, pp. 1023-1029, <https://doi.org/10.1002/art.20821>.

26. Rongrong Li, Kang Yu y Chunwei Li, "Dietary Factors and Risk of Gout and Hyperuricemia: A Meta-Analysis and Systematic Review", *Asia Pacific Journal of Clinical Nutrition*, vol. 27, núm. 6, 2018, pp. 1344-1356, <https://doi.org/10.6133/apjcn.201811_27(6).0022>.

27. Richard J. Johnson *et al.*, "Umami: The Taste That Drives Purine Intake", *Journal of Rheumatology*, vol. 40, núm. 11, noviembre de 2013, pp. 1794-1796, <https://doi.org/10.3899/jrheum.130531>.

28. René J. Hernández Bautista *et al.*, "Obesity: Pathophysiology, Monosodium Glutamate–Induced Model and Anti-Obesity Medicinal Plants", *Biomedicine & Pharmacotherapy*, vol. 111, marzo de 2019, pp. 503-516, <https://doi.org/10.1016/j.biopha.2018.12.108>.

29. Ka He *et al.*, "Consumption of Monosodium Glutamate in Relation to Incidence of Overweight in Chinese Adults: China Health and Nutrition Survey (CHNS)", *American Journal of Clinical Nutrition*, vol. 93, núm. 6, junio de 2011, pp. 1328-1336, <https://doi.org/10.3945/ajcn.110.008870>.

30. Zumin Shi *et al.*, "Monosodium Glutamate Is Related to a Higher Increase in Blood Pressure Over 5 Years: Findings from the Jiangsu Nutrition Study of Chinese Adults", *Journal of Hypertension*, vol. 29, núm. 5, mayo de 2011, pp. 846-853, <https://doi.org/10.1097/HJH.0b013e328344da8e>.

31. Kamal Niaz, Elizabeta Zaplatic y Jonathan Spoor, "Extensive Use of Mono-sodium Glutamate: A Threat to Public Health?", *EXCLI Journal*, vol. 17, marzo de 2018, pp. 273-278, <https://doi.org/10.17179/excli2018-1092>.

32. Ignacio Roa y Mariano del Sol, "Types I and III Parotid Collagen Variations and Serum Biochemical Parameters in Obese Rats Exposed to Monosodium Glutamate", *International Journal of Morphology*, vol. 38, núm. 3, junio de 2020, <http://dx.doi.org/10.4067/S0717-95022020000300755>.

33. Joseph F. Merola *et al.*, "Psoriasis, Psoriatic Arthritis and Risk of Gout in US Men and Women", *Annals of the Rheumatic Diseases*, vol. 74, núm. 8, agosto de 2015, pp. 1495-1500, <https://doi.org/10.1136/annrheumdis-2014-205212>.

34. Renaud Felten *et al.*, "At the Crossroads of Gout and Psoriatic Arthritis: 'Psout'", *Clinical Rheumatology*, vol. 39, núm. 5, mayo de 2020, pp. 1405-1413, <https://doi.org/10.1007/s10067-020-04981-0>.

35. Nicola Giordano *et al.*, "Hyperuricemia and Gout in Thyroid Endocrine Disorders", *Clinical and Experimental Rheumatology*, vol. 19, núm. 6, no-viembre-diciembre de 2001, pp. 661-665.

36. Eswar Krishnan, Bharathi Lingala y Vivek Bhalla, "Low-Level Lead Exposu-re and the Prevalence of Gout: An Observational Study", *Annals of Internal Medicine*, vol. 157, núm. 4, agosto de 2012, pp. 233-241, <https://doi.org/10.7326/0003-4819-157-4-201208210-00003>.

37. J. Runcie y T. J. Thomson, "Total Fasting, Hyperuricaemia and Gout", *Post-graduate Medical Journal*, vol. 45, núm. 522, abril de 1969, pp. 251-253, <https://doi.org/10.1136/pgmj.45.522.251>.

38. Patrick H. Dessein *et al.*, "Beneficial Effects of Weight Loss Associated with Moderate Calorie/Carbohydrate Restriction, and Increased Proportional In-take of Protein and Unsaturated Fat on Serum Urate and Lipoprotein Levels in Gout: A Pilot Study", *Annals of the Rheumatic Diseases*, vol. 59, núm. 7, julio de 2000, pp. 539-543, <https://doi.org/10.1136/ard.59.7.539>.

39. I-Min Lee *et al.*, "Effect of Physical Inactivity on Major Non-Communicable Diseases Worldwide: An Analysis of Burden of Disease and Life Expectan-cy", *The Lancet*, vol. 380, núm. 9838, julio de 2012, pp. 219-229, <https://doi.org/10.1016/S0140-6736(12)61031-9>.

40. Organización Mundial de la Salud, "Physical Inactivity a Leading Cause of Disease and Disability, Warns WHO", 4 de abril de 2002, <https://www.who.int/news/item/04-04-2002-physical-inactivity-a-leading-cause-of-disease-and-disability-warns-who>. También consulta la ficha técnica de la Organización Mundial de la Salud sobre obesidad y sobrepeso, en <https://www.who.int/news-room/fact-sheets/detail/obesity-and-overweight>.

41. Aviroop Biswas *et al.*, "Sedentary Time and Its Association with Risk for Disease Incidence, Mortality, and Hospitalization in Adults: A Systematic Review and Meta-Analysis", *Annals of Internal Medicine*, vol. 162, núm. 2, enero de 2015, pp. 123-132, <https://doi.org/10.7326/M14-1651>.

42. Srinivasan Beddhu *et al.*, "Light-Intensity Physical Activities and Mortality in the United States General Population and CKD Subpopulation", *Clinical Journal of the American Society of Nephrology*, vol. 10, núm. 7, julio de 2015, pp. 1145-1153, <https://doi.org/10.2215/CJN.08410814>.

43. Doo Yong Park *et al.*, "The Association Between Sedentary Behavior, Physical Activity and Hyperuricemia", *Vascular Health and Risk Management*, vol. 15, agosto de 2019, pp. 291-299, <https://doi.org/10.2147/VHRM. S200278>.

44. Jun Zhou *et al.*, "Physical Exercises and Weight Loss in Obese Patients Help to Improve Uric Acid", *Oncotarget*, vol. 8, núm. 55, octubre de 2017, pp. 94893-94899, <https://doi.org/10.18632/oncotarget.22046>.

Capítulo 6. Los nuevos hábitos de LUV

1. Consejo de Investigación Médica-Instituto de Ciencias Médicas de Londres, "Too Much Sugar Leads to Early Death, but Not Due to Obesity", *ScienceDaily*, 19 de marzo de 2020, <www.sciencedaily.com/releases/20 20/03/200319141024.htm> y <https://www.eurekalert.org/news-releases/6 21703>. También consulta Esther van Dam *et al.*, "Sugar-Induced Obesity and Insulin Resistance Are Uncoupled from Shortened Survival in *Drosophila*", *Cell Metabolism*, vol. 31, núm. 4, abril de 2020, pp. 710-725, <https://doi.org/10.1016/j.cmet.2020.02.016>.

2. Consulta los artículos de Christoph Kaleta en <https://scholar.google.de/cit ations?user=qw172uQAAAAJ&hl=en>.

3. Shijun Hao, Chunlei Zhang y Haiyan Song, "Natural Products Improving Hyperuricemia with Hepatorenal Dual Effects", *Evidence-Based Complementary and Alternative Medicine*, 2016, <https://doi.org/10.1155/20 16/7390504>. También consulta Lin-Lin Jiang *et al.*, "Bioactive Compounds from Plant-Based Functional Foods: A Promising Choice for the Prevention and Management of Hyperuricemia", *Foods*, vol. 9, núm. 8, julio de 2020, p. 973, <https://doi.org/10.3390/foods9080973>.

4. Yuanlu Shi y Gary Williamson, "Quercetin Lowers Plasma Uric Acid in Prehyperuricaemic Males: A Randomised, Double-Blinded, Placebo-Controlled, Cross-Over Trial", *British Journal of Nutrition*, vol. 115, núm. 5, marzo de 2016, pp. 800-806, <https://doi.org/10.1017/S0007114515005310>. También consulta Cen Zhang *et al.*, "Mechanistic Insights into the Inhibition of Quercetin on Xanthine Oxidase", *International Journal of Biological Macromolecules*, vol. 112, junio de 2018, pp. 405-412, <https://doi. org/10.1016/j.ijbiomac.2018.01.190>.

5. Maria-Corina Serban *et al.*, "Effects of Quercetin on Blood Pressure: A Systematic Review and Meta-Analysis of Randomized Controlled Trials", *Journal of the American Heart Association*, vol. 5, núm. 7, julio de 2016, p. e002713, <https://doi.org/10.1161/JAHA.115.002713>.

6. Marina Hirano *et al.*, "Luteolin-Rich Chrysanthemum Flower Extract Suppresses Baseline Serum Uric Acid in Japanese Subjects with Mild Hyperuricemia", *Integrative Molecular Medicine*, vol. 4, núm. 2, 2017, <https://doi. org/10.15761/IMM.1000275>.

7. Muhammad Imran *et al.*, "Luteolin, a Flavonoid, as an Anticancer Agent: A Review", *Biomedicine & Pharmacotherapy*, vol. 112, abril de 2019, p. 108612, <https://doi.org/10.1016/j.biopha.2019.108612>.

8. Stuart Wolpert, "Fructose and Head Injuries Adversely Affect Hundreds of Brain Genes Linked to Human Diseases", *UCLA College*, <https://www.co llege.ucla.edu/2017/07/11/fructose-and-head-injuries-adversely-affect-hundreds-of-brain-genes-linked-to-human-diseases/>.

9. Janie Allaire *et al.*, "A Randomized, Crossover, Head-to-Head Comparison of Eicosapentaenoic Acid and Docosahexaenoic Acid Supplementation to Reduce Inflammation Markers in Men and Women: The Comparing EPA to DHA (ComparED) Study", *American Journal of Clinical Nutrition*, vol. 104, núm. 2, agosto de 2016, pp. 280-287, <https://doi.org/10.3945/ajcn. 116.131896>.

10. Stephen P. Juraschek, Edgar R. Miller III y Allan C. Gelber, "Effect of Oral Vitamin C Supplementation on Serum Uric Acid: A Meta-Analysis of Randomized Controlled Trials", *Arthritis Care & Research*, vol. 63, núm. 9, septiembre de 2011, pp. 1295-1306, <https://doi.org/10.1002/acr.20519>.

11. Hyon K. Choi, Xiang Gao y Gary Curhan, "Vitamin C Intake and the Risk of Gout in Men: A Prospective Study", *Archives of Internal Medicine*, vol. 169, núm. 5, marzo de 2009, pp. 502-507, <https://doi.org/10.1001/archintern med.2008.606>.

12. Juraschek, Miller y Gelber, "Effect of Oral Vitamin C Supplementation on Serum Uric Acid".

13. Mehrangiz Ebrahimi-Mameghani *et al.*, "Glucose Homeostasis, Insulin Resistance and Inflammatory Biomarkers in Patients with Non-Alcoholic Fatty Liver Disease: Beneficial Effects of Supplementation with Microalgae *Chlorella vulgaris*: A Double-Blind Placebo-Controlled Randomized Clinical Trial", *Clinical Nutrition*, vol. 36, núm. 4, agosto de 2017, pp. 1001-1006, <https://doi.org/10.1016/j.clnu.2016.07.004>.

14. Yunes Panahi *et al.*, "A Randomized Controlled Trial of 6-week *Chlorella vulgaris* Supplementation in Patients with Major Depressive Disorder", *Complementary Therapies in Medicine*, vol. 23, núm. 4, agosto de 2015, pp. 598-602, <https://doi.org/10.1016/j.ctim.2015.06.010>.

15. Christopher J. L. Murray *et al.*, "The State of US Health, 1990-2016: Burden of Diseases, Injuries, and Risk Factors Among US States", *JAMA*, vol. 319, núm. 14, 2018, pp. 1444-1472, <https://doi.org/10.1001/jama.2018.0158>.

16. "Insulin Resistance & Prediabetes", Instituto Nacional de Diabetes y Enfermedades Digestivas y Renales, en <https://www.niddk.nih.gov/health-in formation/diabetes/overview/what-is-diabetes/prediabetes-insulin-resistance>.

17. Amir Tirosh *et al.*, "Normal Fasting Plasma Glucose Levels and Type 2 Diabetes in Young Men", *New England Journal of Medicine*, vol. 353, núm. 14, octubre de 2005, pp. 1454-1462, <https://doi.org/10.1056/NEJMoa 050080>.

18. Adam G. Tabak *et al.*, "Prediabetes: A High-Risk State for Diabetes Development", *The Lancet*, vol. 379, núm. 9833, junio de 2012, pp. 2279-2290, <https://doi.org/10.1016/S0140-6736(12)60283-9>.

19. Para escuchar más de la doctora Casey Means y ganar una clase introductoria sobre monitoreo continuo de glucosa, te invito a escuchar mi entrevista con ella en mi podcast, accesible a través de mi página, en <https://www.

drperlmutter.com/continuous-glucose-monitoring-a-powerful-tool-for-metabolic-health/>.

20. Heather Hall *et al.*, "Glucotypes Reveal New Patterns of Glucose Dysregulation", *PLOS Biology*, vol. 16, núm. 7, julio de 2018, p. e2005143, <https://doi.org/10.1371/journal.pbio.2005143>.

21. Felicity Thomas *et al.*, "Blood Glucose Levels of Subelite Athletes During 6 Days of Free Living", *Journal of Diabetes Science and Technology*, vol. 10, núm. 6, noviembre de 2016, pp. 1335-1343, <https://doi.org/10.1177/19 32296816648344>.

22. Viral N. Shah *et al.*, "Continuous Glucose Monitoring Profiles in Healthy Nondiabetic Participants: A Multicenter Prospective Study", *Journal of Clinical Endocrinology and Metabolism*, vol. 104, núm. 10, octubre de 2019, pp. 4356-4364, <https://doi.org/10.1210/jc.2018-02763>.

23. Alexandra E. Butler *et al.*, "β-Cell Deficit and Increased β-Cell Apoptosis in Humans with Type 2 Diabetes", *Diabetes*, vol. 52, núm. 1, enero de 2003, pp. 102-110, <https://doi.org/10.2337/diabetes.52.1.102>.

24. Li Li *et al.*, "Acute Psychological Stress Results in the Rapid Development of Insulin Resistance", *Journal of Endocrinology*, vol. 217, núm. 2, abril de 2013, pp. 175-184, <https://doi.org/10.1530/JOE-12-0559>.

25. "Survey: Nutrition Information Abounds, but Many Doubt Food Choices", Food Insight, mayo de 2017, <https://foodinsight.org/survey-nutrition-information-abounds-but-many-doubt-food-choices/>.

26. Ve mi entrevista con la doctora Casey Means en mi podcast, el 1º de junio de 2021, en <https://www.drperlmutter.com/continuous-glucose-monitoring-a-powerful-tool-for-metabolic-health/>.

27. Satchin Panda, *Activa tu ritmo biológico: pierde peso, llénate de energía y mejora tu salud equilibrando tu ritmo circadiano*, Nueva York, Rodale, 2018. Para más sobre el doctor Panda y su labor de investigación, visita la página de su laboratorio en el Instituto Salk, en <https://www.salk.edu/scientist/satchidananda-panda/>.

28. Satchin Panda, *Activa tu ritmo biológico, op. cit.*

29. Emily N. Manoogian *et al.*, "Time-Restricted Eating for the Prevention and Management of Metabolic Diseases", *Endocrine Reviews*, 2021, <https://doi.org/10.1210/endrev/bnab027>.

30. Sociedad Endocrina, "Intermittent Fasting Can Help Manage Metabolic Disease: Popular Diet Trend Could Reduce the Risk of Diabetes and Heart Disease", *ScienceDaily*, <www.sciencedaily.com/releases/2021/09/210922 090909.htm>. Consultado el 7 de octubre de 2021.

31. Malini Prasad *et al.*, "A Smartphone Intervention to Promote Time Restricted Eating Reduces Body Weight and Blood Pressure in Adults with Overweight and Obesity: A Pilot Study", *Nutrients*, vol. 13, núm. 7, junio de 2021, p. 2148, <https://doi.org/10.3390/nu13072148>.

32. Nidhi Bansal y Ruth S. Weinstock, "Non-Diabetic Hypoglycemia", *Endotext*, 20 de mayo de 2020.

33. Fernanda Cerqueira, Bruno Chausse y Alicia J. Kowaltowski, "Intermittent Fasting Effects on the Central Nervous System: How Hunger Modulates

Brain Function", en *Handbook of Famine, Starvation, and Nutrient Deprivation: From Biology to Policy*, Victor Preedy y Vanood B. Patel (eds.), Springer, <https://doi.org/10.1007/978-3-319-40007-5_29-1>.

34. Humaira Jamshed *et al.*, "Early Time-Restricted Feeding Improves 24-Hour Glucose Levels and Affects Markers of the Circadian Clock, Aging, and Autophagy in Humans", *Nutrients*, vol. 11, núm. 6, mayo de 2019, p. 1234, <https://doi.org/10.3390/nu11061234>.

Segunda parte. Vuelta en U

1. Joana Araujo, Jianwen Cai y June Stevens, "Prevalence of Optimal Metabolic Health in American Adults: National Health and Nutrition Examination Survey 2009-2016", *Metabolic Syndrome and Related Disorders*, vol. 17, núm. 1, febrero de 2019, pp. 46-52, <https://doi.org/10.1089/met.2018.0105>.

Capítulo 7. Preludio a LUV

1. Adriano Bruci *et al.*, "Very Low-Calorie Ketogenic Diet: A Safe and Effective Tool for Weight Loss in Patients with Obesity and Mild Kidney Failure", *Nutrients*, vol. 12, núm. 2, enero de 2020, p. 333, <https://doi.org/10.3390/nu12020333>.

Capítulo 8. Modificaciones alimentarias para bajar los niveles úricos

1. "Health Effects of Dietary Risks in 195 Countries, 1990-2017: A Systematic Analysis for the Global Burden of Disease Study 2017", *The Lancet*, vol. 393, núm. 10184, abril de 2019, pp. 1958-1972, <https://doi.org/10.1016/S0140-6736(19)30041-8>. También consulta Nita G. Forouhi y Nigel Unwin, "Global Diet and Health: Old Questions, Fresh Evidence, and New Horizons", *The Lancet*, vol. 393, núm. 10184, abril de 2019, pp. 1916-1918, <https://doi.org/10.1016/S0140-6736(19)30500-8>.

2. Para todo lo que quieras saber sobre el FNDC y la salud cerebral, incluyendo referencias a estudios, ve la edición actualizada de mi libro *Cerebro de pan: la devastadora verdad sobre los efectos del trigo, el azúcar y los carbohidratos en el cerebro*, México, Penguin Random House, 2021.

3. May A. Beydoun *et al.*, "Dietary Factors Are Associated with Serum Uric Acid Trajectory Differentially by Race Among Urban Adults", *British Journal of Nutrition*, vol. 120, núm. 8, octubre de 2018, pp. 935-945, <https://doi.org/10.1017/S0007114518002118>. También consulta Daisy Vedder *et al.*, "Dietary Interventions for Gout and Effect on Cardiovascular Risk Factors: A Systematic Review", *Nutrients*, vol. 11, núm. 12, diciembre de 2019,

p. 2955, <https://doi.org/10.3390/nu11122955>; M. A. Gromova, V. V. Tsurko y A. S. Melekhina, "Rational Approach to Nutrition for Patients with Gout", *Clinician*, vol. 13, núms. 3-4, 2019, pp. 15-21, <https://doi.org/10.17650/1818-8338-2019-13-3-4-15-21>; Kiyoko Kaneko *et al.*, "Total Purine and Purine Base Content of Common Foodstuffs for Facilitating Nutritional Therapy for Gout and Hyperuricemia", *Biological and Pharmaceutical Bulletin*, vol. 37, núm. 5, 2014, pp. 709-721, <https://doi.org/10.1248/bpb.b13-00967>.

4. Jotham Suez *et al.*, "Artificial Sweeteners Induce Glucose Intolerance by Altering the Gut Microbiota", *Nature*, vol. 514, núm. 7521, octubre de 2014, pp. 181-186, <https://doi.org/10.1038/nature13793>.

5. Matthew P. Pase *et al.*, "Sugar- and Artificially-Sweetened Beverages and the Risks of Incident Stroke and Dementia", *Stroke*, vol. 48, núm. 5, abril de 2017, pp. 1139-1146, <https://doi.org/10.1161/STROKEAHA.116.016027>; Matthew P. Pase *et al.*, "Sugary Beverage Intake and Preclinical Alzheimer's Disease in the Community", *Alzheimer's & Dementia*, vol. 13, núm. 9, septiembre de 2017, pp. 955-964, <https://doi.org/10.1016/j.jalz.2017.01.024>.

6. Francesco Franchi *et al.*, "Effects of D-allulose on Glucose Tolerance and Insulin Response to a Standard Oral Sucrose Load: Results of a Prospective, Randomized, Crossover Study", *BMJ Open Diabetes Research and Care*, vol. 9, núm. 1, febrero de 2021, p. e001939, <https://doi.org/10.1136/bmjdrc-2020-001939>.

7. Éste es un pequeño conjunto de investigaciones sobre la miel para iniciarte en el tema: Noori Al-Waili *et al.*, "Honey and Cardiovascular Risk Factors, in Normal Individuals and in Patients with Diabetes Mellitus or Dyslipidemia", *Journal of Medicinal Food*, vol. 16, núm. 12, diciembre de 2013, pp. 1063-1078, <https://doi.org/10.1089/jmf.2012.0285>; Nur Zuliani Ramli *et al.*, "A Review on the Protective Effects of Honey Against Metabolic Syndrome", *Nutrients*, vol. 10, núm. 8, agosto de 2018, p. 1009, <https://doi.org/10.3390/nu10081009>; Omotayo O. Erejuwa, Siti A. Sulaiman y Mohd S. Ab Wahab, "Honey—A Novel Antidiabetic Agent", *International Journal of Biological Sciences*, vol. 8, núm. 6, 2012, pp. 913-934, <https://doi.org/10.7150/ijbs.3697>.

8. Anand Mohan *et al.*, "Effect of Honey in Improving the Gut Microbial Balance", *Food Quality and Safety*, vol. 1, núm. 2, mayo de 2017, pp. 107-115, <https://doi.org/10.1093/fqsafe/fyx015>.

9. Salma E. Nassar *et al.*, "Effect of Inulin on Metabolic Changes Produced by Fructose Rich Diet", *Life Science Journal*, vol. 10, núm. 2, enero de 2013, pp. 1807-1814.

10. Organización Mundial de la Salud, "Global Strategy on Diet, Physical Activity and Health", <https://www.who.int/dietphysicalactivity/strategy/eb11344/strategy_english_web.pdf>.

11. Gabsik Yang *et al.*, "Suppression of NLRP3 Inflammasome by Oral Treatment with Sulforaphane Alleviates Acute Gouty Inflammation", *Rheumatology*, vol. 57, núm. 4, abril de 2018, pp. 727-736, <https://doi.org/10.1093/rheumatology/kex499>. También consulta Christine A. Houghton, "Sulforaphane:

Its 'Coming of Age' as a Clinically Relevant Nutraceutical in the Prevention and Treatment of Chronic Disease", *Oxidative Medicine and Cellular Longevity*, octubre de 2019, <https://doi.org/10.1155/2019/2716870>.

12. Albena T. Dinkova-Kostova *et al.*, "KEAP1 and Done? Targeting the NRF2 Pathway with Sulforaphane", *Trends in Food Science and Technology*, vol. 69, parte B, noviembre de 2017, pp. 257-269, <https://doi.org/10.1016/j.tifs.2017.02.002>.

13. Robert A. Jacob *et al.*, "Consumption of Cherries Lowers Plasma Urate in Healthy Women", *Journal of Nutrition*, vol. 133, núm. 6, junio de 2003, pp. 1826-1829, <https://doi.org/10.1093/jn/133.6.1826>. También consulta Keith R. Martin y Katie M. Coles, "Consumption of 100% Tart Cherry Juice Reduces Serum Urate in Overweight and Obese Adults", *Current Developments in Nutrition*, vol. 3, núm. 5, febrero de 2019, p. nzz011, <https://doi.org/10.1093/cdn/nzz011>; Naomi Schlesinger, Ruth Rabinowitz y Michael Schlesinger, "Pilot Studies of Cherry Juice Concentrate for Gout Flare Prophylaxis", *Journal of Arthritis*, vol. 1, núm. 1, 2012, p. 101, <https://doi.org/10.4172/2167-7921.1000101>.

14. Jiahong Xie *et al.*, "Delphinidin-3-O-Sambubioside: A Novel Xanthine Oxidase Inhibitor Identified from Natural Anthocyanins", *Food Quality and Safety*, vol. 5, abril de 2021, p. fyaa038, <https://doi.org/10.1093/fqsafe/fyaa038>.

15. Marc J. Gunter *et al.*, "Coffee Drinking and Mortality in 10 European Countries: A Multinational Cohort Study", *Annals of Internal Medicine*, vol. 167, núm. 4, agosto de 2017, pp. 236-247, <https://doi.org/10.7326/M16-2945>. También consulta Hyon K. Choi y Gary Curhan, "Coffee, Tea, and Caffeine Consumption and Serum Uric Acid Level: The Third National Health and Nutrition Examination Survey", *Arthritis & Rheumatology*, vol. 57, núm. 5, junio de 2007, pp. 816-821, <https://doi.org/10.1002/art.22762>.

16. Song-Yi Park *et al.*, "Prospective Study of Coffee Consumption and Cancer Incidence in Non-White Populations", *Cancer Epidemiology, Biomarkers & Prevention*, vol. 27, núm. 8, agosto de 2018, pp. 928-935, <https://doi.org/10.1158/1055-9965.EPI-18-0093>.

17. Choi y Curhan, "Coffee, Tea, and Caffeine Consumption".

18. Yashi Mi *et al.*, "EGCG Ameliorates High-Fat- and High-Fructose-Induced Cognitive Defects by Regulating the IRS/AKT and ERK/ECREB/BDNF Signaling Pathways in the CNS", *FASEB Journal*, vol. 31, núm. 11, noviembre de 2017, pp. 4998-5011, <https://doi.org/10.1096/fj.201700400RR>.

19. Hyon K. Choi *et al.*, "Alcohol Intake and Risk of Incident Gout in Men: A Prospective Study", *The Lancet*, vol. 363, núm. 9417, abril de 2004, pp. 1277-1281, <https://doi.org/10.1016/S0140-6736(04)16000-5>.

Capítulo 9. Los compañeros de LUV

1. Scott Shannon *et al.*, "Cannabidiol in Anxiety and Sleep: A Large Case Series", *Permanente Journal*, vol. 23, 2019, <https://doi.org/10.7812/TPP/18-041>.

Capítulo 10. Una dulce oportunidad

1. Alpana P. Shukla *et al.*, "Food Order Has a Significant Impact on Postprandial Glucose and Insulin Levels", *Diabetes Care*, vol. 38, núm. 7, julio de 2015, pp. e98-e99, <https://doi.org/10.2337/dc15-0429>.
2. Andrea R. Josse *et al.*, "Almonds and Postprandial Glycemia—A Dose-Response Study", *Metabolism*, vol. 56, núm. 3, marzo de 2007, pp. 400-404, <https://doi.org/10.1016/j.metabol.2006.10.024>.
3. Austin Perlmutter, "The Coronavirus Took Advantage of Our Weaknesses", *Elemental*, 21 de octubre de 2020, <https://elemental.medium.com/the-co ronavirus-took-advantage-of-our-weaknesses-e7966ea48b75>.
4. Goodarz Danaei *et al.*, "The Preventable Causes of Death in the United States: Comparative Risk Assessment of Dietary, Lifestyle, and Metabolic Risk Factors", *PLOS Medicine*, vol. 6, núm. 4, abril de 2009, p. e1000058, <https://doi.org/10.1371/journal.pmed.1000058>.

Epílogo

1. Robert N. Proctor, *Golden Holocaust: Origins of the Cigarette Catastrophe and the Case for Abolition*, Berkeley, University of California Press, 2012.
2. Katherine Gourd, "Fritz Lickint", *Lancet Respiratory Medicine*, vol. 2, núm. 5, mayo de 2014, pp. 358-359, <https://doi.org/10.1016/S2213-2600(14) 70064-5>.
3. Colin Grabow, "Candy-Coated Cartel: Time to Kill the U. S. Sugar Program", análisis de políticas públicas núm. 837 del instituto CATO, 10 de abril de 2018, <https://www.cato.org/policy-analysis/candy-coated-cartel-time-kill-us-sugar-program>.
4. Yujin Lee *et al.*, "Cost-Effectiveness of Financial Incentives for Improving Diet and Health through Medicare and Medicaid: A Microsimulation Study", *PLOS Medicine*, vol. 16, núm. 3, marzo de 2019, p. e1002761, <https://doi.org/10.1371/journal.pmed.1002761>.
5. Sarah Downer *et al.*, "Food Is Medicine: Actions to Integrate Food and Nutrition into Healthcare", *BMJ*, vol. 369, junio de 2020, p. m2482, <https://doi.org/10.1136/bmj.m2482>.
6. Katie Riley *et al.*, "Reducing Hospitalizations and Costs: A Home Health Nutrition-Focused Quality Improvement Program", *Journal of Parenteral and Enteral Nutrition*, vol. 44, núm. 1, enero de 2020, pp. 58-68, <https://doi.org/10.1002/jpen.1606>.